Südtirol
leise

Umschlagfoto:
Sonnenuhr Sonnenburg, St. Lorenzen
(Kurt Kaser, Meran)

Autorin
Waltraud Holzner

Herausgeber
Ferrari-Auer GmbH
Verlag Athesia Spectrum
Lauben 41, 39100 Bozen
Telefon 0471 92 72 27
Fax 0471 92 72 26
E-Mail: spectrum@athesia.it
Internet: www.athesia.it/spectrum

Grafische Ausarbeitung
Verena Huber

Gesamtherstellung
Athesiadruck, Bozen

ISBN
88-87272-83-2

Mit freundlicher Unterstützung von

KUNST SÜDTIROL KULTUR

Waltraud Holzner

Südtirol *leise*

Dank

»Südtirol leise« konnte nur mit Hilfe der vielen Menschen geschrieben werden, die mir bereitwillig Informationen erteilten, Bildmaterial zur Verfügung stellten und mich bei meinen Recherchen begleiteten. Der finanzielle Beitrag des Assessorates für Schule und Kultur der Südtiroler Landesregierung, der durch Frau Landesrat Dr. Sabina Kasslatter Mur gewährt wurde, ermöglichte die Herausgabe dieses Bandes. Durch Herrn Landesrat Berger und Herrn Landesrat Dr. Widmann wurde das Buchprojekt wohlwollend unterstützt. Allen, die an der Förderung und Entstehung dieses Buches beteiligt waren, spreche ich meinen aufrichtigen Dank aus.

Herrn Dr. Roland Dellagiacoma und seinem Team, insbesondere Herrn Dr. Arthur Kammerer und Herrn Dr. Valentin Schroffenegger im Amt für Naturparke danke ich herzlich für alle Informationen und die vielen interessanten Naturaufnahmen. Herrn Landesrat Hans Berger und seinen Mitarbeitern, vor allem Herrn Dir. Dr. Pazeller und Herrn Jürgen Thomaseth, im Amt für Landwirtschaft in Bozen, den Herren Dr. Hans Mair und Dr. Valentin Mair in Schlanders, Herrn Geom. Andreas Springeth im Amt für Jagd und Fischerei verdanke ich Hilfe mit Rat und Tat. Herrn Dr. Thomas Wilhalm, Naturmuseum Bozen, sei für die geduldige und kompetente fachliche Betreuung und das wunderschöne Bildmaterial besonders gedankt, ebenso Frau Dr. Sigrid Leitner vom LVH in Bozen und Frau Margit Warasin und Herrn Dr. Guido Leonardi von den Etschwerken in Bozen. Herrn Dr. Peter Ortner danke ich für die freundlichen Begleitworte zu diesem Buch.

Es liegt mir sehr daran, all jenen ganz besonders zu danken, die bei Rückfragen in fachspezifischen Bereichen und durch kritisches Lesen der Kapitelmanuskripte zu meiner Sicherheit beitrugen. Die Herren Mag. Josef Steger aus Kasern im Ahrntal und Dr. Christian Aspmair aus Lana haben mir in geologischen und mineralogischen, Dr. vet. Helmuth Gufler und Dr. vet. Erich Messner in zoologischen und Dr. Thomas Karl aus St. Pölten/Österreich und Herr Karl Nicolussi Leck aus Hochfrangart in kulturellen Bereichen mit Informationen und fachlicher Beratung wertvolle Hilfe gegeben.

Ein herzliches »Vergelts Gott« richte ich an hochw. Herrn Prälat Giner (Kloster Neustift), hochw. Herrn Abt Bruno Trauner (Kloster Marienberg), hochw. Herrn Abt Benno Malfèr, hochw. Pater Bruno und hochw. Pater Konstanz (Kapuzinerkloster Lana), an den hochw. Herrn Kurat Dichristin in St. Josef am See/Kaltern, an die ehrw. Frau Äbtissin Sr. M. Ancilla (Kloster Säben), ehrw. Sr. Reinhilde Platter (Deutscher Orden, Bozen), ehrw. Frau Äbtissin Sr. Irmengard (Mariengarten, St. Pauls), ehrw. Sr. M. Benvenuta und ehrw. Sr. M. Angelika (Dominikanerinnenkloster Steinach, Algund).

Obwohl es mir unmöglich scheint, jeden Einzelnen aufzuzählen, der mich bei meiner Spurensuche unterstützt hat, werde ich die große Hilfsbereitschaft und Freundlichkeit von allen, die sich Zeit für meine Recherchen genommen haben, stets in dankbarer Erinnerung behalten.

Speziell danken und erwähnen möchte ich aber unbedingt: Frau Dr. Hildegard Thurner und Frau Verena Dissertori, Amt für Bau- und Kunstdenkmäler, und Frau Dr. Mazzoli, Landesdenkmalamt, Bozen; Familie Andergassen, Steflhof, Kaltern; Herrn Oskar Eheim, Branzoll; Herrn Nikolaus Fischnaller, Blindenzentrum St. Raphael, Bozen; Frau Rosa Gögele, Josele-Hof, Innerhütt/Passeier; Familie Hohenegger, Gamsegghof, Melag/Langtaufers; Herrn Rudi Innerpichler, Ahrntal; Frau Martha Kainz, St. Walburg, Ulten; Herrn Dr. Karbacher, Nationalpark Stilfser Joch, Glurns; Frau Barbara Mock, Verband der Südtiroler Kleintierzüchter, Bozen; Frau Verena Paviola, Schulleiterin der Grundschule in Pfelders/Passeier; Familie Perkmann, Tasa-Hof, Martelltal; Herrn Johann Piazzi, Unsere Liebe Frau im Walde, Nonsberg; Herrn Toni Pichler, St. Martin/Passeier; Herrn Hansjörg Pinggera, Algund; Herrn Franz Pircher, Vöran; Frau Traudi Pirpamer, St. Martin/Passeier; Frau Anna Platzgummer Wielander, Schlanders; Herrn Peter Platzgummer, Dorf Tirol; Herrn Anton Rinner, Dorfmuseum Tramin; Familie Schwarzkopf, Buchrast in Pawigl; Herrn Nikolaus Schwienbacher, Talmuseum Ulten; Frau Traudi Schwienbacher, St. Walburg im Ultental; Herrn Werner Schwienbacher, Pressereferent für Behindertensport, Gais; Herrn Josef Spechtenhauser, Schlanders; Frau Anna Thaler, Sarnthein; Herrn Johann Thaler, Sarnthein; Frau Rosa Tribus, Lana; Herrn Dr. Martin Unterer, Fürstenburg in Burgeis; Herrn Franz Unterholzner, Obermarsonhof im Ultental; Herrn Robert Vent, Wiebenhof am Nördersberg, Göflan/Vinschgau; Herrn Alois Wellenzohn, Göflan; Herrn Klaus Zöschg, Südtiroler Behindertensport.

Herzlich bedanke ich mich bei Frau Reinhilde Klöckner Thurner und Herrn Kurt Kaser für das Fotografieren. Herrn Anton Fischnaller, der Grafikerin Frau Verena Huber und dem Team von Athesia Spectrum danke ich für die angenehme und vertrauensvolle Zusammenarbeit.

Im Gedenken
an Willi

Inhalt

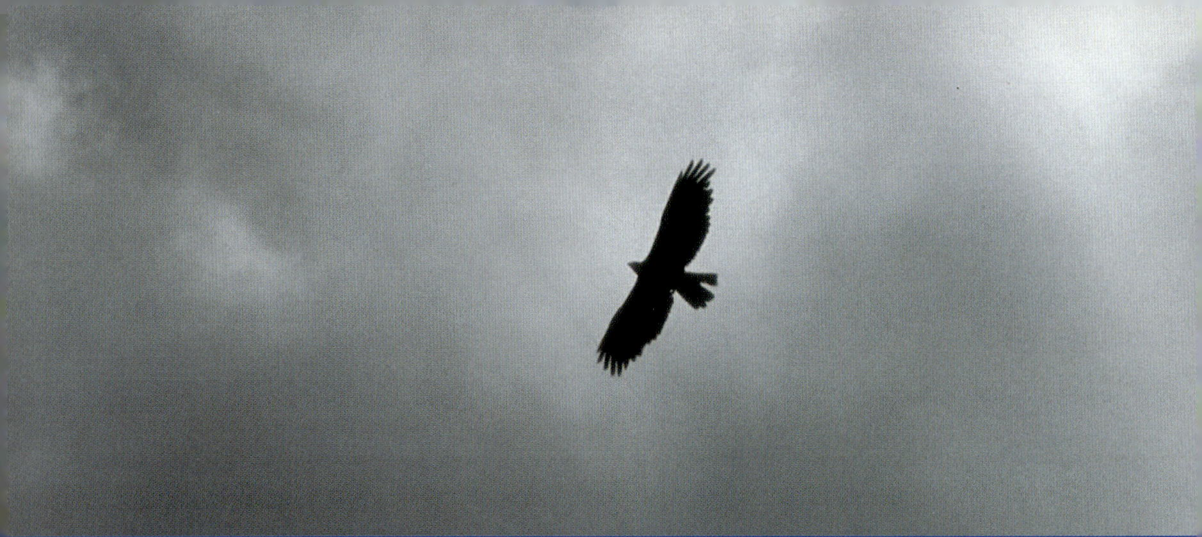

Mythos Adler

Er liebt die Einsamkeit der Bergwelt, der Steinadler. In der zweiten Hälfte des 20. Jahrhunderts war dieser herrliche Greifvogel in Südtirol vom Aussterben bedroht, doch haben sich die Bestände dank eines gesetzlichen Schutzes und sicherlich auch infolge eines steigenden Angebotes an Beutetieren stark erholt. Der imposante Vogel hat schwarzbraunes Gefieder und hellbraune bis goldfarbene Kopf- und Nackenfedern. Der mächtige Hakenschnabel ist an der Spitze hornschwarz, an der Basis blaugrau. An den gelben Fängen befinden sich bis zu 6 cm lange, nadelspitze Krallen, mit denen er seine Beute greift. Die ausnehmend scharfen Augen des Adlers sind im Jugendalter schwarzbraun, werden aber später braunrot. Ein markanter Augenbrauenschild und eine hellblaue Nickhaut schützen das Adlerauge vor Verletzungen.

Ein Brutpaar baut in der Regel mehrere Horste in schwer zugänglichen Felswänden, selten auf Bäumen, die es abwechselnd befliegt und bebrütet. Im Jänner und Februar ist die Balzzeit des Adlers, Brutbeginn ist Mitte März bis Mitte April. Das Gelege besteht, mit seltenen Ausnahmen, aus zwei Eiern, in den meisten Fällen schlüpft aber nach etwa 45-tägiger Brutzeit nur ein Junges. Einer Langzeitbeobachtung zufolge, die in der Schweiz durchgeführt wurde, hatten 72 Prozent der kontrollierten Horste nur einen, 28 Prozent zwei Jungadler. Schlüpfen zwei Junge aus, kommt es gar nicht so selten vor, dass das stärkere Tier das schwächere aus dem Horst wirft. Das Geschlecht der Tiere spielt hierbei keine Rolle.

Während der 70 bis 80 Tage dauernden Nestlingszeit ist vor allem das Adlermännchen für die Beschaffung der Nahrung zuständig, während das Weibchen die Atzung

(Fütterung) der Jungen besorgt. Die Paarvögel sind sesshaft, halten sich ganzjährig in ihrem 8000 bis 14.000 ha großen Territorium auf und bleiben in lebenslanger Gemeinschaft mitsammen verbunden. Die Jungvögel müssen spätestens nach einem Jahr, mit Beginn der neuen Horstbauphase, aus dem Brutrevier der Eltern weichen. Berichte von Angriffen freilebender Adler auf Menschen sind, mit Ausnahme von Verteidigung bei Bedrohung, ins Reich der Fabeln und Schauermärchen zu verweisen. Scheu meidet der Adler den Kontakt mit Menschen und ist deshalb trotz seiner mächtigen Flügelspannweite von mehr als zwei Metern selten aus der Nähe zu beobachten. Nur auf Nahrungssuche, hoch am Himmel kreisend, ist er manchmal zu sehen. Umso öfter begegnen wir seinem Abbild, dem Wappenaar.

Tatsächlich ist der rote Adler in Tirol keine Seltenheit, er ist vielmehr so allgegenwärtig, dass er gar nicht mehr auffällt. Die traditionsbewussten Tiroler hängen mit Stolz an ihm wie an einem lieben Angehörigen, er gehört zur Heimat wie die Berge.

Der Adler: majestätisch und geheimnisumwoben ...

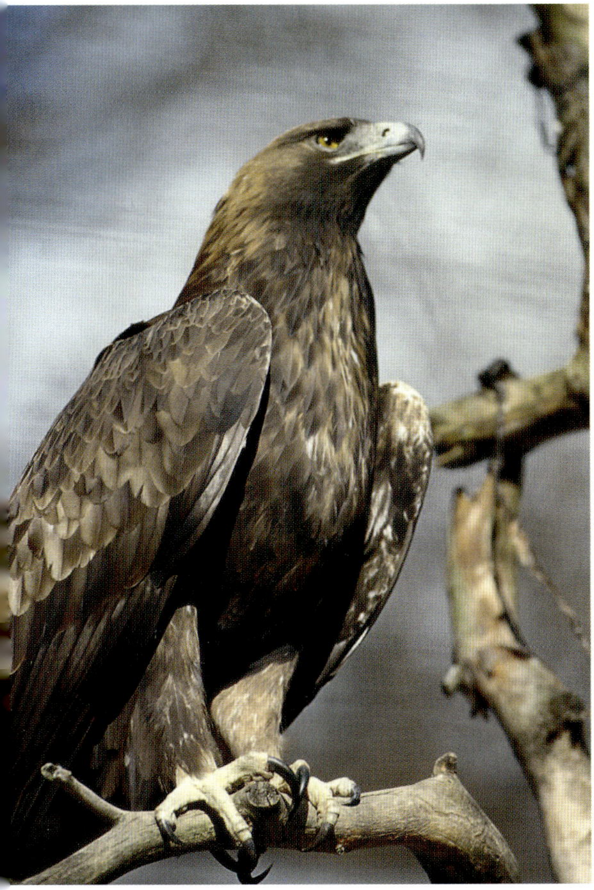

Felshorst

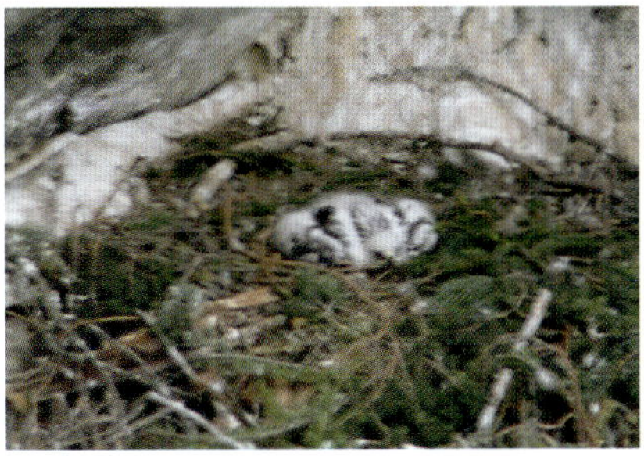

Baumhorst

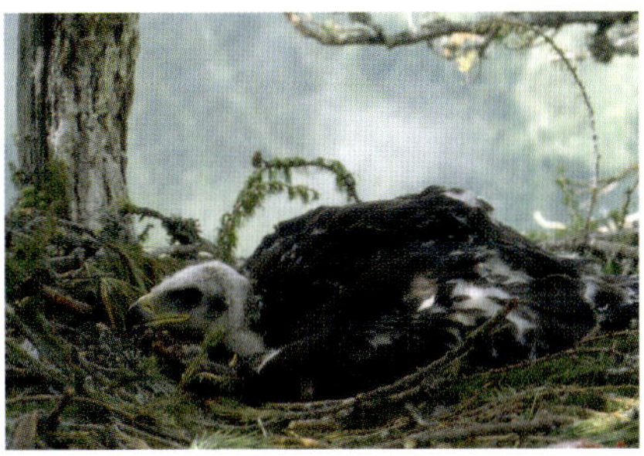

Das Land Südtirol verfügt seit 1983 hochoffiziell über ein eigenes Landeswappen. Es ist dies ein roter Adler, der auf weißem Grund ruht, eine rote Zunge, goldene Spangen, einen goldenen Schnabel und goldene Krallen, aber im Gegensatz zum Adler des österreichischen Bundeslandes Tirol keine Krone, kein Kränzlein und keine Kleeblattenden an den goldenen Flügelspangen hat. Als Vorlage diente der rote Adler aus dem Jahre 1370, wie er auf dem Altar der Kapelle von Schloss Tirol abgebildet ist.
Das liebe Wappentier ist weitum im Einsatz, es schmückt die rot-weiße Tiroler Fahne und jedes amtliche Blatt Papier der Autonomen Provinz Südtirol. Man sollte meinen, diese heiklen Repräsentationsaufgaben seien genug der Pflichten für den edlen Aar, aber dem ist nicht so. In einer Zeit, in der hinter allem und jedem wirtschaftliche Überlegungen stehen, wird der arme Vogel ausgenützt und muss als Werbemittel für eine Vielzahl heimischer Produkte herhalten.
Hinter all der lärmenden Geschäftigkeit verbirgt sich unauffällig und leise die symbolische Aussage und die Geschichte des Tiroler Wappenadlers, die bis ins 12. Jahrhundert zurückreicht, bis in die Zeit, in der aus dem Land im Gebirge das Land Tirol entstand.

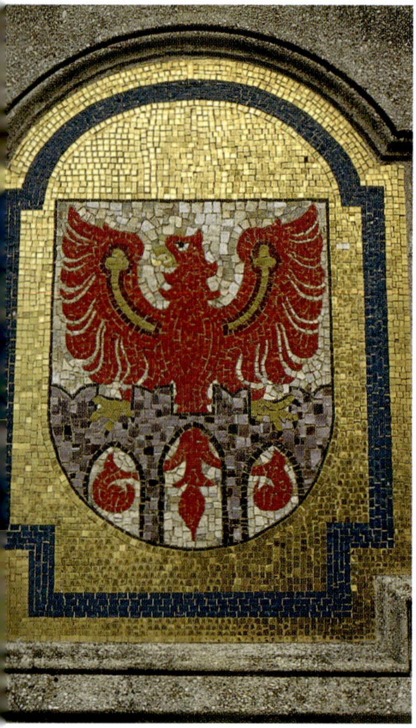

Das Meraner Stadtwappen mit dem Tiroler Adler als Mosaikbild an der Passerbrücke in Meran.

Im Mittelalter war mit der Einführung des gesichtsverdeckenden, geschlossenen Helms die Kennzeichnung eines Ritters mittels Schildzeichen notwendig geworden. Bezeichnete vorerst das Wappenbild noch vielfach ein Amt, wurde es nach 1200 zu einem vererbbaren Besitz und zum Hoheitszeichen, zu einem Mittel der Repräsentation und allgemein zu einer wichtigen Ausdrucksform ritterlich-höfischer Kultur. Ungefähr gleichzeitig mit dem Aufkommen der Wappen kommen Siegel mit wappenähnlichen Darstellungen als Beglaubigung von Dokumenten und Urkunden in Gebrauch. So findet sich die älteste bekannte Darstellung des Tiroler Adlers auf einem Siegelfragment Graf Alberts IV. an einer 1190–1200 zu datierenden Urkunde im Archiv des Prämonstratenserstiftes Wilten. Das Land Tirol wurde erst im Laufe der Zeit aus verschiedenen, politisch voneinander unabhängigen Gebietsteilen zusammengesetzt. Die 1027 von Kaiser Konrad II. erfolgte Belehnung des Bistums Brixen mit der Grafschaft im Inn- und Eisacktal und die im gleichen Jahr bestätigte Herrschaft der Bischöfe von Trient über die Grafschaften Trient, Bozen und Innsbruck waren erste Maßnahmen, die zur Entstehung des territorialen Gebietes Tirol führten. Die dem geistlichen Stand angehörenden Bischöfe von Brixen und Trient waren aber nicht befugt, die militärische und hochgerichtliche Hoheit in ihren Grafschaften selbst auszuüben, und mussten daher die gesamte weltliche Macht in die Hand von Vögten legen. Den Grafen von Tirol, so genannt nach ihrer Stammburg oberhalb von Meran, gelang es schon im Laufe des 12. Jahrhunderts, von den beiden Bischöfen das Vogteiamt und damit die weltliche Macht über das ganze große Gebiet der Grafschaften an der Etsch, am Eisack, an der Rienz und am mittleren Inn als erbliches Lehen zu erlangen.

Der Letzte seines Stammes, der politisch sehr begabte Graf Albert IV. von Tirol, erhielt das Trienter Lehen, nämlich die Grafschaft Eppan, und zudem noch von König Konrad IV. die Reichslehen im Oberinntal. Außerdem gelang es ihm, durch Erbschaften und geschickte Heiratspolitik seinen Machtbereich in beachtlicher Weise zu erweitern. Die Görzer Gebiete in Friaul, Istrien und Kärnten gehörten nun zu diesem Herrschaftsverband und mit den Grafschaften Unterinntal und Pustertal wurde, wie es der Historiker Franz Huter ausdrückt, »die Klammer zwischen Inn und Etsch erstmals fest geknüpft«. Ab 1248 taucht statt der bisher üblichen Bezeichnung »Land im Gebirge« in Urkunden nun die Benennung »Dominium comitis Tyrolis«, also »Herrschaft des Grafen von Tirol« auf. Als Albert im Jahre 1253 ohne männlichen Erben verstarb, wurde dieses aus verschiedenen Gebieten zusammengesetzte neue Territorium trotzdem weiterhin als die »Grafschaft Tirol« bezeichnet und das Wappen der Grafen von Tirol zum Landeswappen erhoben.

Nach dem Tode Graf Alberts IV. teilten sich die Gatten seiner beiden Erbtöchter, Graf Gebhard von Hirschberg und Graf Meinhard I. von Görz, den Herrschaftsbereich des Grafen von Tirol. Der ältere der beiden Söhne Meinhards I., Graf Meinhard II., führte bis zur Länderteilung 1271 nur das Görzer Stammwappen auf seinem Rittersiegel, während das Schild auf dem Rittersiegel seines jüngeren Bruders Albert den Tiroler Adler zeigt. Bei der genannten Länderteilung überließ Meinhard seinem jüngeren Bruder die Görzer Stammlande und behielt sich Tirol. Von nun an führte er, wie sein Bruder vor 1271, in seinem Rittersiegel das Tiroler Wappen.

Von seinem kinderlosen Hirschberger Verwandten gewann Meinhard II. das Wipptal und das Inntal zurück und seine Ehe mit der Witwe des Hohenstaufers Konrad IV. verschaffte ihm die staufischen Güter und Rechte in Westtirol und ermöglichte ihm den Erwerb des oberen Inntals und des Lechtals. Eine jahrelange Auseinandersetzung mit den Trienter Bischöfen entschied Meinhard zu seinen Gunsten und so kam auch die Grafschaftsgewalt des gesamten Etschtalbeckens von Bozen bis zur Mündung des Avisio, die er sich vorher mit den Bischöfen hatte teilen müssen, in seine Hände.

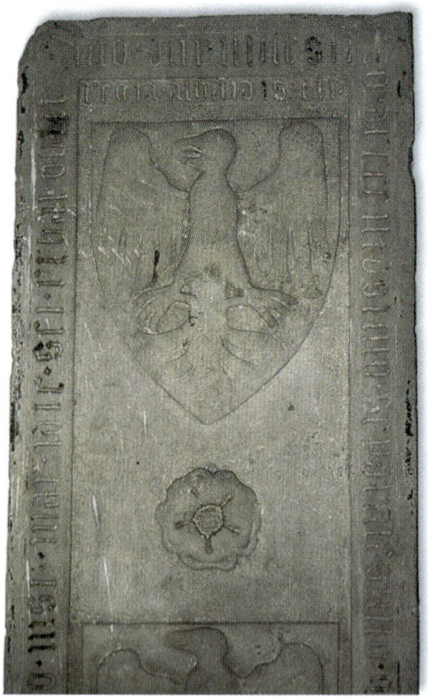

Tiroler Wappenschild am Grabstein von Adelhaid, Gräfin von Tirol und Görz († 1375), der älteren Schwester der Margarethe Maultasch (Enkelin Meinhards II.), in der Dominikanerinnenklosterkirche in Steinach/Algund. Es handelt sich um den einzigen erhalten gebliebenen Grabstein der von Meinhard II. († 1295) begründeten Dynastie der Grafen von Tirol und Görz.

Meinhard II. von Tirol-Görz war ein tüchtiger, aber ziemlich skrupelloser Geselle. Ihm war jedes Mittel recht, seine Ziele zu verfolgen und vor allem die Macht der Kirche und der zahlreichen gräflichen oder edelfreien Adelsgeschlechter zu schmälern. Als Dank für politische und militärische Unterstützung bestätigte König Rudolf von Habsburg im Jahr 1282 die Selbständigkeit Tirols und erhob Meinhard II. in den Reichsfürstenrang. Auch verwandtschaftliche Beziehungen zum Hause Habsburg wurden geflochten: König Rudolfs Sohn Albrecht I. ehelichte die Tochter Meinhards II., Elisabeth von Tirol, die somit die Stammmutter aller Habsburger wurde. Nebenbei sei erwähnt, dass der zwar einäugige, aber kraftstrotzende Gewaltmensch Albrecht I. mit seiner strammen Tiroler Ehefrau nicht weniger als einundzwanzig Kinder hatte, was in der Familiengeschichte der Habsburger den absoluten Rekord darstellt.

Der Adler der alten Grafen von Tirol kann seit der Länderteilung im Jahre 1271 als das Landeswappen von Tirol bezeichnet werden. Die älteste erhaltene farbige Darstellung des Tiroler Landeswappens befindet sich in der Burgkapelle von Schloss Tirol und ist nach neuesten Forschungen in die Zeit um 1271–1286 zu datieren.

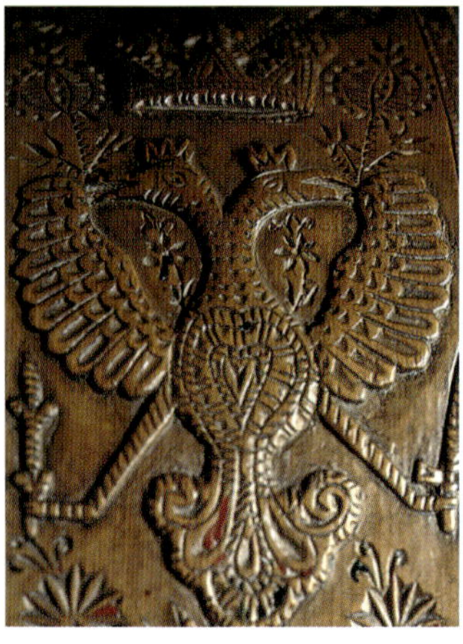

Diese Darstellung des österreichischen Doppeladlers befindet sich auf einem geschnitzten Wiegenbogen.

Mit Margarethe (Maultasch), der Enkelin Meinhards II., vollzog sich ein neuerlicher dynastischer Wechsel in der Landesherrschaft über Tirol. In Bozen unterzeichnet sie am 26. Jänner 1363 in einer Urkunde die Schenkung der Grafschaft Tirol an Herzog Rudolf IV. von Österreich:

> **»Wir Margareta von Gottes genaden marggravin ze Brandenburg, herzoginne ze Bayren und in Karnten, graevinn ze Tyrol und ze Goerze etc. verliehen ...«**

Bei diesem Wechsel war es bereits selbstverständlich, dass mit dem Territorium auch das Wappen an die neue Dynastie überging. Von nun an erscheint auf den Siegeln und Wappen der Habsburger das Wappen von Tirol mit dem roten Adler. Der um 1370 entstandene berühmte Altar von Schloss Tirol ist ebenfalls schon mit dem österreichischen rot-weiß-roten Bindenschild und dem Landeswappen von Tirol geziert.

Die Frage, warum der rote Adler in das Wappen der Grafen von Tirol kam, kann nur hypothetisch beantwortet werden. Das uralte Feldzeichen der Römer, nämlich der Adler, wurde von den deutschen Kaisern als Zeichen ihrer römischen Kaiserwürde beibehalten. So erscheint das Adlerwappen des Öfteren als Amtszeichen von Vasallen und Amtsträgern der deutschen Kaiser, deren Wappen seit Kaiser Friedrich I. Barbarossa (1152–1190) von einem schwarzen, einköpfigen Adler in goldenem Schild gebildet wurde. Die Adler der Babenberger-Herzöge von Österreich und der rotgeflammte schwarze Adler der Könige von Böhmen aus dem Hause Przemysl seien als Beispiele genannt.

Wegen ihrer Stärke und ihres majestätischen Aussehens waren der Adler, wie auch der Löwe, der Bär und das mythologische Einhorn in alten Zeiten beliebte Darstellungen auf Feldzeichen und Siegeln. Schließlich wird seit der Antike der Löwe als »König der Tiere« und der Adler als »König der Lüfte« bezeichnet. Oberflächlich betrachtet könnte man meinen, die alten Rittersleut', die es sich erstmals einfallen ließen, mit Darstellungen gefährlicher Tiere auf ihren Kampf- und Turnierschilden auf sich aufmerksam zu machen, hätten damit das typische Imponiergehabe prahlerischer »Kraftlackl« an den Tag gelegt. Vielleicht mag das in manchen Fällen sogar stimmen, aber es ist anzunehmen, dass insbesondere die kirchlichen und weltlichen Würdenträger des Mittelalters sehr bedacht und sorgsam in der Wahl ihres Wappensymbols vorgegangen sind.

Das Mittelalter war eine Epoche, in der bildhafte Darstellungen eine große Rolle spielten und in der den Menschen das Gespür für die Aussage eines Symbols noch stark anhaftete. Unsere heutige Betrachtungsweise ist durch unzählige Logogramme und sinnentleerte symbolhafte Darstellungen abgestumpft. So wird oftmals das Adlersymbol mit der Ernährungsweise des natürlichen Vorbildes assoziiert: Der Adler sei ein Beutejäger, folglich müsse sein Symbol aggressive Machtgier bedeuten.

Dem Steinadler, zur Ordnung der Greifvögel und zur Familie der Falken gehörend, sind Aggressionen fremd. Bei seiner Größe – er hat eine Flügelspannweite bis zu 2,40 m und ein Gewicht von zirka 4 kg – ist es nicht leicht, Beute zu schlagen. Da er seine Energien nicht nutzlos verschwenden darf, ist er gezwungen, sich größere Beutetiere auszuwählen, wie zum Beispiel Murmeltiere, Hasen, junges oder schwaches Wild, mitunter auch Dohlen und Krähen. Freilich kann es auch vorkommen, dass er ein Lamm schlägt. Nach Möglichkeit wird sein Jagdrevier höher liegen als sein Horst, damit er mit der Beute energiesparend abwärts fliegen kann. Sehr oft muss ein Gelege oder einer der Jungvögel aus Mangel an Nahrungsangebot aufgegeben werden. Solange Gamsblindheit und Räude immer wieder die Wildbestände bedrohen, ist der Steinadler der beste Garant für eine Verhinderung einer epidemischen Krankheitsausbreitung. Für das biologische Gleichgewicht einer bestimmten Zone erfüllt der Adler somit eine wichtige Funktion. Niemals würde ein Adler ohne das Gefühl von Bedrohung einen Menschen angreifen. Sieht er allerdings Gefahr für sein Nest oder seine Jungen, weiß er sich mit seinen langen, scharfen Krallen gut zu verteidigen.

Dtn 32,9–11
... Der Herr ... hüllte ihn ein, gab auf ihn Acht und hütete ihn wie seinen Augenstern, wie der Adler, der sein Nest beschützt und über seinen Jungen schwebt, der seine Schwingen ausbreitet, ein Junges ergreift und es flügelschlagend davonträgt.

Mit dem Blick auf Kulturen ferner Länder fällt es leichter, den tieferen Symbolgehalt des Adlerwappens zu verstehen. Bei den Häuptlingen und vor allem bei den Medizinmännern und Schamanen vieler indianischer und asiatischer Volksstämme ist die Adlerfeder Zeichen ihrer besonderen Würde und ihrer Fähigkeit, sich mit dem Transzendenten zu verbinden. Das faszinierendste Organ des Adlers ist sein überaus scharfes Auge, und es ist die weite und weise Sicht der Dinge, auf die das Adlerbild hinweisen soll. Es ist das Symbol des »Sehers«, das auch dem Evangelisten Johannes, dem Verfasser der Apokalypse, als Attribut beigegeben ist. Der Adler ist ein wahrhaft mythisches Wesen und verkörpert in seinem Symbol geistige Größe, Kraft und Erneuerung und das Bezwingen des Bösen. Das Volk mag indessen das Adlersymbol noch auf andere Weise interpretiert haben. Die Freiheit des Adlers, der weder die Fesseln der Erdgebundenheit noch die Gruppendynamik der Zugvogelschwärme kennt, diese Freiheit ist es, mit der das Abbild des Adlers in Verbindung gebracht wurde und noch immer wird.

Nach schwierigen Verhandlungen hatte Margarethe Maultasch zusammen mit den Ständevertretern am 26. Jänner 1363 eine Urkunde ausgestellt, in der das Land an die Habsburger übergeben wurde. Die Tiroler Bevölkerung schloss sich aus freiem Willen der Herrschaft Österreichs an. In der Folgezeit kam es zu Verflechtungen der Erbansprüche mehrerer habsburgischer Linien, aber trotzdem blieb Tirol ein selbständiges Landesfürstentum. Die Tiroler betrachteten ihr Land als unabhängig und »ihren« habsburgischen Herzog als souveränen Fürsten. Sie wehrten sich gegen Eroberungsversuche und Herrschaftsansprüche fremder Mächte, aber auch gegen die Bemühungen anderer Habsburger, sich das begehrte Tirol anzueignen.

Die Tiroler genossen besondere Freiheiten. Kaiser Maximilian I., seit 1490 Tiroler Landesfürst, verpflichtete die Tiroler zwar zur selbständigen Verteidigung ihrer Heimat, befreite sie jedoch ausdrücklich von jedem Zwang, außerhalb des Landes kämpfen zu müssen. Bis ins 19. Jahrhundert blieb dieses »Landlibell« von 1511 Grundlage des Tiroler Verteidigungswesens, und wenn Tiroler für ihren Landesherrn und Kaiser an fremde Kriegsfronten zogen, zum Beispiel in den Türkenkriegen oder in den Schlachten mit den Schweizern, taten sie es freiwillig.

Außerdem erlangten unter den »Tiroler Habsburgern« die unteren Stände ein in der Landesverfassung festgelegtes Mitspracherecht. Schon vorher, im Jahre 1342, kurz vor seiner Heirat mit Margarethe Maultasch, stellte Markgraf Ludwig von Brandenburg den Tirolern eine Urkunde aus, die Zugeständnisse enthielt und das Versprechen, keine fremden Räte und Gefolgsleute ins Land zu holen. Diese Urkunde ging als der »Große Freiheitsbrief« (Magna Charta) in die Geschichte ein. Die Herausbildung einer für das Mittelalter sehr weit gehenden Demokratie im 14. und 15. Jahrhundert gehört zu den Besonderheiten der Tiroler Geschichte. Nicht nur Vertreter des Klerus und des Adels durften an den »offenen« Landtagen teilnehmen, sondern auch solche des Bürger- und Bauernstandes. Während in den meisten Teilen Europas die Bauern Leibeigene einer feudalen Oberschicht waren, war der Tiroler Bauer frei. Das gab es außer in Tirol nur in der Schweizer Eidgenossenschaft, in Vorarlberg, in Friesland und in Skandinavien. In der Tat haften den Wappen die Höhen und Tiefen, das Gute wie das Schlechte, das Erhabene wie das Profane ihrer Träger an. Die Versuchung war und ist groß, einem Symbol, insbesondere einer Wappendarstellung, einen ideologischen Stempel aufzudrücken. Aber kaum andere Tierdarstellungen, keine gegenständlichen Zeichen und schon gar nicht Farbsymbole in Wappen scheinen derart emotionale Interpretationen herauszufordern, wie das Bild des Adlers.

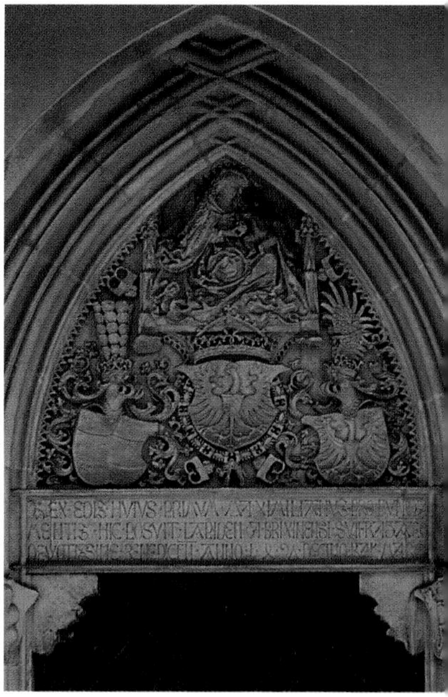

Steinrelief von 1497 am Südportal der Sterzinger Pfarrkirche mit dem Wappen Maximilians I. als römisch-deutscher Kaiser, links und rechts flankiert von den Wappen Österreichs und Tirols. Über dieser Wappendreiheit thront die Gottesmutter, als Konsolen für ihren Thron dienen die Wappenschildchen von Ungarn und Burgund.

Aus einem alten Kinderbuch:

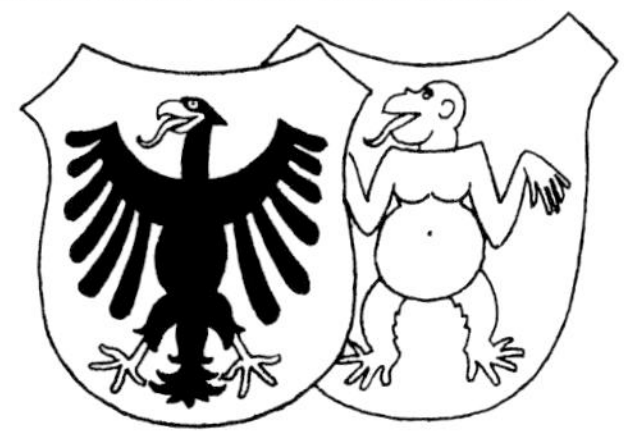

Der Adler ist des Wappens Zier,
Nicht eignet sich der Aff' dafür.

Der rothe Tiroler Adler

Adler! Tiroler Adler!
Warum bist du so roth?
Ei nun, das macht, ich sitze
Am First der Ortlesspitze,
Da ists so sonnenroth,
Darum bin ich so roth.

Adler, Tiroler Adler!
Warum bist du so roth?
Ei nun, das macht, ich koste
Von Etschlands Rebenmoste,
Der ist so feuerroth,
Darum bin ich so roth.

Adler, Tiroler Adler!
Warum bist du so roth?
Ei nun, das macht, mich dünket,
Weil Feindesblut mich schminket,
Das ist so purpurroth,
Darum bin ich so roth.

Adler, Tiroler Adler!
Warum bist du so roth?
Vom rothen Sonnenscheine,
Vom rothen Feuerweine,
Vom Feindesblute roth,
Davon bin ich so roth!

1838 veröffentlicht Johann Chrysostomus Senn sein Gedicht »Der rothe Tiroler Adler«, das sich auf die Schlachten Andreas Hofers gegen die napoleonischen Truppen im Jahr 1809 bezieht. Nach ihm besingen Generationen von Dichtern, meist ebenso schwulstig der »Blut-und-Boden-Thematik« frönend, den roten, blutbefleckten Adler.
In seinem als »Brixner Rede« bekannt gewordenen Referat projiziert Norbert C. Kaser die Bitterkeit und den Zorn eines an persönlichen und politischen Umständen Leidenden in das Tiroler Wappensymbol:

»... Die Messer werden schon die ganze Zeit über gewetzt. Und unter den Schlächtern sind sicher zwei, drei Leute, die beim Beruf bleiben, denen es gefällt, den Tiroler Adler wie einen Gigger zu rupfen und ihn schön langsam über dem Feuer zu drehen ...«

Dennoch, der Ehrfurchtsschauer, der den Betrachter beim Anblick der alten Abzeichen überrieselt, ist angesichts ihrer langen und bewegten Geschichte berechtigt. Die schon erwähnte älteste Darstellung des Tiroler Adlers unterscheidet sich von den meisten späteren Bildnissen, indem der Kopf des Tieres nach rechts gewandt ist und irgendwelche Beizeichen wie Flügelspangen, Kopfschmuck oder anderes fehlen. Auch handelt es sich bei diesem Adler noch nicht im eigentlichen Sinn um ein Wappentier, da er sich völlig frei im Siegelfeld ohne Schildumrahmung befindet.
Da der Schild in der Regel am linken Arm getragen wurde und deshalb ein nach rechts blickender Adler den Anschein erweckt hätte, das Wappentier sehe sich vorsichtshalber nach einer geeigneten Rückzugsmöglichkeit für den vorwärts stürmenden Ritter um, ist die nach links gerichtete Kopfhaltung als die heraldisch einzig richtige anzusehen.
Im Laufe der Jahrhunderte hat sich die Wappendarstellung des Tiroler Adlers nicht wesentlich geändert, wenn man von den verschiedenartigen Flügelspangen, dem

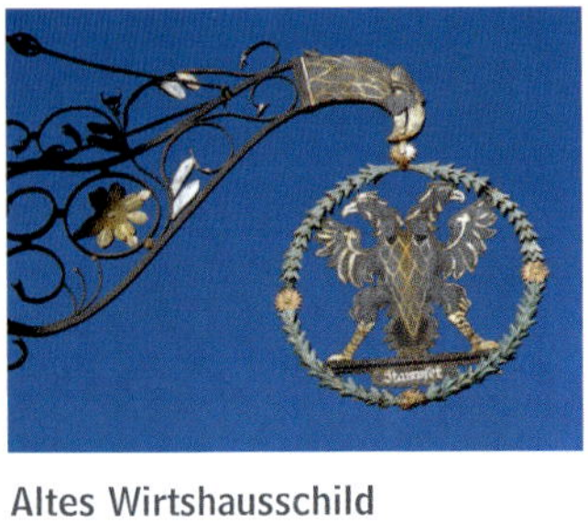

Altes Wirtshausschild
in St. Pauls

Krönlein, dem Herzschild und dem »Kränzel« absieht. Freilich haben die einzelnen Epochen des allgemeinen Kunststils auch die Heraldik beeinflusst, jedoch haben sich gewisse Grundsätze in der heraldischen Darstellung entwickelt, die unabhängig vom jeweiligen Kunststil gelten. Ein Wappenbild muss vor allem auf größere Entfernungen erkennbar sein. Die erforderliche Fernwirkung zwingt zu einer weitgehenden Stilisierung der Figuren, auch zu Vereinfachungen oder Übertreibungen der charakteristischen Merkmale, was manchmal einen Unterschied zu den Umrissen ihrer natürlichen Vorbilder zur Folge hat. Trotzdem bleibt die Heraldik in ihrer Darstellungsweise immer hinreichend gegenständlich.

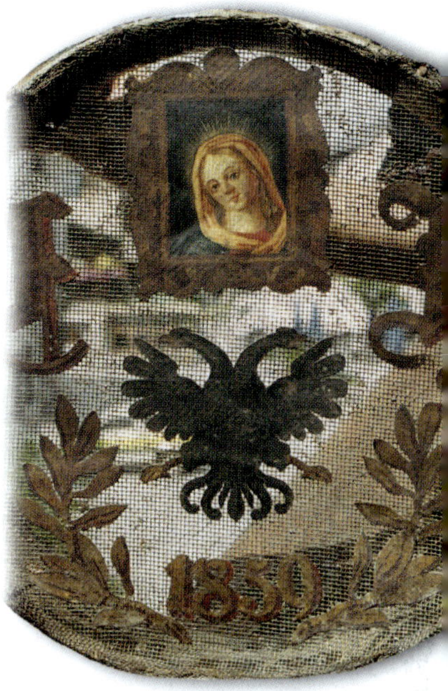

Fromm und kaisertreu waren die Benützer dieses originellen Mehlsiebes.

Die Zoologen des Nationalparks Stilfser Joch haben in Zusammenarbeit mit Kollegen aus der Schweiz und aus Österreich eine Langzeitstudie zur Erforschung der Biologie des Adlers begonnen. Jedoch die Geheimnisse um die mythische Natur des einsamen Königs der Lüfte werden wir Menschen wohl niemals ergründen können.

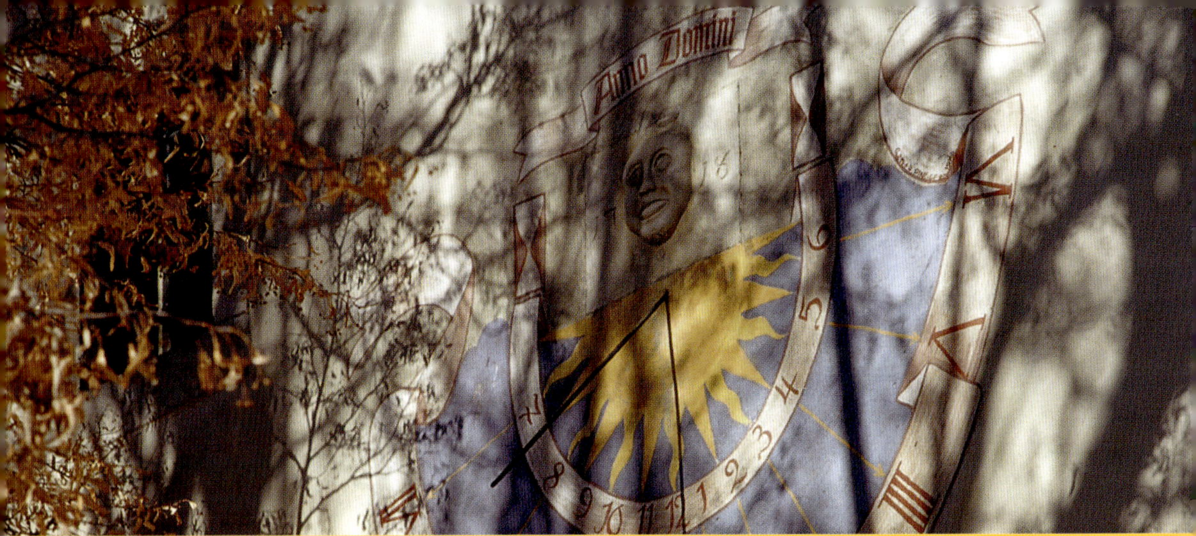

Sonnenuhren und Schattenzeit

Zuerst gleitet die Zeit vorüber, verändert scheinbar nichts und wechselt nur den Rahmen, dann breitet sie sich aus und spielt im fremden Licht mit Farben und Formen, dann bleibt sie scheinbar stehn und schließlich ruht sie aus in den Ruinen. Aglaja Spitaler

Schon in prähistorischer Zeit verfügten manche Völker über ein sehr umfassendes Wissen um astronomische Phänomene, welches uns heute mit Staunen und Bewunderung erfüllt. Die Bahnen der Gestirne waren ebenso bekannt wie die Wanderung des Schattens. Wie es jedoch mit den damaligen Mitteln gelang, monumentale, astronomisch ausgerichtete Anlagen zu errichten, wie es zum Beispiel die Steinsäulentempel in Stonehenge, die Pyramiden und Obelisken in Ägypten oder gigantische Bauwerke auf dem amerikanischen Kontinent und sogar auf den entlegenen Osterinseln sind, ist ein Rätsel, das vielleicht niemals zur Gänze gelöst werden kann. Jedenfalls waren die Bewegung des Schattens bei Tag und der Stand der Gestirne am Firmament die Ausgangspunkte für jene Beobachtungen, die, im weitesten Sinne, zu der bis zum heutigen Tag noch nicht abgeschlossenen Erkundung der geophysikalischen Erscheinungen und der kosmischen Zyklen führte. Die Erkenntnisse, die zum Bau der Sonnenuhren führten, ließen die Menschen die Barrieren der »Zeitspannen« überwinden und die tiefere, metaphysische Bedeutung der Zeit erahnen, die jedes andere Zeitmessgerät, selbst die modernste Atom- und Quarzuhr, nicht verdeutlichen kann.

Die Menschen waren sehr bald fähig, sich verschiedener Geräte zum Messen von kurzen Zeitabschnitten zu bedienen, wie zum Beispiel einfacher Sand- und Wasseruhren oder abbrennender Kerzen und Fackeln. Die Klepsydra der Antike, die wir heute als Sand- oder Wasseruhr kennen, weist wie keine andere Uhr auf die Endlichkeit alles Irdischen, die »ablaufende« Lebenszeit hin. Sie versinnbildlicht deutlich das Leben, an dessen Anfang die Geburt und an dessen Ende mit dem letzten Atemzug unweigerlich der Tod steht.

Wer die Körner wollte zählen,
die dem Stundenglas entrinnen,
würde Zeit und Ziel verfehlen. Goethe

Sie ist die leiseste aller Uhren, die Sonnenuhr. Sie benötigt kein tickendes Werk, keine Zahnräder, kein Pendel. Ja nicht einmal rieselnder Sand, das leise Geräusch tropfenden Wassers oder das kaum vernehmbare Knistern eines herabbrennenden Dochtes verrät ihre Anwesenheit.
In Südtirol sind Sonnenuhren häufiger als anderswo anzutreffen; in allen Landesteilen findet man sie: an Kirchen, Burggemäuern und an den Fassaden herrschaftlicher Ansitze, alter Bauernhöfe und gediegener Bürgerhäuser. Das mag an den vielen Sonnenstunden liegen, mit denen dieses Land das ganze Jahr über gesegnet ist, anderseits vielleicht aber an der besonderen Art von Zeitgefühl, welches hier, als die meisten Sonnenuhren gebaut wurden, vorzuherrschen schien und vielleicht für manchen, der sich den Sphärenklängen nicht verschließt, noch erspürbar ist.

Wie funktioniert eine Sonnenuhr? Welche Geheimnisse verbirgt der schräg aus der Wand ragende Zauberstab?
Im antiken Griechenland war der Bau von Sonnenuhren, die Gnomonik, eine eigene wissenschaftliche Disziplin, die sich mit dem sachkundigen Ausführen der Jahreszeiten- und Stundenlinien auf verschiedenen Arten von Zifferblättern befasste.
Schon damals wurden Sonnenuhren mit waagrechten, senkrechten, kegelförmigen, zylindrischen und noch komplizierteren Zifferblattflächen gebaut, deren Schattenstäbe nicht nur senkrecht, sondern auch waagrecht oder in der optimalen Stellung, die einer Parallele zur Erdachse entspricht, angebracht waren.

So wie die Erdachse zur Äquatorialebene, steht auch der Schattenstab, auch »Polus« genannt, zu einer exakt äquatorialen Zifferblattfläche im rechten Winkel. Bei der Konstruktion einer Sonnenuhr wird dieses Zifferblatt unter Berücksichtigung der jeweiligen genauen Himmelsrichtung und des genauen, dem Standort entsprechenden Breitengrades auf eine Wand projiziert. Das Abbild ist gemäß der Abweichung der jeweiligen Projektionsfläche zur Äquatorialebene verzerrt und der Polus bildet einen Winkel, der je nach Breitengrad der Abweichung zur Erdachse entspricht.

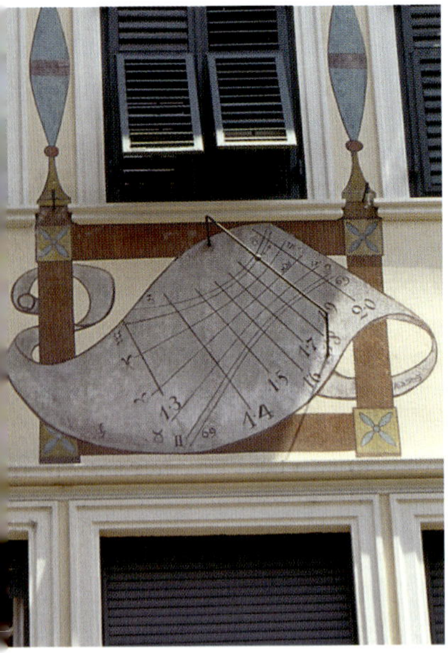

Die wunderschöne Westuhr von Rudolf Stolz befindet sich in der Bindergasse in Bozen.

Das Ergebnis einer korrekt funktionierenden Sonnenuhr wird durch Berechnungen und Konstruktionen erreicht, die auf geographischen Studien, astronomischen Beobachtungen und mathematischen Berechnungen beruhen. Auch handwerkliches Können und bildnerische Kunstfertigkeiten sind für den Bau einer Sonnenuhr nötig. Es ist daher anzunehmen, dass präzise funktionierende Exemplare meist nicht von einer einzelnen Person, sondern von mehreren Fachleuten angefertigt wurden. Es würde zu weit führen, auf die höchst komplizierte Vorgangsweise einzugehen, die der Bau einer Sonnenuhr erfordert.

So viel sei aber dennoch verraten:
Gleich lange Schattenwege entsprechen gleich langen Zeiträumen auf einer äquatorialen Sonnenuhr. Der Schattenstrich, der vom Fußpunkt des Polus senkrecht nach unten fällt, bezeichnet die Mittagslinie. Ein rechtwinkelig zu dieser Schattenlinie angeordneter Radius entspricht nach Westen hin sechs Uhr morgens, nach Osten sechs Uhr abends. Der Schatten des Polus gibt also die von der Sonne beschriebene Bahn in umgekehrter Weise wieder. Der höchste Sonnenstand im Sommer produziert den kürzesten Schatten und der tiefste im Winter den längsten. Die im Osten aufgehende Sonne lässt den ersten Schatten auf die westliche Seite des Zifferblattes fallen, sinkt sie am Abend im Westen, so weist der Schatten nach Osten. Die restlichen Tagesstunden ergeben sich durch die Teilung des Vollkreises in 24 Sektoren zu jeweils 15° Bogenbreite.

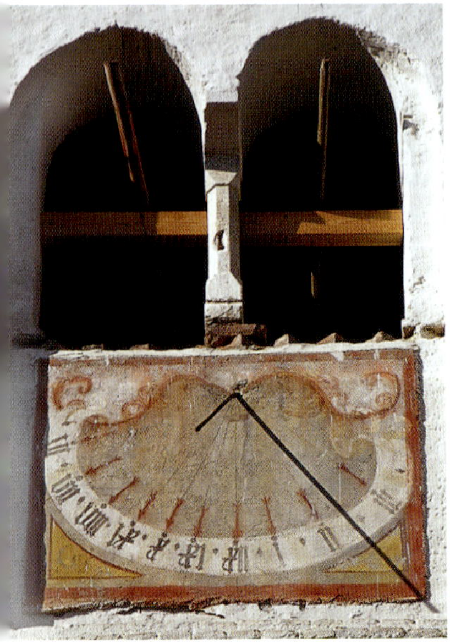

Sonnenuhr an der Kirche St. Peter, am Weg zwischen Schloss Thurnstein und Schloss Tirol

Das Setzen des Polus (Schattenstabes) erfordert genaue Berechnungen und Messungen. Zuerst wird der Abweichungswinkel der Hauswand von der genauen West-Ost-Richtung mittels des Kompasses und der Wasserwaage festgestellt, dann muss die genaue geographische Breite des Ortes ermittelt werden, wo die Sonnenuhr gebaut werden soll. Der Neigungswinkel des Schattenstabes zu der Waagrechten entspricht dem genauen Breitengrad des Standortes.

Das Zifferblatt der Sonnenuhr wird eigentlich von der Sonne selbst vorgezeichnet. Von ihm sind nicht nur zeit-, sondern auch raumbezogene Angaben abzulesen und zu errechnen. Der Erdumfang, die jeweilige Entfernung zum Äquator, also der Breitengrad, und der Neigungswinkel der Ekliptik kann ermittelt werden. Es gibt verschiedene Arten von vertikalen Sonnenuhren, ausschlaggebend ist die Ausrichtung der betreffenden Fläche, auf der sie angebracht sind.

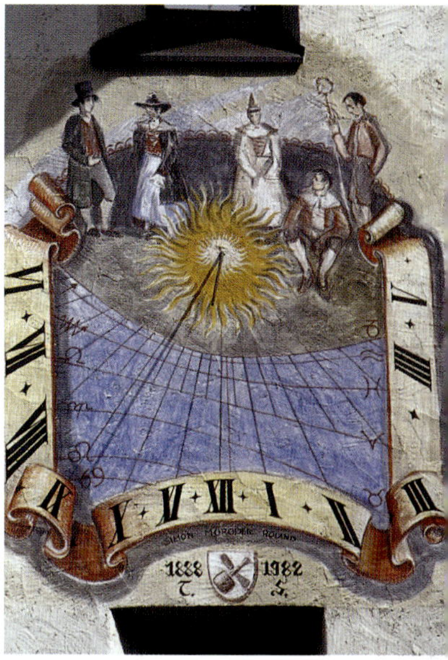

Diese bunte Süd-Sonnenuhr schmückt ein altes Bürgerhaus in St. Ulrich/Gröden.

Eine nach Süden ausgerichtete, vertikale Sonnenuhr wird eine ausgeglichene Gestaltung der Stunden- und Monatslinien aufweisen. Das Zifferblatt zeigt eine symmetrische Anordnung, die teilende Mittagslinie fällt senkrecht vom Schattenstab nach unten. Weil im Herbst und im Winter die Sonne im Südosten aufsteigt und im Südwesten untergeht und ihre Parabel ausschließlich durch die südliche Hemisphäre verläuft, wird die Sonnenuhr in diesen Monaten vom Sonnenaufgang bis zum Sonnenuntergang beschienen. Dies ist jedoch im Frühling und Sommer nicht der Fall. Da die Sonnenbahn außerhalb der erfassbaren Einfallswinkel der Sonnenuhr beginnt und endet, können die ersten und letzten Stunden des Tages nicht auf das Zifferblatt projiziert werden. Mehr als die Tagesstunden zwischen sechs und achtzehn Uhr können vom Zifferblatt einer vertikalen Sonnenuhr nicht abgelesen werden. Vom genau ostwärts gerichteten Zeitmessgerät lassen sich die Stunden vom Sonnenaufgang bis zur Mittagszeit ermitteln, vom genau westwärts gerichteten, die Stunden von der Mittagszeit bis Sonnenuntergang.

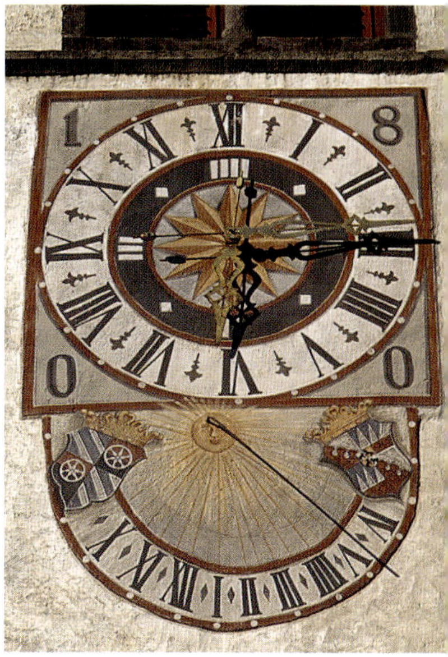

Mechanische Uhr und Sonnenuhr an der Kirche von Waidbruck

Das »Lesen« einer Sonnenuhr will gelernt sein. Die Zeiträume zwischen zwei Sonnenüberschreitungen der Mittagslinie, also die einzelnen Tage, sind je nach dem jahreszeitlichen Abstand der Erde zur Sonne ungleich lang. Und noch etwas: Während die mechanische Uhr eine konventionell festgelegte, für alle Orte innerhalb einer der 24 Zeitzonen gleichlautende Zeit angibt, es also zum Beispiel in Wien wie in Bozen im selben

Augenblick zwölf Uhr mittags ist (der Zeitunterschied von einer Zeitzonengrenze zur nächsten beträgt ca. eine Stunde), zeigt das Gnomon die astronomisch genaue Konstellation der Erde zur Sonne an. Die Abweichungen der Zeitangabe auf einer Sonnenuhr von der Normalzeit auf einer mechanischen Uhr sind daher in der meridianabhängigen Ortszeit und dem jahreszeitbedingten Abstand der Erde zur Sonne zu suchen. Diese Differenz ist natürlich nicht auf ein fehlerhaftes Verhalten der Sonne oder des Schattens zurückzuführen, sondern auf den unbeirrbar gleichmäßigen Gang der mechanischen Uhren, die sich nicht nach dem Lauf der Erde um die Sonne richten.

Die aus begreiflichen Gründen nur äußerst selten vorkommende nordwärts gerichtete Sonnenuhr kann nur während der Frühlings- und Sommerzeit die ersten Sonnenstrahlen der aufgehenden und die letzten der sinkenden Sonne nützen. Im Herbst und Winter tritt die Sonne nie in die nördliche Hemisphäre ein, die Sonnenuhr wird nicht beschienen und – wo kein Licht ist, ist auch kein Schatten.

Es gibt natürlich, bedingt durch die Baulichkeiten, kaum perfekt nach einer bestimmten Himmelsrichtung ausgerichtete Sonnenuhren, daher sind vorwiegend »abweichende Vertikaluhren« an den Mauern der Gebäude anzutreffen. Nur an den Südfassaden von Kirchen befinden sich oftmals symmetrische Zifferblätter. Die genau nach Osten, der Himmelsrichtung des Sonnenaufganges, ausgerichtete Apsis ermöglicht das. Die jeden Tag aufs Neue aus dem nächtlichen Dunkel hervorbrechende Sonne ist für die Christenheit ein Symbol der Auferstehung aus der Nacht des Todes. Wie die große Anzahl der Sonnenuhren beweist, hat es in Südtirol viele Sonnenuhrenbauer gegeben, darunter einige, die über die Grenzen des Landes hinaus bekannt wurden. Der berühmteste von ihnen war Peter Anich, Sohn einfacher Bauersleute, der im 18. Jahrhundert lebte und im Auftrag von Kaiserin Maria Theresia an der Universität Innsbruck die erste wissenschaftlich betriebene kartographische Erfassung Tirols, den »Atlas Tyrolensis«, begonnen hat. Das Ziel der Forschungen Peter Anichs war, ein universelles, für Himmel und Erde, Zeit und Raum geltendes Orientierungssystem zu erarbeiten. Er entwarf für die Universität eine mit größter Genauigkeit ausgeführte Himmelskugel von zwei Metern Durchmesser sowie einen ebenso präzise bearbeiteten Erdglobus.

Von den Sonnenuhren in Südtirol sind leider viele ohne Entstehungsdatum. Die meisten gehen auf das 16. Jahrhundert zurück, aber auch auf romanischen und gotischen Kirchen waren sie, allerdings meist ohne figürlichen Dekor, gebräuchlich. Die Gestaltung der Zifferblätter ist oftmals sehr originell. Szenen aus dem täglichen Leben, Darstellungen der betreffenden Umgebung, aber auch Bilder mit religiösem oder symbolhaftem Inhalt sind in Südtirol häufig anzutreffen. Begreiflicherweise wird an Vergänglichkeit und Tod mittels Totenkopf-, Fledermaus- und Gerippeabbildungen oftmals erinnert. Viele Zifferblätter sind zudem noch mit mehr oder weniger sinnigen Sprüchen versehen. In der Barockzeit nahm das Interesse an diesem natürlichen Instrument ab, da in dieser Epoche die Menschen von der Mechanik fasziniert waren. Barocke Exemplare weisen üppige Freskenmalerei auf und waren mehr der schmückenden Fassadengestaltung als dem praktischen Verwendungszweck gewidmet. Die technische Revolution der letzten Jahrhunderte ließ die Fresken der Zifferblätter an den alten Gemäuern verblassen und die Schattenstäbe verrosten. Doch in den letzten Jahrzehnten erlebt die Sonnenuhr eine Renaissance und gerade in Südtirol haben sich viele begeisterte Uhrenbauer und Künstler um dieses Zeitinstrument große Verdienste erworben. Die originellen und fantasievollen Gestaltungen der neueren Sonnenuhren erfüllen den Betrachter mit Bewunderung und Respekt.

Statt der Monatsnamen sind auf Sonnenuhren sehr oft die Tierkreiszeichen zu sehen. Im 16. Jahrhundert spielte die Astrologie im Leben der Menschen eine große Rolle. Die Astrologie wurde als Wissenschaft betrieben und namhafte Gelehrte, wie zum Beispiel Kepler, der die Gesetzmäßigkeiten der Planetenumlaufbahnen errechnete, befassten sich damit. Weltliche und kirchliche Würdenträger beschäftigten eigene Hofastrologen, aber auch das einfache Volk verwendete Almanache und Kalender, die über die Mondphasen und sogar über die Positionen der Gestirne Auskunft gaben. Beliebt waren Handbücher zum Erlernen der astrologischen Prinzipien und zur Erstellung von Horoskopen. Das »Astronomicum Caesarium« des Deutschen Peter Bennewitz, der das Pseudonym »Apianus« verwendete, war eines der meistgelesenen

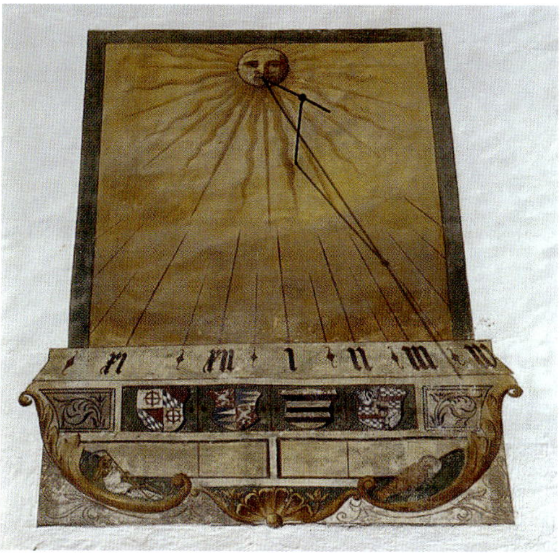

Eine barocke Sonnenuhr an der Schlandersburg in Schlanders/Vinschgau

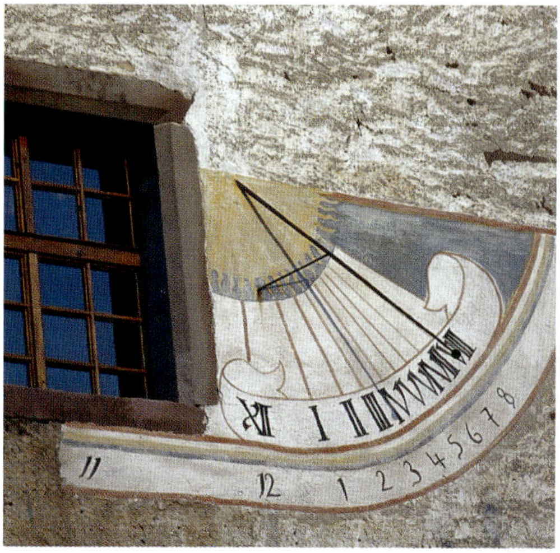

Der Schatten des Polus wandert bei dieser Sonnenuhr über römische und arabische Ziffern. (Prissian, Ansitz Katzenzungen)

Bücher des 16. Jahrhunderts, welches ja auch die Glanzzeit der Sonnenuhren war. Wenn auch nicht alle Sonnenuhren mit Tierkreiszeichen versehen sind, hat sich doch der weitverbreitete Brauch, statt der Monatsnamen die Tierkreiszeichen zu verwenden, bis heute erhalten. Das Einbeziehen der die Himmelssphäre umspannenden Zone entlang der Ekliptik, des Zodiakus, entspricht in trefflicher Weise dem Wesen der Sonnenuhr.

Die griechische Sprache kennt zwei Vokabeln für das Wort »Zeit«: chronos und kairos. Das erste Wort »chronos« ist uns durch den Chronometer (Zeitmessgerät, Uhr) bekannt, dem anderen werden viele Bedeutungen zugeordnet: gute Gelegenheit, rechter Zeitpunkt, günstiger Augenblick, aber auch böse Zeit, kritischer Augenblick. Mit »chronos« ist also die messbare Dimension der Zeit gemeint, mit »kairos« ihre nicht messbare, also »unermessliche« Bedeutungstiefe. Erst Sinnerfüllung macht den Chronos zum Kairos.

Interessante horizontale Sonnenuhr von Rudolf Maria Complojer im Botanischen Garten in Meran

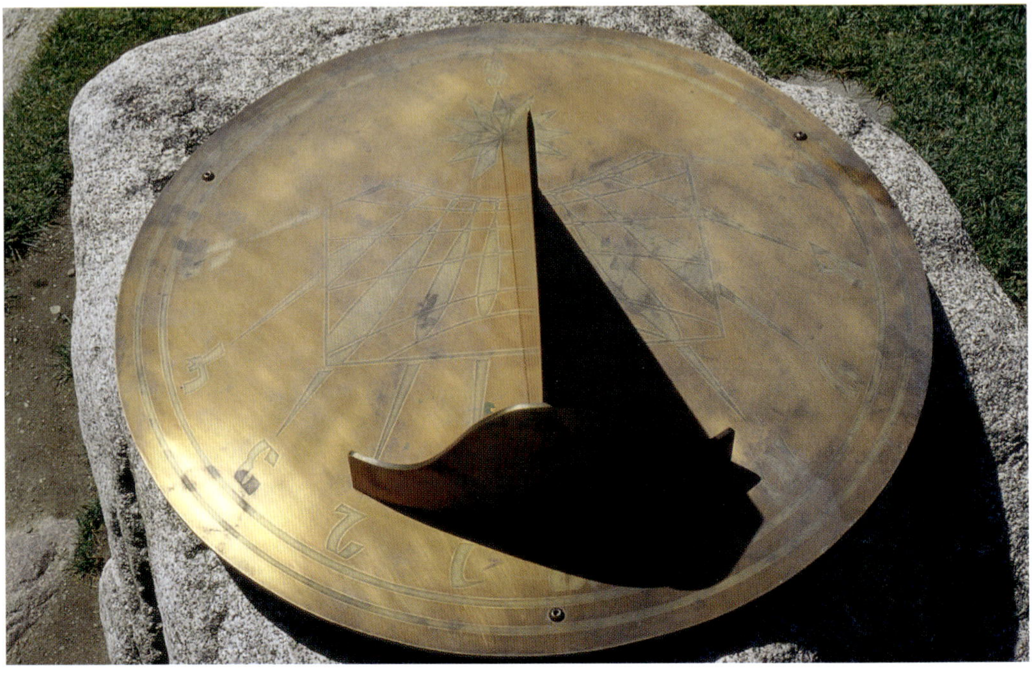

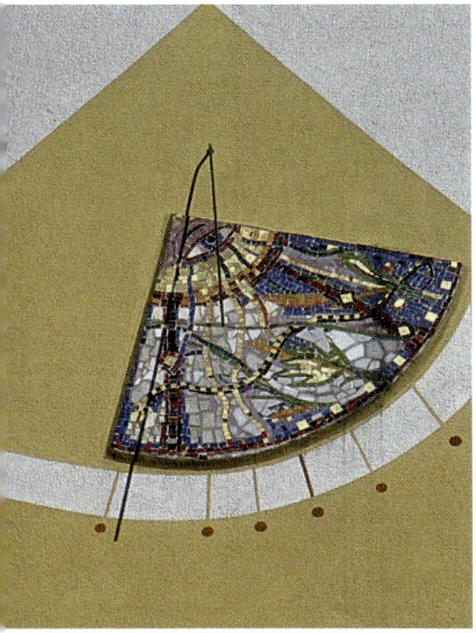

Moderne Mosaiksonnenuhr in Laas im Vinschgau

Die subjektive, auf dem Zeitbewusstsein gründende Zeit hat mit der messbaren Oberfläche der objektiven Zeit kaum etwas zu tun. Wie wir eine Zeitspanne empfinden, hängt mit der qualitativen Erfahrung zusammen, je nachdem wie schön oder schrecklich, wie lang- oder kurzweilig wir sie erleben.

Messungen
Der Kuckuck lügt.
Er zählt die Zeit nach falscher Währung.
Gezinkt die Zeiger. Der Kalender
tröstet den Zerfall mit Kochrezepten.
Allein dein Puls
misst die Sekunden, die wir leben, ganz.
Ihm lass uns trauen. Wolfdietrich Schnurre

Erst seit dem 15. Jahrhundert bezeichnet das Wort »Stunde« einen klar bemessenen Tagesabschnitt. Vorher meinte es den Zeitabschnitt, den Zeitpunkt, die Frist. Etwas »stunden« heißt, es bemessen, befristen.
»Die gestundete Zeit«, ein Gedicht aus Ingeborg Bachmanns gleichnamigem Gedichtband, beginnt mit folgenden Worten:

Es kommen härtere Tage.
Die auf Widerruf gestundete Zeit
wird sichtbar am Horizont.

Abseits von Lärm und Trubel kommen wir nicht umhin, die Zeit als etwas Transzendentes zu begreifen. Der Schatten des Stabes weist lautlos nicht nur auf das Zifferblatt der Sonnenuhr, womit eine objektive Zeitmessung ermöglicht wird, sondern auch auf die kosmischen Zyklen, deren Ursprung wir in ewigen Sphären vermuten. Der Schatten wird als archetypisches Symbol für nicht Fassbares, Furchterregendes empfunden und sogar in vielen Wortkompositionen mit dem Tod in Verbindung gebracht. Aber wie wäre eine Welt ohne Schatten? Für die plastische Wahrnehmung der Umwelt ist der Schatten ebenso erforderlich wie das Licht. Und wie angenehm ist in der Hitze des Sommers ein schattenspendendes Objekt! Bewegend sind auch jene Gestirnkonstellationen, die eine Finsternis verursachen, zum Beispiel, wenn der Schatten unserer Erde auf die Scheibe des Mondes fällt. Und wer eine totale Sonnenfinsternis erlebt hat, weiß, wie ergreifend dieses kosmische Ereignis ist. Langsam schiebt sich der Mond vor die gleißend helle Sonnenscheibe, über die Erde breitet sich zunehmend Dunkelheit aus. Die Vögel verstummmen mit ihrem Gezwitscher und die Gänseblümchen schließen ihre Blüten. Der Schatten unseres Trabanten streichelt sachte, nur für ein kleines Weilchen, ein Stückchen Welt und schon löst sich alles wieder auf in Licht und Geschäftigkeit.

Die weder wiederholbare noch umkehrbare Aufeinanderfolge von Ereignissen und Veränderungen in Natur und Geschichte objektiv zu messen und »festzulegen«, war schon in grauer Vorzeit ein Bedürfnis des Menschen. Und noch etwas: Mit den Festlegungen auf bestimmte Zeitpunkte wurde der Begriff der Gegenwart, das »Jetzt« entdeckt, jene lebensentscheidenden Übergangspunkte zwischen den beiden Zeitozeanen, dem Nicht-mehr der Vergangenheit und dem Noch-nicht der Zukunft.

Alles fließt und nichts bleibt bestehen, alles vergeht und nichts bleibt an seinem Ort. Man kann nicht zweimal in denselben Fluss steigen, denn immer neue Wasser führt er herbei ... **(Heraklit, 6. Jahrhundert v. Chr.)**

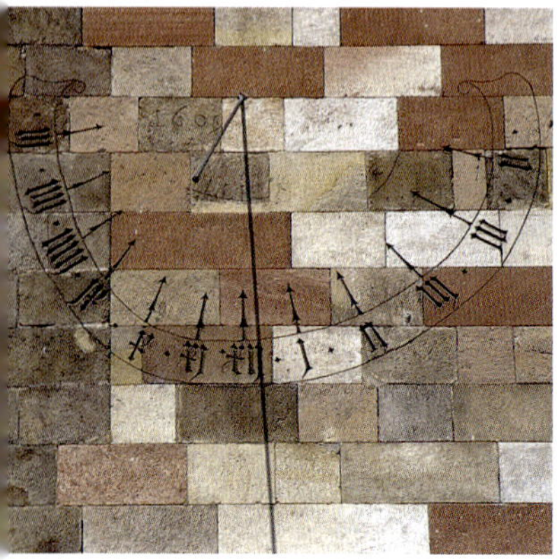

Aus dem Jahre 1605 stammt diese schlichte Sonnenuhr am Bozner Dom.

Die griechischen Philosophen Platon und Aristoteles bestimmten den Zeitbegriff in enger Beziehung zur Bewegung, die sich im Raum verwirklicht. Albert Einsteins Relativitätstheorie beruht im Grunde auf dieser Erkenntnis:

Raum und Zeit sind keine absolut feststehenden Größen. Sie wirken auf Menschen, die sich mit unterschiedlicher Geschwindigkeit bewegen, verschieden, auch wenn diese Verschiedenheit – wenn der Unterschied der Geschwindigkeit gering ist – unendlich klein ist ... **(Albert Einstein)**

Den werten Leserinnen und Lesern sollen selbstverständlich die grässlichen Details dieser Theorie erspart bleiben, doch soll darauf hingewiesen werden, dass Raum und Zeit zwar als zwei Begriffe empfunden werden, aber dennoch ein einziges Mysterium bilden.

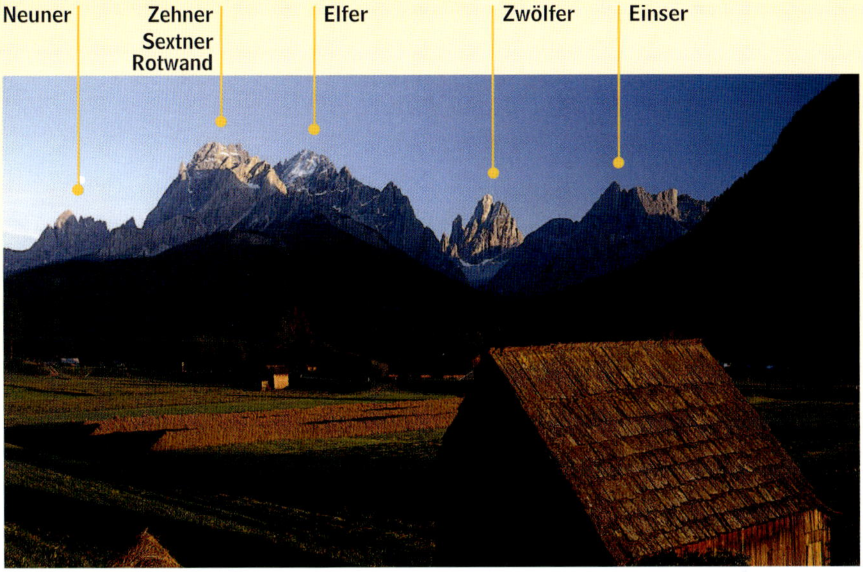

Die berühmte »Sextner Bergsonnenuhr«, die mit ihren Gipfeln 3000 m hoch in den Himmel ragt, ist wohl der gewaltigste Zeitmesser auf Erden.

Wir sprechen davon, »wie schnell die Zeit verrinnt« oder »wie langsam die Zeit vergeht«, bringen also den Faktor Geschwindigkeit mit Zeit in Verbindung. Keine Uhr der Welt kann diese individuelle Wahrnehmung der Zeit-Geschwindigkeit messen und auch wir selbst messen von Augenblick zu Augenblick mit verschiedenem Maß. Die Erd-Zeit passt sich den Bewegungen, der Rotation und Evolution unseres Planeten an, die, obwohl gar nicht so gleichmäßig wie vermutet, Teil der gewaltigen kosmischen Ordnung sind. In diesem Sinne gelingt es einzig allein der Sonnenuhr, den ganz leicht zitternden Pulsschlag des Universums wahrzunehmen und als Schatten zu reflektieren.

Ingeborg Bachmann beendet ihren Gedichtzyklus
»Lieder auf der Flucht« mit folgenden Zeilen:

Die Liebe hat einen Triumph und der
Tod hat einen,
die Zeit und die Zeit danach.
Wir haben keinen.

Nur Sinken um uns von Gestirnen.
Abglanz und Schweigen.
Doch das Lied überm Staub danach
wird uns übersteigen.

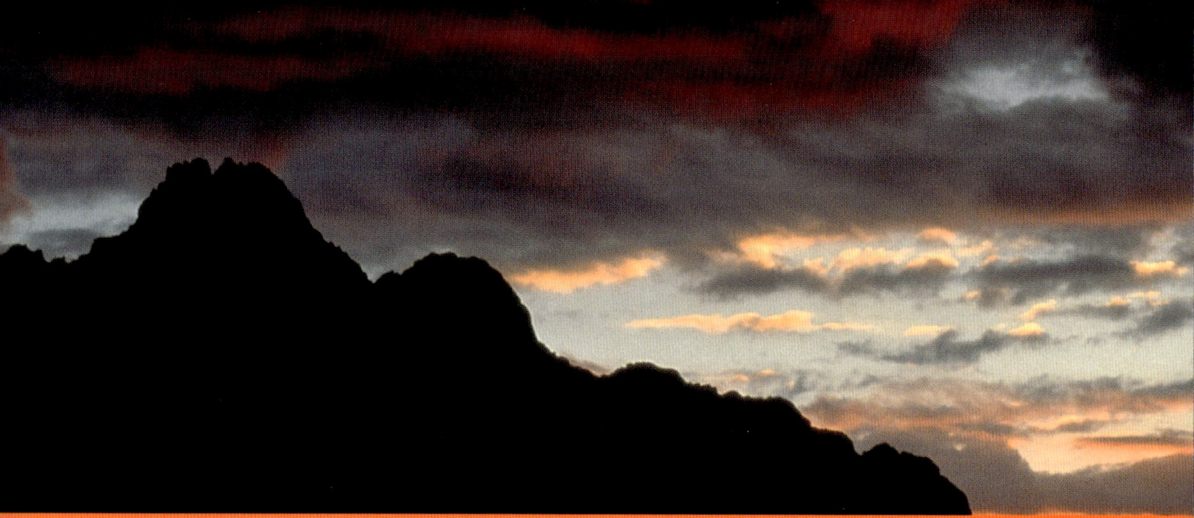

Der steinerne Gesang der Zeiten

Die biblische Schöpfungsgeschichte beginnt mit der Schilderung der sieben Tage, an denen Gott unseren Planeten mit all seinen Lebewesen entstehen ließ. Bis ins hohe Mittelalter galt die Schöpfungsgeschichte der Bibel als unantastbarer »Tatsachenbericht«. Heute wissen wir, dass die »Tage« von Gottes Schöpfungswalten in Millionen, ja Milliarden von Jahren zu messen sind.

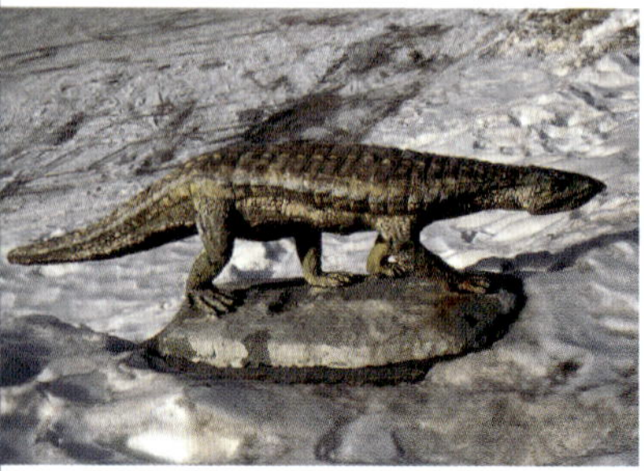

Am Nonsberg finden sich Spuren von Sauriern, die es sich bis zum Ende der Kreidezeit hier gut gehen ließen. Ein Exemplar dieser interessanten Echsen steht in Unsere Liebe Frau im Walde am Straßenrand und wartet, dass man es streichelt.

Auf etwa 4,7 bis 5 Milliarden Jahre wird das Alter unseres Erdgestirns geschätzt. Der Planet entstand vermutlich aus einer glühenden Gaswolke, die später feuerflüssig wird. Heute besteht unsere Erde aus einem heißen Kern mit einer dünnen, ständig aufbrechenden Kruste, vergleichsweise nicht dicker als die Patinaschicht auf einem Kupfergefäß. Die wasserdampf- und kohlendioxidreiche Uratmosphäre bewirkt die Bildung der ersten Ozeane.

Das Auftauchen erster Lebewesen, einfacher Mikroorganismen, scheint vor ungefähr 3,2 Milliarden Jahren erfolgt zu sein. Durch schrittweise und noch immer fortdauernde Entwicklungsprozesse, die als Evolution bezeichnet werden, hat sich die Tier- und Pflanzenwelt im Laufe der Jahrmillionen gebildet und stets aufs Neue verändert. Der Mensch steht ganz am Ende dieser Evolutionskette.

Ein ferner Planet ruft unserer Erde zu : »Hallo, Erde, wie geht's dir?«
Die Erde antwortet: »Mir geht's schlecht, mich juckt und beißt es auf meiner ganzen Haut! Seit kurzem habe ich den Parasiten Homo sapiens!«
Der ferne Planet tröstet: »Mach dir nichts draus, das geht vorüber ...«

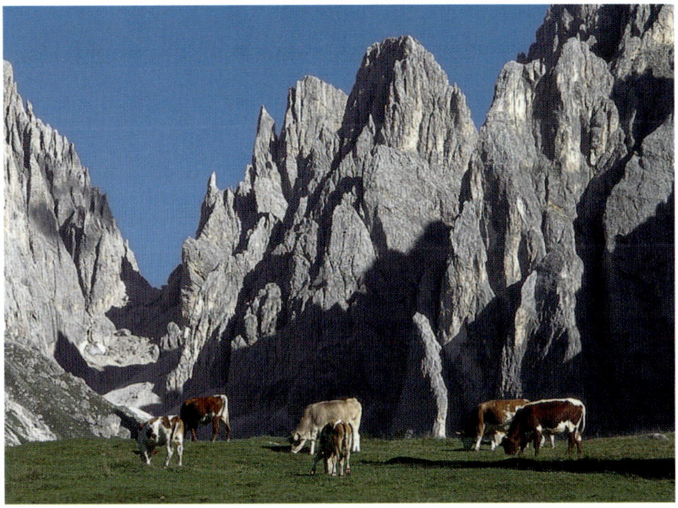

Bizarre, hoch aufragende Türme, verkarstete Hochflächen, tief eingekerbte Erosionstäler und blumige Almwiesen, umgeben von dunklem Hochwald, kennzeichnen die Landschaft der Dolomiten.

Aber auch die Erde selbst, obwohl seit Milliarden Jahren in ihrer Größe ziemlich konstant, ist dauernden Bewegungen und Veränderungen ausgesetzt. Riesige Platten, die die Kontinente tragen, driften auf glühend heißem Untergrund und schieben sich mit ungeheurem Druck gegeneinander. Dabei werden Plattenteile und frühere Ablagerungen aufgeschoben und verfaltet oder aber überlagert und in die Tiefe gedrückt. Aus oberirdischen und untermeerischen Vulkanen ergießt sich Lava, es ist ein dramatisches Auf und Nieder. Neue Erdkruste entsteht, meist an den untermeerischen Rücken, und an anderer Stelle, in den Tiefen der Ozeangräben, verschwindet Erdkruste wieder, von gewaltigen Kräften in die glühende Magma des Erdinneren gepresst.

Heute geht die Wissenschaft von der Existenz eines Urozeans und eines zusammenhängenden Urkontinents »Pangäa« aus. Letzterer zerbrach vor ungefähr 200 Millionen Jahren und seine Teile schwammen auf zähflüssigem Magma in verschiedene Richtungen. Neue Ozeane entstanden und verschwanden wieder, allmählich erhielt die Erde ihr heutiges Aussehen mit den Kontinenten Eurasien, Afrika, Amerika und Australien. Man bedenke, dass die Bewegung von nur einem Zentimeter pro Jahr im Laufe von einer Million Jahren zehn Kilometer Veränderung ausmacht und eine Million Jahre ist ein sehr, sehr kleiner geologischer Zeitraum.

Wo heute die Alpen stehen, breitete sich vor 200 Millionen Jahren ein seichtes Meer aus. Ein Arm des Tethysmeeres hatte sich zwischen die beiden losgelösten Platten des ureuropäischen und urafrikanischen Kontinents geschoben. Das Klima war tropisch warm und eine Vielzahl von Meerestieren wie Muscheln, Korallen, Schwämme, Algen,

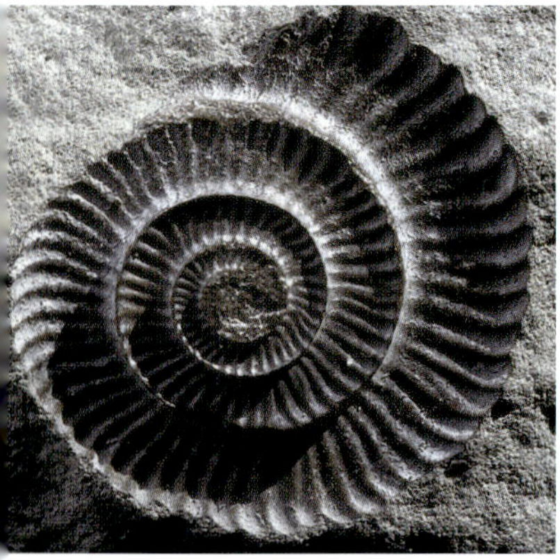

Versteinerte Algen und Mikroorganismen, ebenso fossile Reste von Muscheln und Schnecken befinden sich im Muschelkalk der Dolomiten. Im Bild ein besonders schöner Ammonit.

Fische formten durch ihre Ablagerungen im Laufe der Zeit gewaltige Kalkriffe. Untermeerische Vulkane spien aus ihren Schloten und lagerten Lava am Meeresgrund ab, bildeten Vulkaninseln. Auch die Flüsse des Festlandes transportierten unvorstellbare Mengen von Kies und Sand ins Meer, die sich durch das Absinken des Meeresbodens in tausende Meter hohe Schichten auftürmten. Landmassen entstanden und schufen Lebensraum für festländische Tiere und Pflanzen. Vor etwa 90 Millionen Jahren begannen die beiden Urkontinente Europa und Afrika gegeneinander zu stoßen. Der Meeresgrund versank langsam in die Magmamassen des unterafrikanischen Erdmantels, anderseits wurden Gesteinsschichten aus dem Erdinneren emporgehoben, nach Norden verschoben, gequetscht, übereinandergepresst, gekippt und gefaltet. Ein Gebirge entstand – die Alpen.

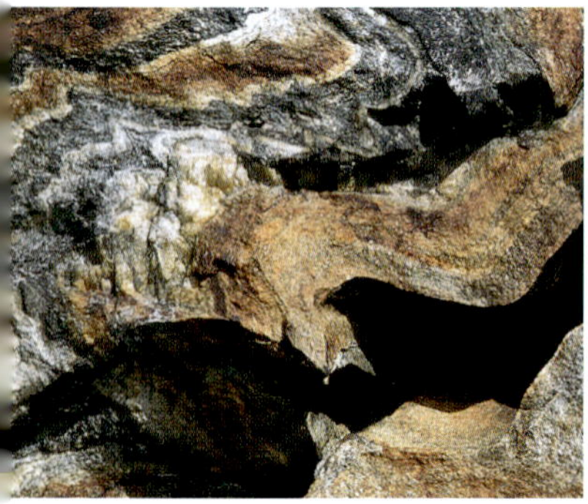

Seltsame Gesteinsformen im Naturpark Fanes-Sennes-Prags

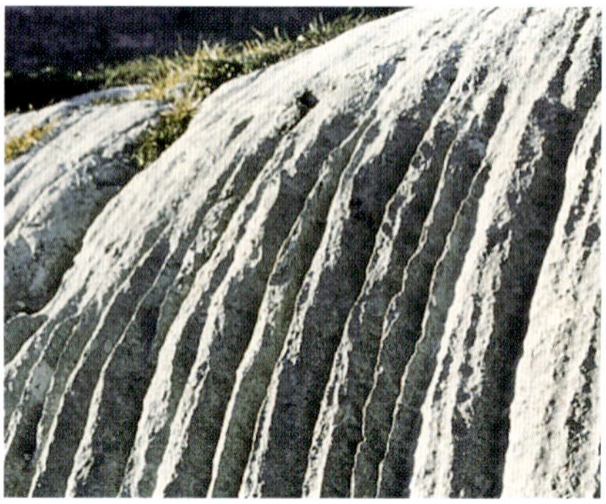

Stufenförmig bauen sich Steinkaskaden, genannt »Parlament der Murmeltiere«, unterhalb der Kleinen Fanes-Alm im Naturpark Fanes-Sennes-Prags auf.

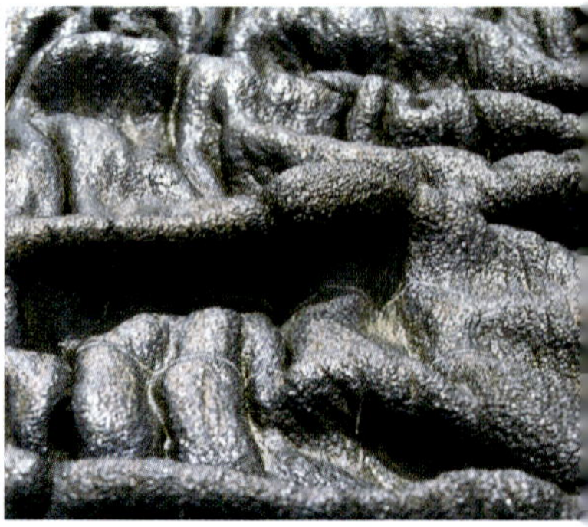

Die Karrenfelder im Gebiet Fanes und Sennes sind Folge von chemischer Oberflächenerosion und erneuter Verformung durch den eiszeitlichen Gletscherschliff.

Südtirols Anteile an dieser zauberhaften Bergwelt gehören in ihrer Vielfalt und mit ihren Besonderheiten zu den schönsten. Bedingt durch den beschriebenen geologischen Aufbau, ist Südtirol sehr reich an Mineralien verschiedener Arten. Gesteine sind fast immer ein Gemenge aus mehreren Mineralien. Ein Mineral ist seltener ein Element, sondern meistens eine chemische Verbindung mehrerer Elemente, die einen physikalisch und chemisch einheitlichen Naturkörper bildet. Grundsätzlich sind drei Gruppen zu unterscheiden: magmatische, sedimentäre und metamorphe Gesteine.

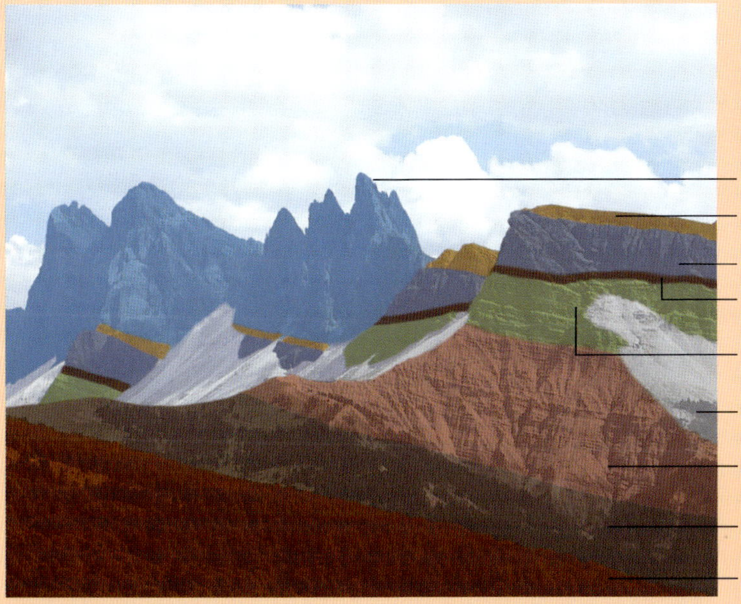

Gesteinsschichtungen am Beispiel der Geislergruppe mit Raschötz und Seceda im Vordergrund

Die magmatischen Gesteine bilden sich durch Abkühlung von Magma, der geschmolzenen glühenden Masse, die sich mit Temperaturen zwischen 650° bis 1300° C im Inneren der Erde befindet. Gelangt Magma an die Erdoberfläche, so entstehen vulkanische Gesteine oder Vulkanate, auch effusive oder eruptive Gesteine genannt. Erstarrt das Magma jedoch im Inneren der Erdkruste durch langsame Abkühlung, bilden sich plutonische Gesteine oder Plutonite, auch intrusive Gesteine genannt. Das Aufsteigen zur Erdoberfläche, das mit zunehmender Verminderung des Druckes und der Temperatur einhergeht, und der direkte Kontakt austretender Magmamassen mit Luft oder Wasser bewirken chemische und physikalische Veränderungen - es entsteht Lava.

Aus demselben Magma können plutonische und vulkanische, also unterschiedlich aussehende Gesteine mit gleichem mineralogischen und chemischen Aufbau entstehen. Alle an der Erdoberfläche liegenden Gesteinsarten sind einem ständigen Angriff von Wind, Wasser und Temperaturschwankungen ausgesetzt, sie unterliegen der Verwitterung (Erosion). Wind, Wasser oder Gletschereis transportieren den Gesteinsschutt ab und seine Bestandteile landen mit der Zeit im Meer, wo sie sich zusammen mit organischen Substanzen in Schichten ablagern und durch eine Serie von chemischen und physikalischen Veränderungen erneut in Gestein umgewandelt werden. Dieser Vorgang wird als Sedimentation bezeichnet.
Ungefähr 80 Prozent der Erdoberfläche sind mit Sedimentgesteinen bedeckt und auch die mineralischen Lagerstätten von Kohle, Erdgas, Erdöl, Uran, Salz, Eisen, Phosphaten und Sulfaten entstanden durch sedimentäre Prozesse.

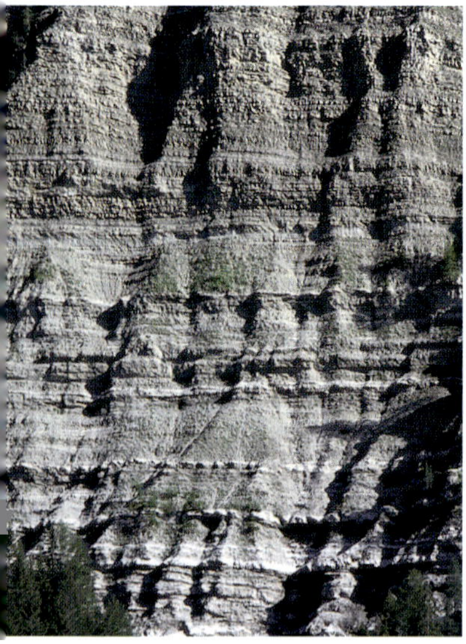

Gut erkennbar die Ablagerungsfolge von Gesteinsschichten in der Puez-Geisler-Gruppe. Die Partitur des Zeitengesanges ...

Aus der Vielzahl der Typen von Sedimentgesteinen sind insbesondere das Konglomerat (Kiesablagerungen mit gerundeten Komponenten, verfestigt und zu Stein geworden), die Brekzie mit eckigen Komponenten, der Sandstein (Sand, durch einen Zementierungsprozess zu Stein geworden), Silt und Ton zu erwähnen.

Der Ursprung des Kalkgesteins ist fast ausschließlich auf die Ablagerungen früherer Meere und deren darin vorgekommenen Organismen wie Algen, Korallen, Muscheln etc. zurückzuführen. Der in Südtirol reichlich vorkommende Dolomit, benannt nach dem französischen Mineralogen Dolomieu, entstand aus Kalkstein (Kalziumkarbonat), in dem in einem chemischen Prozess durch Zufuhr von Magnesium Teile des Kalziums durch Magnesium ersetzt wurden. Ebenso ist Marmor eine kristallinisch-körnig verwandelte Form von Kalkstein. Auch die Evaporite zählen zu den Sedimentgesteinen. Durch Verdunstung (Evaporisation) von Meerwasser unter trockenen Klimabedingungen entstehen salzige Ablagerungen wie z. B. Steinsalz, Gips und andere.

Durch mineralogische Umwandlungsprozesse im Inneren der Erdkruste können sich magmatische und sedimentäre Gesteine zu »metamorphen« Gesteinen wandeln. Und auch die metamorphen Gesteine selbst können eine mehrmalige Umwandlungsprozedur erfahren. Diese Transformation läuft in festem Zustand ab. Dabei unterscheidet man die durch die Wärmeabgabe abkühlender Magmamassen erfolgende Kontaktmetamorphose von der Regionalmetamorphose, die in großer Tiefe, bei hohen Temperaturen und Drücken durch das Kollidieren der Kontinentalblöcke ausgelöst wird. Metamorphe Gesteine sind zum Beispiel Gneis und Glimmerschiefer.

Die beschriebenen Gesteine bilden die Grundsubstanz unserer Landschaft. Die Schönheit der alpenländischen Bergwelt, ihre Fauna und Flora, die letztendlich auch mit den geologischen Verhältnissen in Zusammenhang gebracht werden müssen, erfüllen den Betrachter mit Ehrfurcht und Staunen. Aber da gibt es noch etwas, etwas, das sich unseren an der Oberfläche haftenden Blicken entzieht. Denn nur die Eingeweihten wissen, wo sie nach den glitzernden Kristallen und Erzen im Inneren der Berge suchen können.

Wann Menschen erstmals den Kampf mit den Naturgewalten aufnahmen und in die Berge zogen, wird wohl niemals genau festgestellt werden können, doch ist durch Funde belegt, dass schon vor 10.000 Jahren Menschen als Jäger und Sammler auf Schatzsuche durchs Gebirge streiften. Mit Wild, Beeren und Kräutern deckten sie ihren Nahrungsbedarf, jedoch auch nach Metallen, Erzen und Kristallen stand ihr Sinn. Stichel, Pfeilspitzen, Schaber, andere Geräte und Schmuckgegenstände aus Silex, Hornstein und Bergkristall wurden in Höhen von 2000 m und mehr gefunden. Das lässt die Annahme zu, dass es schon bald nach dem Ende der Würm-Eiszeit, also vor etwa 15.000 Jahren, Menschen in die Berge gezogen haben könnte.

In Mondeval de Sora, in den südlichen Dolomiten, wurde auf 2150 m Höhe das Grab eines steinzeitlichen Jägers gefunden, welches neben dem Skelett auch die Grabbeigaben enthielt. Außer einer Hirschzahnkette, einer Harpune und Pfeilspitzen tauchten auch Silex- und Bergkristallsplitter auf. Da man in den Dolomiten nirgendwo solche Bergkristalle fand, müssen diese aus einer anderen Gegend in den Besitz des Bestatteten gekommen sein. Auch weitere Funde gibt es: Unter dem »Murmelstein« in der Burgum (Pfitschtal) entdeckte der Südtiroler Markus Mahlknecht Artefakte aus Silex und Hornstein, Stichel aus Bergkristall und einen ca. 5 cm großen, vollkom-

Das Zauberreich der Sextner Dolomiten wurde 1981 als Naturpark ausgewiesen. Mit diesen Bergen sind die Pionierleistungen großer Bergsteiger verbunden, aber auch die Erinnerung an die Leiden der Soldaten an der Dolomitenfront im Ersten Weltkrieg.

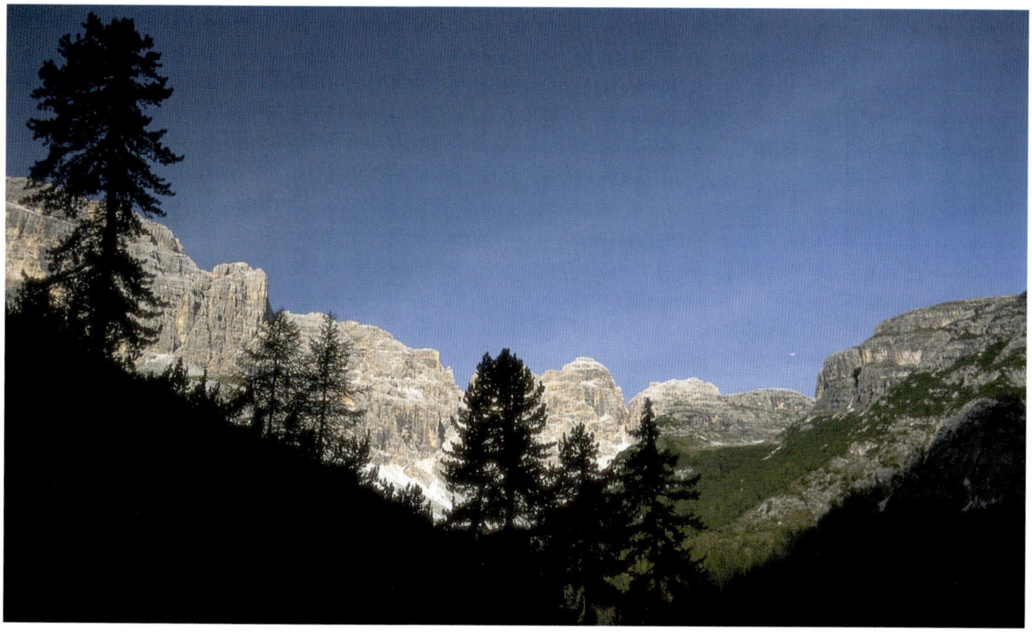

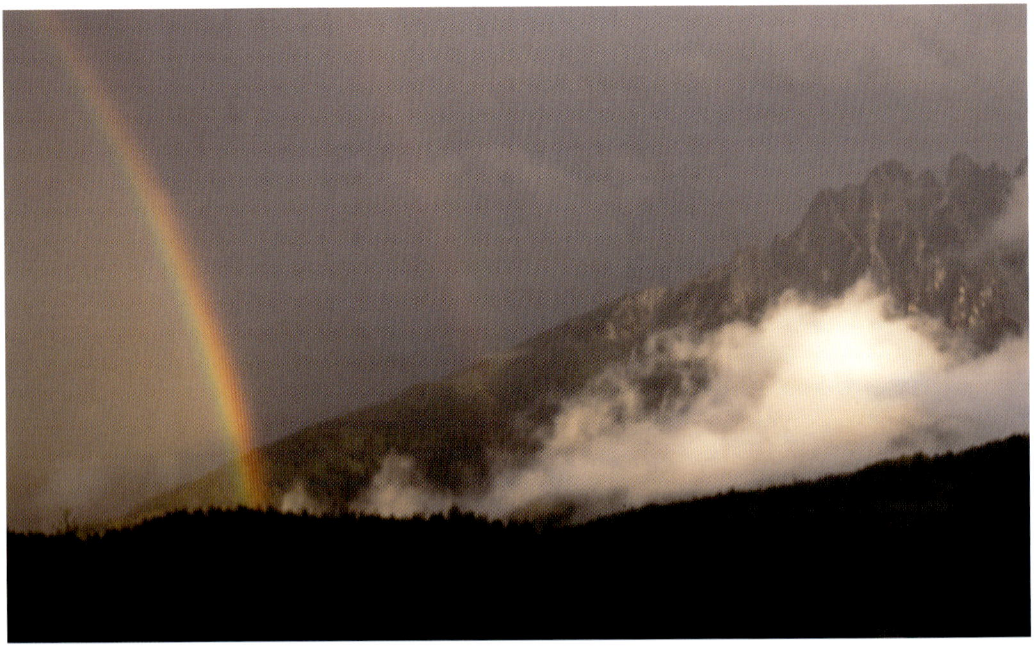

In alten Märchenbüchern steht geschrieben, am Ende eines Regenbogens seien Schätze verborgen ...

men erhaltenen Kristall. Auch dieser Fund gibt Rätsel auf, da im Sterzinger Gebiet Silex nicht vorkommt. Auch in Engberg (Pfunders) und am Hügel des Klosters Säben wurden Pfeilspitzen aus Bergkristall und Hornstein geborgen. Märchen und Sagen berichten von »Nörggelen«, Zwergen und Riesen, die die unterirdischen Schatzkammern bewachen und nur auserwählten Menschen einen Blick in die geheimnisvolle Welt im Inneren der Berge gewähren. Und wirklich befinden sich unter Tag Gärten von unsagbarer Schönheit. Denn wie Blumen sind die Kristalle, die in Millionen von Jahren im Berg gewachsen sind und in zahllosen Farbschattierungen und Formen in dunklen Klüften und Höhlen erblühen.

Die Suche nach diesen Schätzen erfordert Ausdauer und Kühnheit, denn die möglichen Fundstellen befinden sich oftmals an den unzugänglichsten Plätzen, hinter senkrecht aufragenden Felswänden, in einsturzgefährdeten Höhlen oder schwindelerregenden Schluchten. Von ihrer Leidenschaft motiviert, scheuen die Mineraliensammler nicht die verwegensten Klettereskapaden und nehmen die enormen Strapazen des Bergens und Herabschleppens der Steine auf sich. Dass ein Sammler auch über geologisches und mineralogisches Wissen verfügen muss, um erfolgreich zu sein, liegt auf der Hand. Oft waren es einfache Hirten, die sich mühsam solche Kenntnisse erwarben und sich, manchmal sogar unter Einsatz ihres Lebens, auf Mineraliensuche begaben. Gar nicht so selten taten sie dies nicht nur aus

Sammlerleidenschaft, sondern auch, um mit dem kargen Erlös die bittere Armut ihrer Familien zu lindern. Um die Erforschung der Mineralien und der heimischen Bergwelt haben sich diese Menschen große Verdienste erworben, ihnen gebührt Anerkennung.
Wie kommt es zur Entstehung der Kristalle und wie erklärt sich ihre Vielfalt? Die Auffaltung der Alpen durch den Zusammenstoß der afrikanischen mit der europäischen Platte lässt tief in den Wurzelzonen der sich hebenden Gebirge Risse und Spalten entstehen. Die durch die Hebung verursachte Druckentlastung auf voneinander verschiedene Gesteine lässt in etwa 12 km Tiefe und bei Temperaturen um 500° C diese Hohlräume entstehen, die sich alsbald mit wässrigen Lösungen füllen, welche chemische Bestandteile der sie umgebenden Steine herauslösen. Bei fallendem Druck und sinkenden Temperaturen scheiden sich diese gelösten Mineralstoffe in einem Kondensierungsvorgang in Jahrmillionen an den Kluftwänden als Kristallbildungen ab. Mit der Hebung des Gebirges gelangen die Schichten, die diese Klüfte enthalten, wieder an die Oberfläche, um dort durch Erosion abgetragen und zerstört zu werden. Noch lange sind nicht alle Rätsel um das Geheimnis der Steine gelöst. Eine Unzahl von mineralischen Bestandteilen und Edelgasen reichert die Porenwässer im Innern der Erde zu einem chemischen Gebräu an. Dieses baut unter sich verändernden Druck- und Temperaturverhältnissen eine neue Mikrowelt auf, die stetig wächst und in Millionen von Jahren als Kristall an die Erdoberfläche gelangt. Es ist ein Wunder ...

Es gibt also Kristalle enthaltende Klüfte, die so weit aus den Tiefen aufgestiegen sind, dass sie sich nun im obersten Teil der Erdkruste befinden. Das will aber nicht heißen, dass sie leicht zu finden wären. Es gibt nur sehr wenige zu Tage tretende Öffnungen und meist sind es nur kleine Fingerzeige, die dem geübten Mineraliensammler einen Hinweis geben, dass sich im Inneren Risse oder Hohlräume befinden. Wo unterschiedlich harte Gesteinsschichten zusammentreffen, wo Quarz-

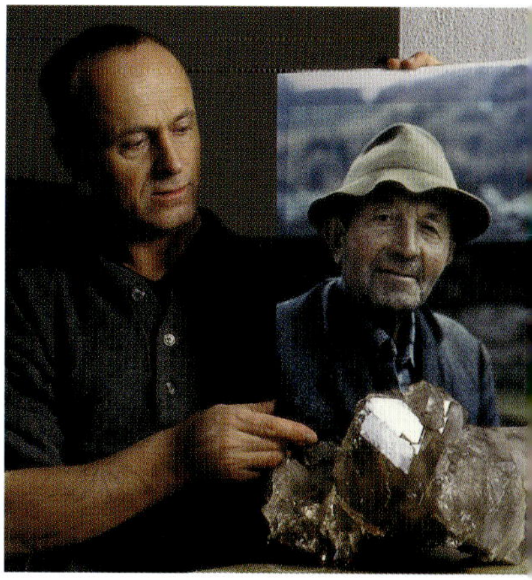

Herr Josef Steger aus dem Ahrntal hatte das Glück, zwei der weltweit höchst selten vorkommenden Euklas-Kristalle zu finden. Die Leidenschaft für das Mineraliensammeln hat er von seinem Vater, dem »Fuchs Zenz«, der auch als Schafhirte und Schmuggler bekannt war, geerbt.

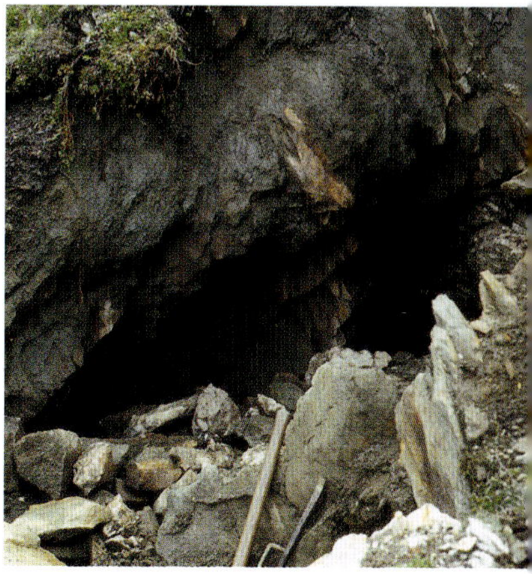

Mineralkluft im oberen Teil des Ahrntales

bänder eingelagert sind, wo sprödere Gesteinsschichten auftreten, ist die Wahrscheinlichkeit einer Fundstelle größer als in plastischem Gestein oder in homogenen Gesteinsschichten. Die an Mineralklüften reichste Gegend Südtirols erstreckt sich vom Brennerpass in östlicher Richtung bis zum Abschluss des Ahrntales und umfasst das bei Sterzing ins Eisacktal mündende Pfitschtal, das von Norden bei Niedervintl ins Pustertal mündende Pfunderer Tal, das Lappacher Tal (oberer Abschnitt des Mühlwalder Tales) und den oberen Teil des Ahrntales. Tausende Exponate in den Museen der Welt, aber auch in privaten Sammlungen lassen auf den Reichtum und die Vielfalt der Südtiroler Kristallwelt schließen. Es würde an dieser Stelle zu weit führen, eine Namensliste all der Mineralien aufzustellen, die aus Südtirols Bergen ans Tageslicht gebracht werden.

Das obere Ahrntal soll aber dennoch besonders erwähnt werden, denn es ist, von Luttach aus nach Nordosten verlaufend, mit einer Länge von 27 km das ausgedehnteste Fundgebiet für alpine Kluftmineralien in Südtirol. Von den Alpenhauptgipfeln im nördlichen Bereich des Ahrntales ziehen sich steile, kurze Rinnen und Gräben talwärts, in denen wunderbare Mineralstufen gefunden wurden. Fast jeder dieser Gräben zeichnet sich durch eigenständige Mineralvorkommen aus.

Apatitkristalle aus der Sammlung von Josef Steger

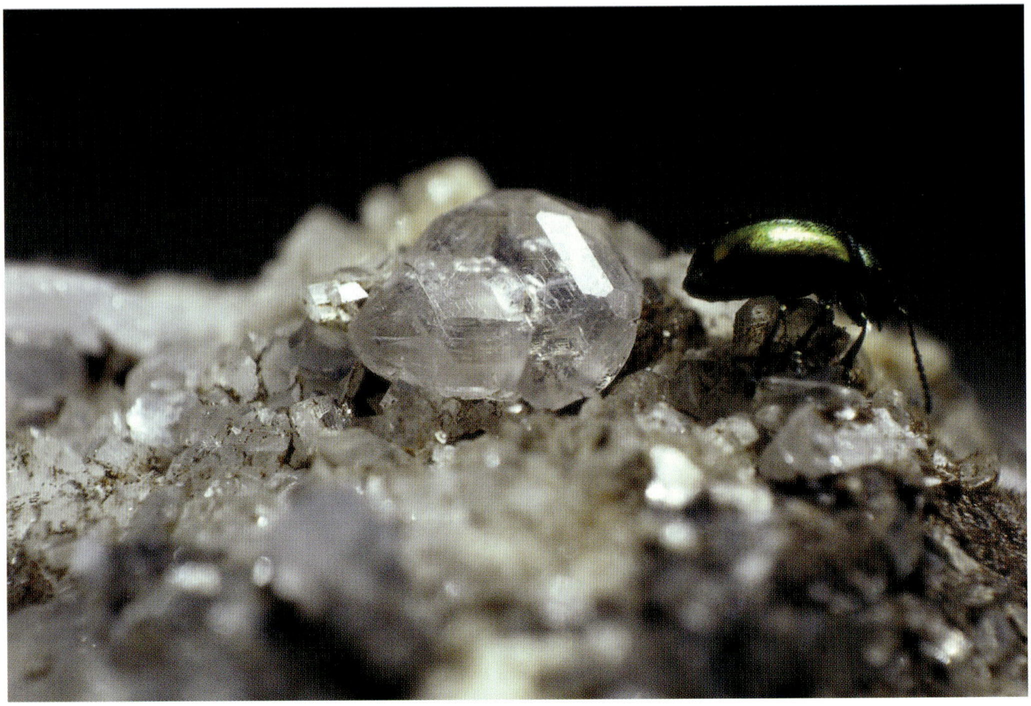

Gelblich weiße Apatitkristalle auf chloritisierten Periklinstufen und wunderbare Adularkristalle wurden im Mitterbachgraben entdeckt, ebenso Prehnit und Laumontit. Aus einer mächtigen Kluft im Schwarzenbachgraben stammen Bergkristalle, Periklin, Pyrit, Epidot und bis zu 2 cm große Sphenkristalle. Diese Gegend bescherte den Findern auch Pyrrhotin, Laumontitkristalle, Rauchquarz, Rutil, Augit, Magnetit und viele, viele mehr. Ob im Trippachgraben, im Frankenbachgraben, im Keilbachgraben, im Wollbachgraben oder im Hollenzbachgraben - es fanden sich immer wieder alpine Zerrklüfte mit unvorstellbar schönen Kristallen. Bis zu 130 kg schwere Rauchquarzkristalle wurden an den steil abfallenden westlichen Flanken des Hollenzkopfes gefunden. Derart riesige Mineralstufen müssen mit einem Hubschrauber zu Tal gebracht werden.

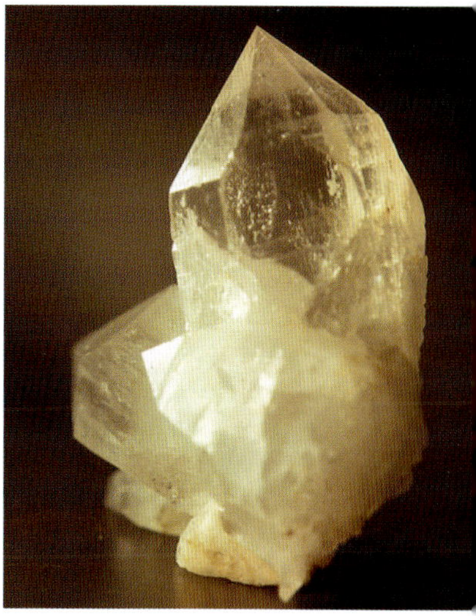

Schon die Menschen der Steinzeit verwendeten Berg kristalle als Schmuckstein und für verschiedene Werkzeuge. Der Bergkristall im Bild stammt aus dem Ahrntal.

Auch das Gebiet um Kasern und Prettau, wo seit 600 Jahren bis vor kurzer Zeit Kupfer abgebaut wurde, ist als kluftreiche Fundregion bekannt. Sulfid-Mineralien, Pyrrhotin, grünlich braune, durchscheinende Kluft-Turmaline, violette Amethyststufen und unendlich zart gefaserte Bysolithe - eine Sinfonie der Farben und Formen. Ein besonders ergiebiges Gebiet war und ist das Windtal, in dem sogar zwei äußerst seltene Euklaskristalle gefunden wurden.

Die Sucht, nach den verborgenen Schätzen zu suchen, lässt die Sammler nicht los: Die unendliche Einsamkeit, das Einssein mit der Natur, das Abenteuer, die Gefahr als Herausforderung und die Möglichkeit, mit etwas Einmaligem, Wunderbarem beschenkt zu werden. Beschenkt mit etwas, das in 200 Millionen Jahren in der stillen Tiefe der Berge gewachsenen ist, beschenkt mit einer kleinen, kostbaren Frucht eines göttlichen Schöpfungstages.

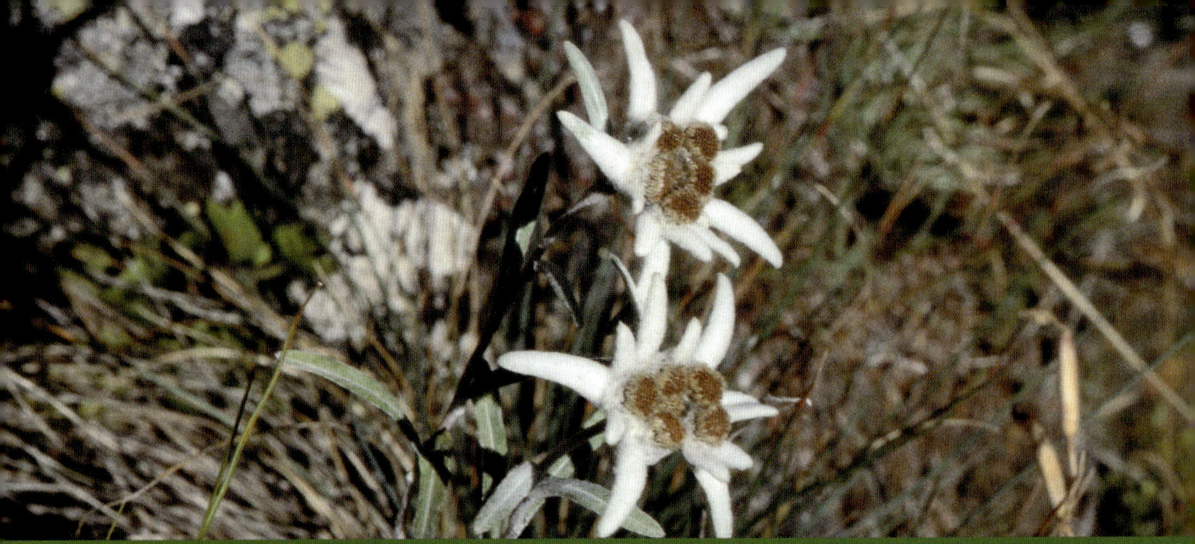

Lebens künstler

Die lieblichsten Geschöpfe Südtirols sind wohl die Alpenblumen in all ihrer Farbenpracht und Schönheit. Wer auf die Berge steigt, kann sich an dieser Augenweide erfreuen und dieses Wunder bestaunen: Märchenwiesen in verschiedenen Höhenlagen, übersät mit bunten Blumen, Polsterpflanzen mit hunderten Blütensternen und kleine Helden, die sich in den Ritzen steiler Felswände angesiedelt haben oder sich in einer lebensfeindlichen Umgebung aus Stein, Schutt und Eis behaupten. Kleine Sonnen entfalten ihren bunten Strahlenkranz vor ihrer großen, kosmischen Schwester und unendlich zarte Glöckchen neigen sich im Wind. Wir sind entzückt von den köstlich frischen Farben und den würzigen Düften der Bergblumen und würden so gerne all die Geheimnisse ergründen, die sich hinter dieser Vielfalt des Lebens in unwirtlicher Natur verbergen.

Pflück dir kein Edelweiß ...!

Das **Edelweiß** ist das begehrteste und bekannteste Alpenpflänzchen, kein anderes muss sich so viel Lärm, Vermarktung und sogar Einsatz für politische Zwecke gefallen lassen. Zahllose Milchprodukte wurden im Laufe der Zeit mit dem mehr oder weniger gelungenen Abbild der Blume beworben. In einer mit voller Absicht aufs »Volksdümmlichste« gestalteten Fernsehreklame für ein helles Bier tönt es:
»Pflück dir ein Edelweiß, dann hast du eins – und hast du kein Edelweiß, dann pflück dir eins!« ... Oh je! Pflück dir bitte **kein** Edelweiß!
Gegen das Bier ist ja nichts einzuwenden, aber es wäre jammerschade, ein Leontopodium alpinum, so nennen die Botaniker die Pflanze, zu pflücken. Das Edelweiß steht, wie viele andere Alpenpflanzen, unter strengem Naturschutz.

Der Südtiroler Volkspartei dient das Edelweiß als Parteiabzeichen. Schon im Namen der Blume stecken die gewünschten Identifizierungen: edel und weiß. Wer auch immer sich für dieses Logo entschieden hat, war von dem Wunsch beseelt, die Parteimitglieder (von der Basis bis zur Spitze) mögen sich durch edle Gesinnung und »weiße Westen« auszeichnen. Da das Edelweißpflücken mit verwegenen Klettereien in Verbindung gebracht wird, wird das Abbild der Blüte mit Mut, Kraft, Ausdauer und Gesundheit assoziiert.

Zur Gattung Leontopodium gehören mehr als 30 Arten, die, bis auf zwei, Hochgebirgsregionen und Bergsteppen in Asien besiedeln. Der Name »Leontopodium« war schon in der Antike gebräuchlich und bedeutet »Löwenfuß«. In Europa wächst das L. alpinum in den Karpaten, Teilen der Balkanhalbinsel, in den Alpen und Pyrenäen, eine eigene Art, das Leontopodium alpinum var. nivale, in den Abruzzen, Teilen der Balkanhalbinsel und im Pirin-Gebirge. Insbesondere Arten in Tibet, China und Zentralasien sind unserem Edelweiß sehr ähnlich.

Die Vorfahren unseres Edelweiß sind offenbar in frühen Abschnitten der Eiszeiten aus den asiatischen Steppen nach Europa eingewandert. Beim dichten, weißen Haarfilz der Pflanze handelt es sich um ein Merkmal, das die ganze Gattung auszeichnet und auch Arten eigen ist, die in chinesischen Sümpfen gedeihen. Die Annahme, dieser Filz sei als Schutz vor übermäßiger Verdunstung von Bedeutung, ist deshalb nicht haltbar. Bei allen Leontopodium-Arten finden wir eine doldentraubige oder doldenrispige Anordnung der Köpfchen, welche meist von einigen auffälligen, oberseitig dichtfilzigen Hochblättern umgeben sind. In die Mitte dieser silberweißen »Sterne«, die für unser Edelweiß und seine Verwandten charakteristisch sind, schmiegen sich wie kleine Hügel die zahlreichen Blütenköpfchen, die ihrerseits aus vielen Einzelblüten bestehen.
Bereits in der 2. Hälfte des 19. Jahrhunderts wurde dem Edelweiß derart nachgestellt, dass es heute mancherorts nur mehr an schwer zugänglichen Felsstandorten zu finden oder gar völlig ausgerottet ist. Gerade wegen seiner Anspruchslosigkeit, Zurückgezogenheit ist das Edelweiß zum Kultobjekt geworden.

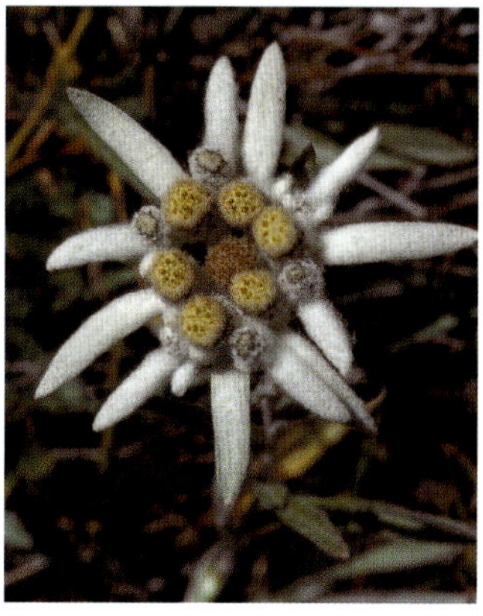

Das Edelweiß, dessen Verwandtschaft auch heute noch in Asien lebt, beweist, dass auch Einwanderer in Tirol Karriere machen können.

Bedingt durch die Entstehungsprozesse der Alpen, die sehr unterschiedliche Beschaffenheit der Böden, die klimatischen Bedingungen und die interessante Florengeschichte ist in Südtirol ein Blumenparadies mit einer unglaublichen Artenvielfalt anzutreffen.

Auf den Bergen ist es still geworden. Schnee ist gefallen, weichflockig und locker. Aber dann kommt der Sturm, peitscht über den Almboden und wirbelt die winzigen Schneekristalle wie Sand hoch in die Lüfte. Zornig schnaubt er bizarre Muster über die Höhen, presst mit frostigem Atem Wellen und Dünen in die weiße Decke. Spuren verraten die Lebewesen, welche den Schneeteppich überqueren: die Vögel, den Fuchs, den weißen Schneehasen, das Wiesel ...

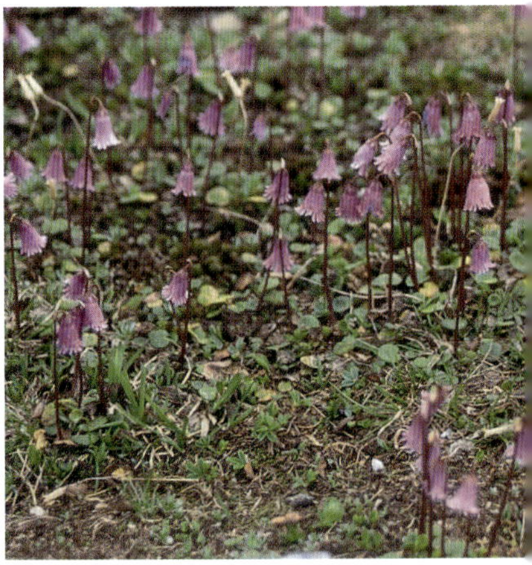

Viele Geheimnisse sind unter der Schneedecke verborgen. Die Zwiebeln und Wurzelknollen, die Rhizome (waagrecht unter der Erde wachsende »Stämme«, deren vorderer Teil sich regelmäßig verlängert und neue Triebe ansetzt, während sich der hintere Teil zersetzt) und Samenkörner warten auf die Zeit, in der sie keimen und blühen können. Bestenfalls zwei Monate, oft aber weniger Zeit haben Pflanzen in Höhen über 3000 m für Wachstum und Fortpflanzung. Zum Beispiel kann der Gletscherhahnenfuß zwei Jahre unter der Schneedecke schlafen, im dritten Jahr muss er alles, was an Reserven für Blatt- und Blütenanlagen im Erdstock angelegt war, für ein rasches Austreiben verbrauchen.

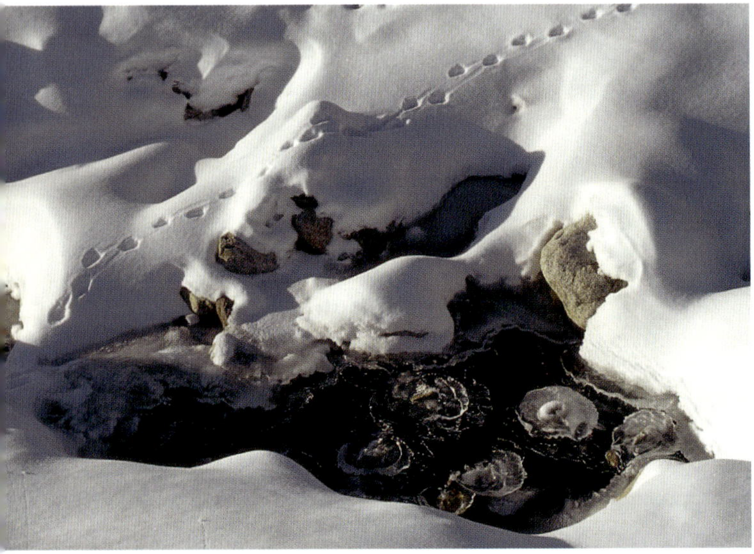

Unter weißen Schneekissen verborgen träumen Lebewesen von Sommer, Wärme und Licht.

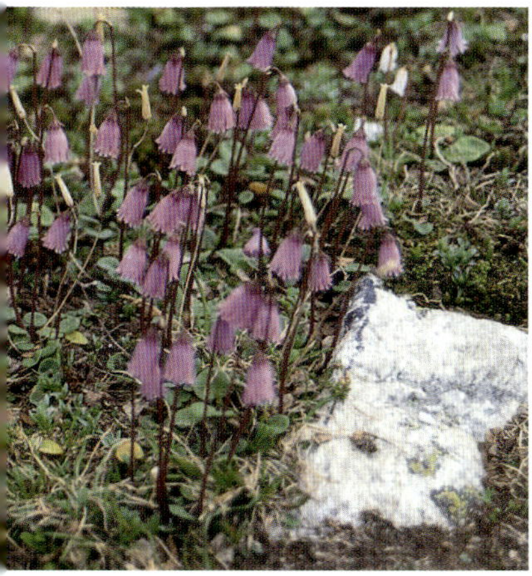

Die kleine, zarte Soldanelle läutet schon während der Schneeschmelze mit ihren Blütenglöckchen den Frühling ein.

Die **Soldanelle**, auch Alpenglöckchen oder Eisglöckchen genannt, bohrt sich zur Zeit der Schneeschmelze durch die letzten Schneereste, so dass manchmal die violetten Glöckchen über die weiße Schneedecke herausschauen. Dieses Durchschmelzen soll auf der Absorption der in den Schnee eindringenden Sonnenwärme beruhen. Die Frage bleibt offen, warum sich nicht dunkle Blätter und anderes ebenso durchschmelzen können wie die zierliche Blume. Es wurde schon oftmals beobachtet, dass das zarte Pflänzchen nicht einmal bis zum Ausapern wartet, sondern schon unter der Schneedecke zu blühen beginnt. Aber auch in den steilen, schneelosen Felswänden trotzen Pflanzen der harten Herrschaft des Winters. Selbst da, wo es unmöglich erscheint, gelingt es der Natur, Wege zu finden, Leben in vielfältiger Form hervorzubringen. Mittels der Gentechnik gelingt es heute immer mehr, die biologischen Vorgänge der verschiedenen Lebewesen zu entschlüsseln. Doch je mehr Einsichten wir in die Geheimnisse des Lebens gewinnen, desto demütiger müssen wir das Walten der Natur bestaunen.

Die Dolomiten entstanden im Laufe des Erdmittelalters (Mesozoikum), also vor etwa 200 Millionen Jahren, als Steinkorallen, Muscheln, Kalkalgen und Schwämme im seichten, warmen Tethysmeer steile Riffe und gigantische Felsbänke aufbauten. Diese wurden gegen Ende der folgenden Tertiärzeit, im Miozän, zum Gebirge emporgehoben, denn als der afrikanische Kontinentalblock allmählich gegen den europäischen zu drücken begann, bewirkte er damit die Auffaltung der Alpenkette. Diese Hebung hält bis auf den heutigen Tag an, doch ist sie so gering, dass sie sich mit den durch die Witterung bedingten Abtragungsvorgängen (Erosion) die Waage hält. Auch der Austritt von flüssigem Magma aus dem Erdinneren spielte bei der Entstehung der Alpen eine große Rolle, die zentralen Silikatgebirge entstanden aus magmatischem »Urgestein«. Ebenso sind stellenweise auch in den Kalkalpen Granit- oder Basaltvorkommen vulkanischen Ursprungs zu finden, wie zum Beispiel in der Bozner Porphyrplatte, die sich am Fuße der Dolomiten bis zum Fleimstal hinzieht, südlich die Kette von Lagorai aufbaut und in der Valsugana endet.

Die Bodenbeschaffenheit richtet sich in hohem Maße nach dem vorhandenen Muttergestein. Die mineralischen Stoffe entstehen durch Verwitterung der Gesteine, also entstehen entweder Kalkböden mit einem hohen Kalkanteil (Kalziumkarbonat) oder

Silikatböden, reich an Quarzverbindungen (Siliziumdioxyd). Meistens bilden sich aber Mischböden aus. Der Humus des Bodens wird durch organische Bestandteile, also durch Zersetzung abgestorbener Pflanzen und Tiere aufgebaut. Mit zunehmender Höhe verringert und verlangsamt sich die Humusbildung.

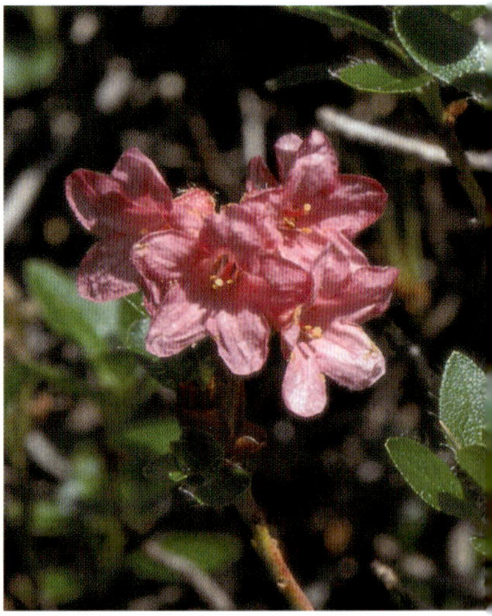

Die Behaarte Alpenrose (Rhododendron hirsutum L.) blüht meist etwas später als ihre rostblättrige Schwester auf Kalk- und Dolomitschutt in Höhen von 1400 bis 2500 m.

Die physikalische und chemische Beschaffenheit der Böden wird durch die Ausgangsgesteine bestimmt, vor allem der Säuregehalt ist entscheidend für deren Entwicklung und Besiedlung. Auf kalkarmen bis kalkfreien Unterlagen haben sich saure Böden entwickelt, auf denen der ockerfarbene Rasen der Krummsegge vorherrscht. Auf Dolomit sind Pflanzen einem Überangebot an Kalk ausgesetzt. Auf den zellulären Stoffwechsel wirkt sich das derart belastend aus, dass es zu ihrem Tod führen würde, hätten sie nicht raffinierte Methoden, um aus der Not eine Tugend zu machen. Manche Gewächse binden den Überschuss an Kalzium in wasserunlöslichen Oxalatkristallen, haben auf diese Weise einen perfekten Abwehrmechanismus entwickelt und können so den an und für sich feindlichen Lebensraum für sich nutzen. Schwerlich können daher Pflanzen aus Silikatgebirgen auf Kalziumböden gedeihen, wenn nicht eine ausreichend dicke Humusschicht als schützender Filter zwischen den Wurzeln und dem Felsgestein liegt.

Anderseits haben auch Silikatböden ihre Tücken; vor allem metallische Spurenelemente, wie zum Beispiel Aluminium, können den Stoffwechsel der Pflanzen stören. Silikatpflanzen sind an die besonderen Bedingungen ihres Standortes angepasst.
Viele Pflanzensippen haben Silikat- und Kalkspezialisten hervorgebracht, von denen sich manche täuschend ähnlich sehen. Das gilt zum Beispiel für Arten der Alpenrose, der Alpenanemone, der Soldanelle und des großen blauen Enzians. Nur wer sehr genau hinsieht, erkennt, dass es zwei verschiedene Pflanzentypen sind, angepasst an Kalk oder Silikat.

Die **Rostblättrige Alpenrose** (Rhododendron ferrugineum) ist wahrscheinlich schon vor der Eiszeit bei uns eingewandert. Die holzigen Stämmchen weisen oft über 100 Jahresringe auf, ungefähr fünfzig Jahre braucht das Gewächs zu seiner vollen Entwicklung! Die Rostblättrige Alpenrose wächst vor allem in den Silikatgebieten der Alpen zwischen 1500 und 2700 m auf humusreichen Böden. Diese Pflanze wird in der Naturheilkunde homöopathisch bei Gelenksentzündungen, Steinleiden und Nervenschmerzen eingesetzt. Im Berührungsgebiet zur Bewimperten Alpenrose, die im Volksmund als Almrausch bekannt ist und in den Kalkgebieten der Alpen wächst, bildet sich häufig eine Mischform (Rhododendron intermedium), aus der viele Ziersträucher gezüchtet werden.

Der entscheidendste Faktor, der bestimmt, welche Lebewesen ein Gebiet besiedeln, ist das Klima. Dieses wird durch Niederschläge, Meereshöhe, Temperaturen und West-Ost-Ausrichtung bzw. Nord-Süd-Ausrichtung geprägt. Zu Beginn des Tertiärs, also vor etwa 65 Millionen Jahren, herrschten dort, wo wir auf dem Gradnetz des Globus Europa finden, völlig andere Klimaverhältnisse als heute. Nach dem allmählichen Rückzug des Meeres entwickelte sich eine subtropische, immergrüne Waldvegetation mit einer Vielzahl an wärmeliebenden Pflanzen. Als sich dann im jüngeren Tertiär die Auffaltung der Alpen zum Hochgebirge vollzog, wurde das Klima gleichzeitig kühler und nach und nach verschwanden die Tropengewächse oder zogen sich nach Ostasien zurück, wo einige von ihnen heute noch anzutreffen sind.
Unter »Pflanzenwanderung« ist die Besiedelung neuer Lebensräume mit Hilfe der speziellen Fortpflanzungs- und Ausbreitungsstrategien zu verstehen, zum Beispiel die passive Verbreitung der Samen durch Tiere, Wind oder Wasser. Die Geschichte der Pflanzen ist ebenso dramatisch, aber nur viel, viel länger als die der Menschheit. Auch sie ist geprägt vom Kampf ums Überleben, von Völkerwanderungen und von Einzelschicksalen, die bewegend wären, würden wir sie kennen. Meist waren es nicht die Großen, Starken, welche die Jahrmillionen überdauerten, sondern die Kleinen, Bescheidenen, Anpassungsfähigen.

Vor 1 bis 2 Millionen Jahren wurden die Alpen von einer biologischen Katastrophe, der Eiszeit, mit vier großen Vereisungs- und Zwischenwarmzeiten, heimgesucht. Weite Teile Europas lagen unter gigantischen, bis zu 2000 m dicken Eisströmen. Die nach Süden fließenden nordeuropäischen Eismassen näherten sich den alpinen bis auf 270 km, so dass nur ein schmaler Landstreifen eisfrei blieb. Auf ihrer Flucht vor den skandinavischen Eismassen erreichten viele arktische Pflanzen Osteuropa, die Ost- und Zentralalpen. Umgekehrt mussten auch Alpenpflanzen bis an den Rand der arktischen Gletscher ausweichen, so dass ein intensiver Florenaustausch stattfand. Die tropischen und subtropischen Pflanzen zogen sich in wärmere Gebiete zurück, Nadelhölzer und laubabwerfende Bäume traten an ihre Stelle. Während der stärksten

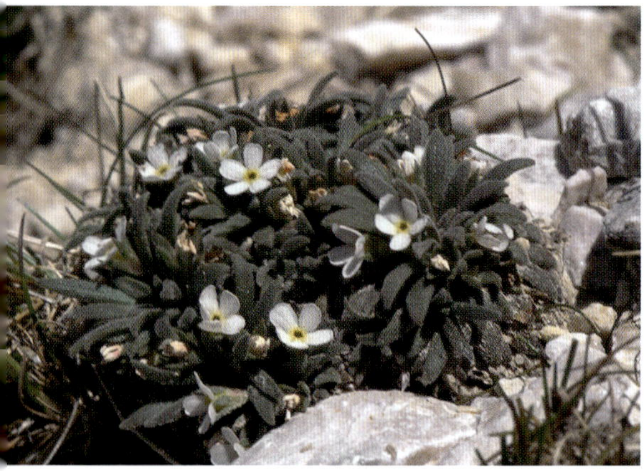

Der Dolomitenmannsschild (Androsace hausmannii) ist eine endemische Pflanzenart der Dolomiten. Aus sternförmigen Blattrosetten, die meist halbkugelige Polster zwischen Fels und Schutt bilden, leuchten die weißen bis rosafarbenen Blüten.

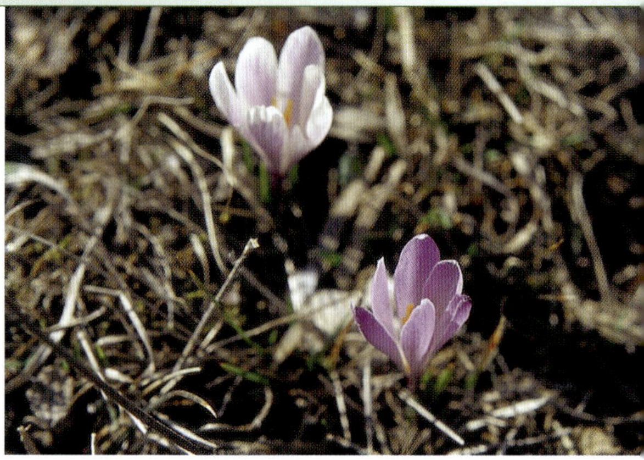

Kurz nach der Schneeschmelze überziehen unzählige Blütenkelche des Frühlings-Krokus humusreiche, feuchte Alpenwiesen. Freundlich bewirten sie Schmetterlinge, Bienen und viele andere Honig suchende Insekten.

pleistozänen Vergletscherungen haben Teile der Dolomiten die Eismassen überragt und während der Warmzeiten waren sie sogar mit einem geschlossenen Krummholzbestand bedeckt. Einige Pflanzen und Tiere, »tapfere« Geschöpfe, mögen der Kälte getrotzt haben und auf unvergletscherten Partien als Endemiten (Inselformen, die nur in einem begrenzten Gebiet, manchmal sogar nur auf einem Gebirgsstock vorkommen) überdauert haben. Viele Blütenpflanzen sind uns in eisfreien Rückzugsgebieten, vor allem am Südrand der Alpen, erhalten geblieben. Als Reliktpflanzen können sie nur mehr die Lebensbedingungen des angestammten Gebietes ertragen und sich nicht weiter ausbreiten. Bestimmte Zonen der südlichen Dolomiten beherbergen daher einige Tier- und Pflanzenarten, deren Entwicklung sich verhältnismäßig ungestört vollzog und die daher sonst nirgendwo zu finden sind.

Die endemische Tierwelt der Dolomiten ist bislang noch ungenügend erforscht, doch sind Arten von Würmern, Spinnen, Weberknechten, Trugskorpionen, Käfern und Schmetterlingen bekannt.

Der März lässt im Tal überall Kraut und Unkraut sprießen und Blumen und Bäume bereiten sich auf ihren Festzug im April vor. In den Bergen lässt der Sturm Lawinen ins Tal donnern, und wenn im Tal Regen die jungen Pflanzen begießt, fällt in den Bergen erneut Schnee. Wenn es aber Ende Mai, Anfang Juni endlich der Sonne gelingt, die Bergwelt aus der eisigen Umklammerung des Frostes zu erlösen, wenn von allen Höhen die Schmelzwasser herabsprudeln und sich zu tosenden Wildbächen verei-

nen, entfaltet sich dort oben – erst langsam und zaghaft, aber mit fortschreitender Wärme ungestüm – eine Blumensinfonie in den herrlichsten Farben und Formen. Den kleinen Wesen ist nur kurze Zeit beschieden zu wachsen, zu blühen und für den Fortbestand ihrer Art zu sorgen. Ihre Überlebensstrategien sind so vielfältig und »einfallsreich«, dass wir Menschen nur staunen können über so viele Wunder. Die Natur hat die kargen Almböden und die steinerne Wildnis in ein Paradies verwandelt.
Nur wenige eigene Arten haben sich in den Alpen entwickelt, zu ihnen gehören die Teufelskralle (Phyteuma) und die prächtige Trichterlilie (Paradisia liliastrum). Zwar konnte nur ein geringer Teil der überaus reichhaltigen Flora des Tertiärs überleben, trotzdem ist es erstaunlich, wie viele verschiedene Pflanzentypen sich mit den unterschiedlichsten Lebensformen an die harten Bedingungen angepasst haben, um in der rauen Bergwelt bestehen zu können.

Es lässt sich heute beweisen, dass vor allem Hochasien (Himalaja und Altai), Südeuropa mit Afrika und die Arktis als Entwicklungsgebiete für die Herkunft der heutigen Alpenpflanzengattungen von Bedeutung sind. In einem über Millionen Jahre dauernden Prozess der äußeren und inneren Anpassung, zum Beispiel dem Erwerb von Kältetoleranz der Zellen, erfolgte in winzigen Schritten die Umstellung der Pflanzen auf die sich stets verändernden Lebensbedingungen. Vor etwa 20.000 Jahren erreichte die letzte Vereisungsphase ihren Höhepunkt und vor etwa 10.000 Jahren, gegen Ende der Würmvergletscherung, setzte eine allmähliche Erwärmung ein, die bis heute anhält.

Der Wald hat sich gelichtet und vor uns breitet sich die Alm aus. Die Kühe grasen friedlich zwischen den Latschen und lassen sich durch unsere Anwesenheit nicht stören. Immer wieder begegnen wir einer wunderschönen Pflanze, die hier, stattlich und hochgewachsen, in dichten Gruppen und unbeachtet von den Wiederkäuern wächst. In dichten Trauben stehen die tiefblauen Bütenhelme. Die Pflanze liebt kalkreiche, überdüngte Böden und ist deshalb oft in der Nähe von Almhütten anzutreffen. Vor dem Pflücken dieser Blumen sei gewarnt! Ihre Waffe ist subtil: Wurzeln, Stängel, Blätter, Blüten sind so giftig, dass sogar Hautkontakt für den Menschen gefährlich sein kann.

Es handelt sich um ein besonderes Gewächs: Weltweit sind nur vierzehn Arten bekannt, die die eigenartige Einrichtung des Wasserkelchs aufweisen, und eine einzige davon ist in unseren Breiten zu finden: **der Eisenhut**. Alle anderen Pflanzenarten mit Wasserkelch sind tropisch.

In der ersten Entwicklung – die farblosen Blütenblätter sind noch fest verschlossen – ist der Blütenkelch ganz oder teilweise mit Wasser angefüllt. Wie in einem Bad liegen die zarten Blütenorgane, und heller Saft quillt hervor, wenn solch eine junge

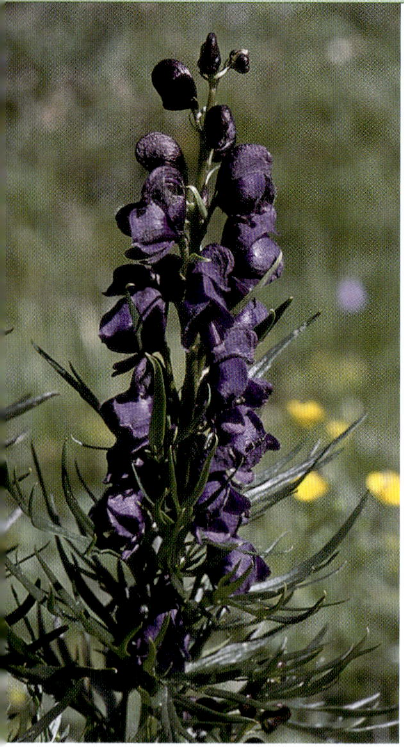

Prächtig anzusehen, aber äußerst giftig ist der Eisenhut.

Blüte geöffnet wird. Dieser Saft besteht aus einer wässrigen Emulsion, in der Fettkügelchen, Nervenmarkgebilde (Myelinkörper), Hefezellen, Pilzsporen und Pilzfäden schwimmen. Welche Funktion hat dieser Wasserkelch? Sollen bei Trockenheit die Blütenteile vor dem Erschlaffen geschützt werden? Ist die Flüssigkeit ein Nährbad für die sich entwickelnden Blütenteile? Vielleicht wissen die dicken Hummeln Bescheid, aber auch die verraten uns nicht das Geheimnis ...

Sehr schnell vollzieht sich im Hochgebirge der Wechsel der Jahreszeiten, die Vegetationszeit ist auf drei, in der Nivalstufe oft sogar nur auf zwei Monate beschränkt. Auch die Sonneneinstrahlung bei Tag und die nächtliche Ausstrahlung bei klarem Wetter sind wesentlich stärker als in Tallagen. Mit zunehmender Höhe nimmt die Temperatur der Luft und tieferen Bodenschichten um durchschnittlich 0,6° C/100 m ab. Sogar im Sommer ist in Höhen um 3000 m Frost zu jeder Zeit möglich. Die Luft ist dünner, kohlendioxidärmer und ozonreicher. Bewölkung, Niederschläge und Schneeanteil häufen sich mit zunehmender Höhe und der Wind tobt im Gebirge viel öfter und wilder als im Tal, anderseits gibt es oft lange niederschlagslose Perioden, in denen die dünne Humusschicht stark austrocknet. Steiles Gelände mit geringer Bodenmächtigkeit schafft erschwerte Lebensbedingungen für Pflanzen.
In den Höhen überwiegen ausdauernde Arten. Die Pflanzen sind vielfach auf Selbstbefruchtung oder auf Befruchtung durch Schmetterlinge, Fliegen und Käfer eingestellt, die in diesen Höhen die Aufgabe der Bienen übernehmen. Die Mehrzahl der Samen ist für Windverbreitung eingerichtet.

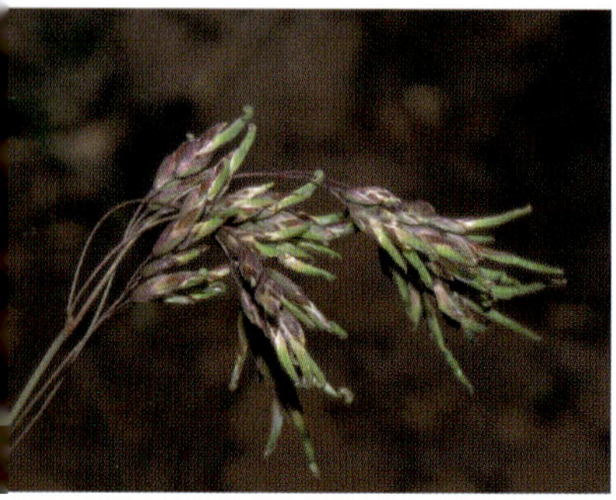

Eine lebendgebärende Pflanze ist das Alpenrispengras. Da staunt der Laie!

Eines der bei Mensch und Vieh bekanntesten Gräser ist das **Alpenrispengras**, auch Wildgras genannt. Auf allen alpinen Matten ist es zu finden, aber sogar auf Felsen hoher Berggrate wächst es auf kleinen Humusinseln. Dicht und in allen Stadien der Aufrollung sprießen die Blätter aus dem Boden, dazwischen die schlanken

Halme, die unter dem zarten Gewicht der lockeren Rispen beben. Die feinen, rötlich violetten Spelzblüten schimmern in üppiger Fülle im Licht.

Dieses einfache Gras, das in tiefen Lagen normal blüht und fruchtet, kann im Gebirge, unter bestimmten klimatischen Bedingungen, eine besondere Überlebensstrategie anwenden: es wird lebendgebärend. Die Blüten bilden sich zu Brutknospen aus, die schon an der Rispe austreiben (auskindeln) und diese durch ihr Gewicht zu Boden ziehen, wo sie nun anwachsen können. Und für das Rindvieh, das da auf der Alm weidet, ist das ein ganz gewöhnliches Gras ...

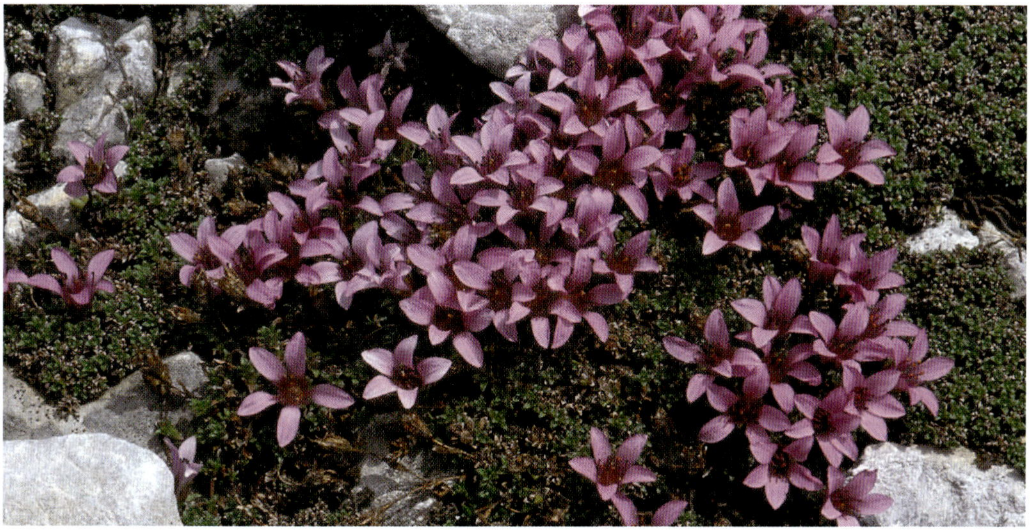

Von Mai bis Juli sind häufig in Höhen zwischen 1800 und 3800 m die flachen, mehr oder weniger kompakten Polster des Roten Steinbrech (Saxifraga oppositifolia) anzutreffen.

Die meisten Alpenpflanzen sind mit ihren Wurzeln tief im Boden verankert, sind nieder und gedrungen und bieten dem Sturm Widerstand und geringe Angriffsfläche. Behaarung schützt sowohl gegen Frost als auch gegen Hitze und Austrocknung, ebenso gerollte, schmale und ledrige Blätter, eingerollte Blattränder und Wachsüberzug. Ebenso dem Frost- und Hitzeschutz dient die Einlagerung von mehr rotem Farbstoff und Zucker, wie bei der Preiselbeere, der Bärentraube und der Gemsheide, die Einlagerung von Kieselsäure, wie beim Bürstling und beim Steinbrech, und immergrüne Blätter, wie sie Gemsheide, Silberwurz und Alpenrose haben. Fleischige Blätter, wie sie Hauswurz und Steinbrech haben, dienen als Wasserspeicher. Typisch für Alpenpflanzen ist, dass sie ihre Energievorräte mit Fetteinlagerungen sicherstellen, das geschieht zum Beispiel in zwiebelartig verdickten Blattscheiden. Das Feinwurzelsystem der Gebirgspflanzen ist bis fünfmal länger als das der Talpflanzen, das erhöht die Aufnahmekapazität der spärlichen Nährstoffe aus dem relativ kalten Boden.

Die Sonne brennt auf eine der unzähligen Kalkschutthalden in den Dolomiten. Der Fuß findet kaum Halt in dem lockeren Geröll. Aus den Felswänden wird durch die Verwitterung immer neues Steinmaterial gelöst, von großen Blöcken bis zu feinem Grus. Die Halde ist in ständiger Bewegung. Es erscheint unmöglich, dass hier, in all dem Gerutsche und Geschiebe, etwas gedeihen könnte. Und doch: auch hier gibt es Spezialisten mit sehr subtilen Methoden, die sich im wahrsten Sinne des Wortes »nicht unterkriegen lassen«.
Vor allem sind die tief reichenden Wurzeln der Schuttkriecher die wirksamste Schutzvorrichtung gegen die Unbilden der Natur, um sich selbst auf steilen, sich ständig in Bewegung befindenden Steinschutthalden behaupten zu können.

Der Rhaetische Mohn (Papaver rhaeticum) ist eine reizende Zierde der Kalkschutthalden und Moränen in den Dolomiten.
Auf beweglichem Geröll klettert er bis in Höhen von 3000 m.

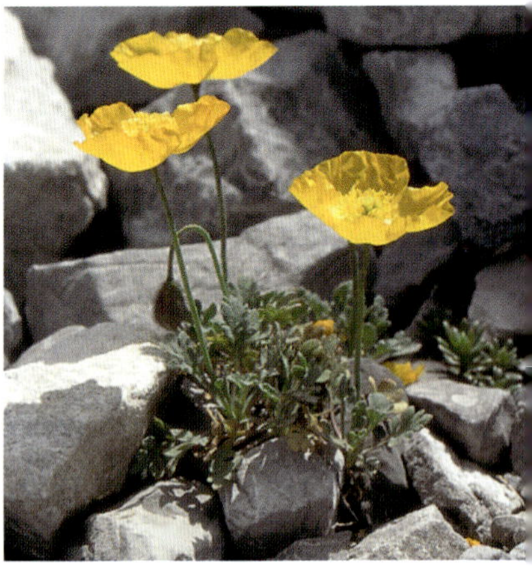

Dass sich aber etwas so Anmutiges, Liebliches wie der **Rhaetische Mohn** in diesem martialischen, steinernen Gewirr entfalten kann, grenzt an ein Wunder. Etwas zerknittert und seidenfein wippen die großen goldgelben Blüten auf biegsamen, behaarten Stängeln. Ein Sieg zarten Lebens über brachiale Gewalt!

Der Pflanzenbestand auf den Almen ist das Ergebnis einer Entwicklung, die von den in früheren Abschnitten geschilderten Standorts- und Wachstumsbedingungen und ihren Schwankungen gelenkt wird. Zu diesen treten aber noch weitere Kräfte, nämlich Tiere und Menschen, die in ihrem Daseinskampf um Raum, Licht, Wasser und Nahrung, aber auch in ihrer Daseinshilfe wirksam sind.

Keineswegs selten, aber dennoch von vielen Geheimnissen umwoben, sind die Alchemillen.

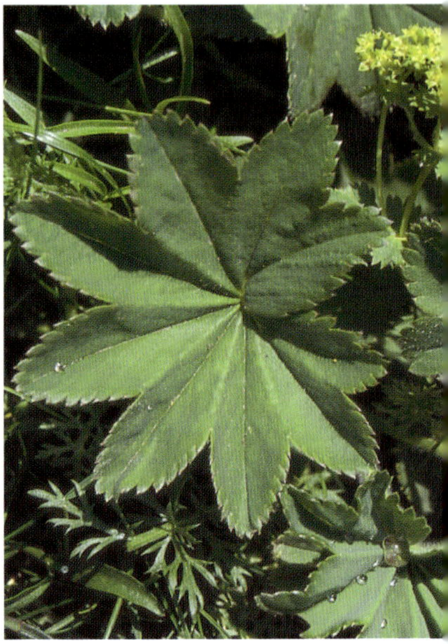

Ein kaum beachteter Bestandteil der Wiesen und Almen sind die unzähligen **Alchemillen**, die unter den Namen »Frauenmantel«, »Taumantele«, »Silbermantele«, »Muttergottesmäntelchen« u. a. bekannt sind. Im 19. Jahrhundert beschäftigte sich ein gewisser Dr. Buser aus Genf mit der Erforschung dieser interessanten Pflanze und er fand glattrandige und gezähnte, behaarte und »glatzige« Formen, mehr als 1000 Arten.

Und es handelt sich tatsächlich nicht etwa um durch Kreuzungen entstandene Zufallsbildungen, sondern um eigenständige Arten! Erst Anfang des 20. Jahrhunderts entdeckte der deutsche Botaniker Eduard Strasburger, Professor an den Universitäten Jena und Bonn, dass die meisten Alchemillen sich ohne Befruchtung der Eizelle durch männliche Geschlechtszellen (Pollen) fortpflanzen. So gibt es bei diesen Pflanzen keinen Genaustausch mehr, sondern es entstehen immer nur »Mütterkinder«.

Dieses bescheidene Pflänzchen birgt aber noch weitere Geheimnisse. Die grünlich gelben Blütenhäufchen fallen kaum auf, eher schon die grünen Radmäntel der Blätter, besonders wenn sie mit einem funkelnden Kranz von Perlen geschmückt sind. Im Mittelalter wurde dieser »Tau« gesammelt, denn die Alchemisten, die eifrig an der Herstellung des Steines der Weisen experimentierten, um Gold auf künstlichem Weg herzustellen, glaubten an seine Zauberkraft. Der botanische Name Alchemilla erinnert noch daran. Warum trägt diese Pflanze Tautropfen, wenn andere in der Nähe keine haben, und warum nur bei feuchtem Wetter?

Die Antwort:
Es ist gar kein Tau, sondern überschüssiges Wasser, das, an den Rand der Pflanze gepresst, aus feinen Poren austritt und sich zu Tropfen sammelt. Mit dieser Methode lösen die Alchemillen ihr Wasserhaushaltsproblem. Bei zu viel Wasserangebot, zum Beispiel nach Regenfällen, steigt der Flüssigkeitsdruck im Inneren der Pflanze. Das Taumäntelchen hilft sich selbst, indem es aktiv überschüssige Flüssigkeit aus den Blättern presst und somit wieder frisches, nährstoffreiches Wasser aus dem Boden ziehen kann. Nebenbei sei erwähnt, dass die oberirdischen Teile des Frauenmantels als bewährtes Mittel gegen Verdauungsstörungen und viele Frauenleiden verwendet werden. Äußerlich kommt der Frauenmantel bei der Behandlung von Wunden, Schwellungen, Ekzemen und Geschwürkrankheiten zur Anwendung.

Stickstoffsammler und Stickstoffzehrer, Tiefwurzler und Flachwurzler, Laubhölzer und Nadelhölzer ergänzen sich in ihren Ansprüchen an Nährstoffen, an Luft- und an Bodenraum. Das reiche Bodenleben, pflanzlich und tierisch, beruht auf einer Wechselwirkung, nimmt und gibt, zehrt und spendet. Ähnlich wirken Bienen und Hummeln, Schmetterlinge und andere Insekten, die nektarsaugend und pollentragend Tausende von Blüten befruchten; Vögel und andere Tiere, die als Gäste an der reichen Tafel der Natur Millionen von Samen verbreiten. Und wie überall gibt es Vorkämpfer: Algen, Flechten und Moose und viele höhere Pflanzen, wie zum Beispiel die Schneeheide, die Alpenrose und die Latschenkiefer, bereiten als Pionierpflanzen den Weg für weitere Vegetationen.

Fantastische Bilder überziehen das harte Felsgestein. Eine bunte Vielfalt an Formen und Farben, die wie die Landschaft eines fernen Planeten anmuten. Was kann das sein? Ist es der Stein, der sich in solch exotischer Musterung zeigt, oder ist es eine Pflanze? Es ist eine **Landkartenflechte**, Verbände aus Algen und Pilzen, die eine morphologische und physiologische Einheit bilden. Die Algen versorgen die Pilze mit organischen Nährstoffen, während das Pilzgeflecht den Algen als Wasser- und Mineralstoffspeicher dient.

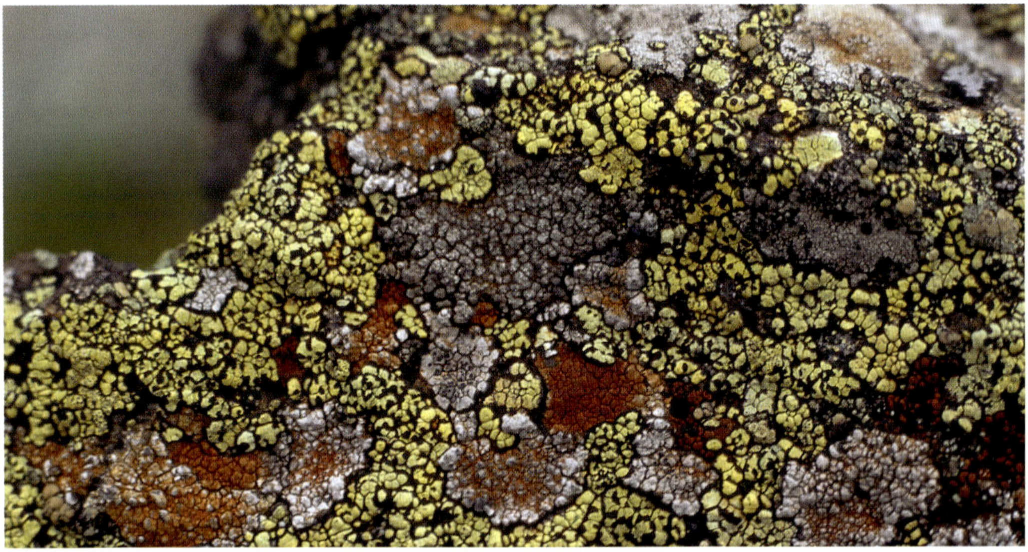

Wie die Landschaft eines fernen Planeten muten die seltsamen Muster der Landkartenflechte an.

Mit dem Almabtrieb der Kühe und Schafe, manchmal auch schon früher, zieht der Herbst ins Gebirge ein. Die Tage werden wieder kürzer und die Schatten der felsigen Riesen länger und bedrohlicher. Schon zeigt die Natur wieder recht gerne ihr raues, unwirtliches Gesicht: Manchmal steigen pilzig duftende Nebel aus den Wäldern, dann wieder fegen eisige Stürme über die Jöcher. Aber auch milde Tage mit tiefblauem Himmel bringt der Oktober noch. Das Gold der Lärchen, das Rubinrot des niederen Gestrüpps der Alpen-Bärentraube und das sanfte Gelbbraun der Bergmatten vereinigen sich zu glorioser Harmonie. Dennoch rufen diese bunten Herbsttage oftmals melancholische Stimmungen hervor. Sind es die Blumen, die wir vermissen? Ist es der Vorgang des Welkens, der uns traurig macht, weil wir in ihm Analogien zum menschlichen Altern und Sterben erkennen? In der Erde schlummern jene Teile der Pflanzen, die Vergangenheit und Zukunft in sich bergen: Samenkörner, Knollen, Wurzeln, die in der Wärme des nächsten Sommers zu neuem Leben erwachen werden.

Aber halt, da glänzt doch etwas, silberbleich wie die dunstverschleierte Sonne, im welken Gras: ein vielstrahliger Stern, umgeben von bizarren, stacheligen Blättern – **die Silberdistel**. Manche Pflanzen gelangen erst spät zur Blüte, wenn sich der kurze Bergsommer schon wieder dem Ende zuneigt. Die Silberdistel hat in ihren Fruchtständen Hunderte von Samen reifen lassen und wartet auf einen Windstoß, der diese zu unbekannten Landeplätzen tragen soll. Mit ihrem stacheligen Kleid wehrt sie sich gegen alle Feinde, die ihr Schaden zufügen könnten.

Die Silberdistel (Carlina acauis) wird auch Wetterdistel genannt, weil sich bei Regen die Hüllblätter schützend über ihrer Honigquelle schließen.

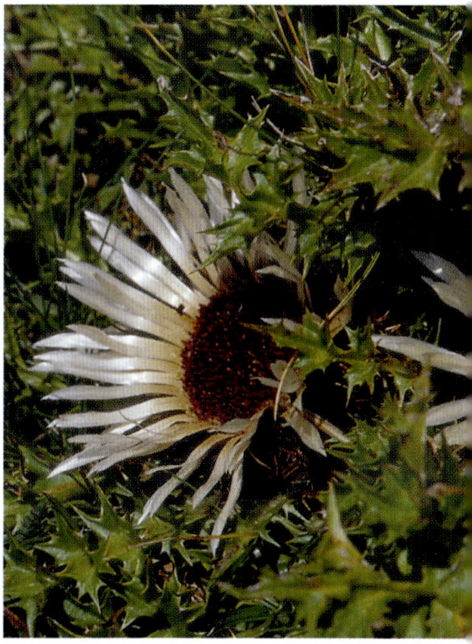

In dieses Walten der Natur greift der Mensch mit seiner Wirtschaft, Ordnung und Gestaltungskraft, aber auch mit seiner Gewinnsucht und Fahrlässigkeit ein. Raubbau am Wald, Monokultur des Waldes, planloses Roden, Ausbringen von künstlichem Dünger auf Almwiesen, regelloses Beweiden und Überhege des Wildes sind nur einige der »Sünden«, deren sich der Mensch schuldig macht.

Die alpine Bergwelt mit all ihrer Schönheit schenkt uns Freude und Erholung, tagein, tagaus hält sie Überraschungen für uns bereit. Das sensible Gleichgewicht der natürlichen Lebensräume ist mehr und mehr in Gefahr, zerstört zu werden. Die Sprache der Blumen ist leise. Wem es gelingt, mit dem Herzen zu lauschen, dem erschließt sich eine Zauberwelt voller Wunder.

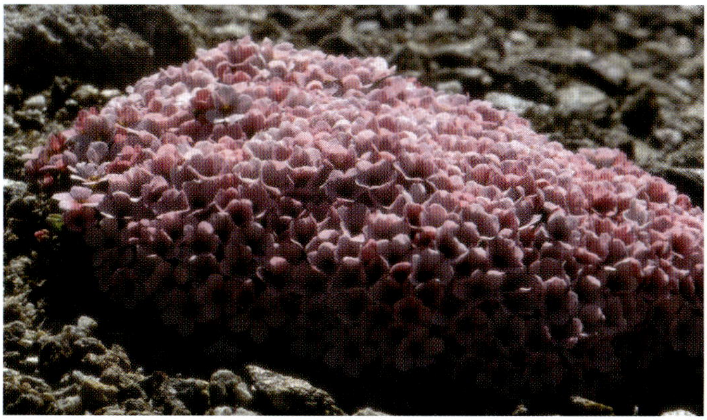

Der Alpenmannsschild (Androsace alpina), auch Gletschermannsschild genannt, gedeiht auf kalkarmem Grund und gibt sich mit feuchtem Feinschutt und Moränen zufrieden. In Höhen von 1950 bis 4200 m blüht das lockerrasige Pflänzchen von Juli bis August.

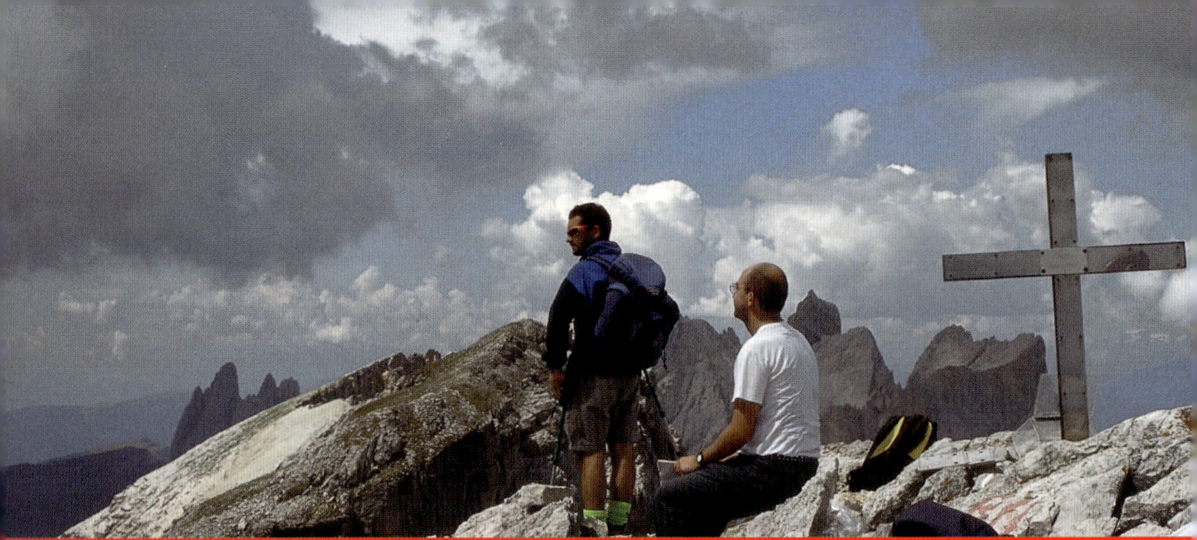

Zeichen des Glaubens

Beeindruckende Zeugen des Glaubens und der frommen Gesinnung der Menschen sind die vielen Kruzifixe und Bildstöcke, die im gesamten Alpenraum, insbesondere auch in Südtirol, anzutreffen sind. Leise gemahnen sie an Gott, den Schöpfer des Himmels und der Erde, und an sein ewiges Walten.

Häufig sind Zeichen des Glaubens an den Fassaden alter Häuser zu finden, wie hier das Fresko einer Kreuzigungsgruppe an einem Hof in Unser Frau in Schnals.

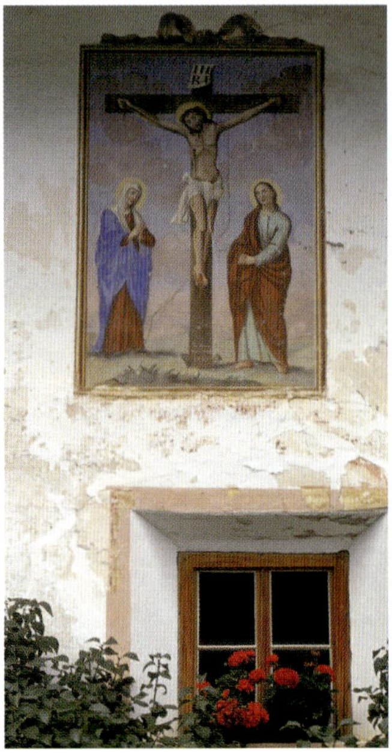

Das Kreuz ist seit Urzeiten ein archetypisches Symbol göttlicher Weltordnung, und als Form mit gleich langen Balken war es schon in vorchristlicher Zeit ein Heilszeichen. Das Transzendente wird durch den senkrechten Balken symbolisiert, der den waagrechten Balken, der Symbol für das Irdische ist, trägt. Der Schnittpunkt stellt die Vereinigung von Körperlichem und Geistigem, also die Ganzheit des Lebens dar.

Es ist, wie man heute zu sagen pflegt, ein holistisches, auf die Gesamtheit der Schöpfung ausgerichtetes Zeichen. Vom Achsenkreuz her empfängt alles und jedes seine symbolische Aufladung, ja sogar seinen existentiellen Rang. Durch den Kreuzestod Jesu erweitert sich die symbolische Dimension des Kreuzes zudem noch auf eine andere Bewusstseinsebene: Für die Christenheit ist es nun Zeichen der unendlichen göttlichen Liebe und der Erlösung von Sünde und Tod.

Von den höchsten Erhebungen der Südtiroler Gebirgsketten ragen Gipfelkreuze zum Himmel empor als Dank an den Schöpfer für all die Herrlichkeiten der Natur und zum Gedenken an die Kameraden, die in den Bergen ihr Leben gelassen haben. Wer da oben steht, aller Sorgen und Nöte der Niederungen entrückt, fühlt sich Gott nahe. Der mühsame Aufstieg nach oben ist mit dem steinigen Lebensweg vergleichbar, der, so hoffen wir, uns zu dem Einen, dem Ewigen führt, bei dem alle Wege enden und dessen Zeichen des Sieges und der Erlösung über dem Erdkreis steht.

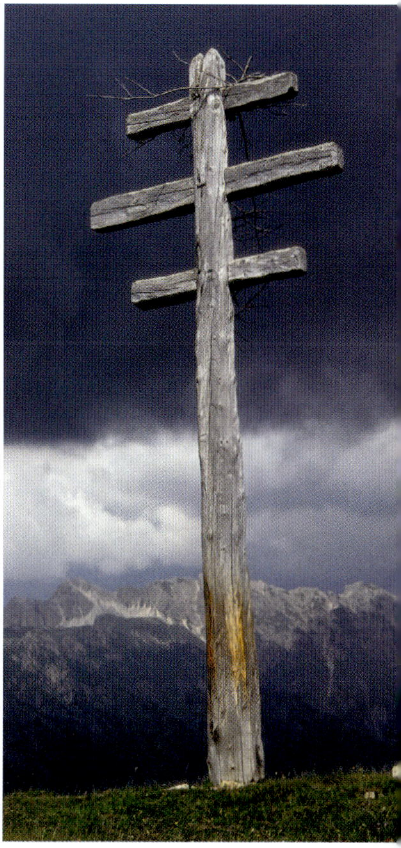

Wetterkreuze sollen böse Unwetter bannen und dräuende Naturgewalten im Zaum halten.

Schon in heidnischer Zeit scheint es Bannzeichen gegen Sturm und Wetter gegeben zu haben, in christlicher Zeit wurden Wetterkreuze errichtet, die meist durch zwei oder drei Querbalken gekennzeichnet sind und keinen Corpus tragen. Auf exponierten Stellen ragen sie hoch in den Himmel, nichts Liebliches oder Tröstliches haftet ihnen an. Ernst und dunkel wehren sie mit ihren weiten Armen böse Geister und Dämonen ab.

Im Gebirge wüten oftmals schwere Gewitter. In wildem Rasen braust Sturm von den Höhen herab, Donner orgelt mit grausigem Widerhall und niederkrachende Blitze erhellen die gespenstische Dunkelheit. Bäume werden geknickt oder gar entwurzelt und die Ernte kann in wenigen Minuten von Hagel oder Vermurungen zerstört werden.

Heute sieht man nur mehr wenige Getreidefelder, aber früher wurde auf den Sonnenhängen der Täler von den Bauern noch alle Brotfrucht für den Eigenbedarf selbst angebaut. Die vielen Mühlen an den Wildbächen erinnern an diese Zeit. Die Bitte eines Bergbauern im »Vater-unser« um das tägliche Brot war und ist durchaus wörtlich zu nehmen. Wenn es blitzte, donnerte und stürmte, wurde in den Stuben der Rosenkranz gebetet. Mag sein, dass das heute nicht mehr allgemein so Brauch ist, aber dennoch dürfte während heftiger Gewitter so manches Gebet zum Himmel steigen.

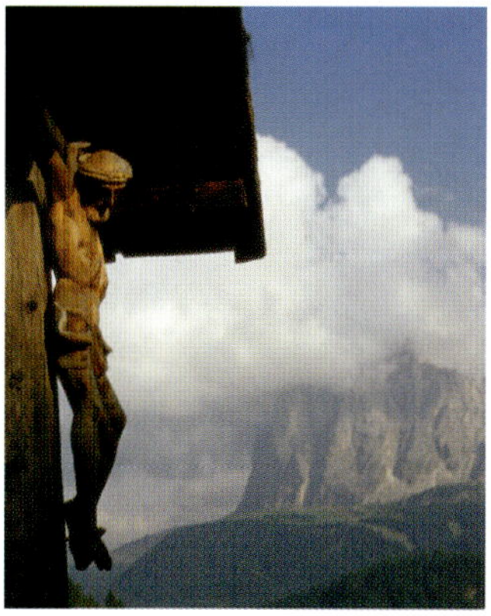

Im Mittelalter wurden Kreuze an Wegscheiden oder Gebietsgrenzen aufgestellt. Das waren oftmals unheimliche Orte, an denen es angeblich spukte und böse Mächte ihr Unwesen trieben. Auch der Galgen wurde manchmal an solchen Plätzen errichtet, vielleicht sollte den Seelen der Gehenkten noch die Möglichkeit gegeben werden, einen Weg zur Erlösung zu finden. Da dieser Weg keinesfalls zurück in die Stadt führen sollte, wurden die Galgen in einer von der Stadt wegweisenden Richtung aufgestellt. Der über achtzigjährige Herr Toni Rinner aus Tramin kann sich noch an die »Galgenwies« erinnern, ein brachliegendes Stück Land an der Gemeindegrenze zu Kaltern. Die Leute, die dort vorbeigingen, haben sich, eingedenk der schaurigen Bedeutung dieses Ortes, bekreuzigt. Heute ist dieses Fleckchen Erde kultiviert und wird nicht mehr als »Galgenwies« bezeichnet.

Auch die Seelen der verstorbenen Angehörigen sollten sich, bei aller Zuneigung und Trauer, doch lieber nicht mehr in Haus und Hof umtun, sondern sich einen anderen Platz für ihre ewige Seligkeit aussuchen. So wurde auf dem oft langen Weg zum Friedhof der Sarg bei Wegkreuzen niedergestellt, um Ablassgebete zu sprechen. Bei dieser »Totenrast« sollte der Geist des Toten verwirrt werden, indem man die Bahre dreimal in verschiedene Richtungen anhob oder die Pferde dreimal anziehen ließ.

Kreuze an Fassaden von Bürgerhäusern und Bauernhöfen sind Zeichen des Glaubens und der frommen Gesinnung ihrer Bewohner.

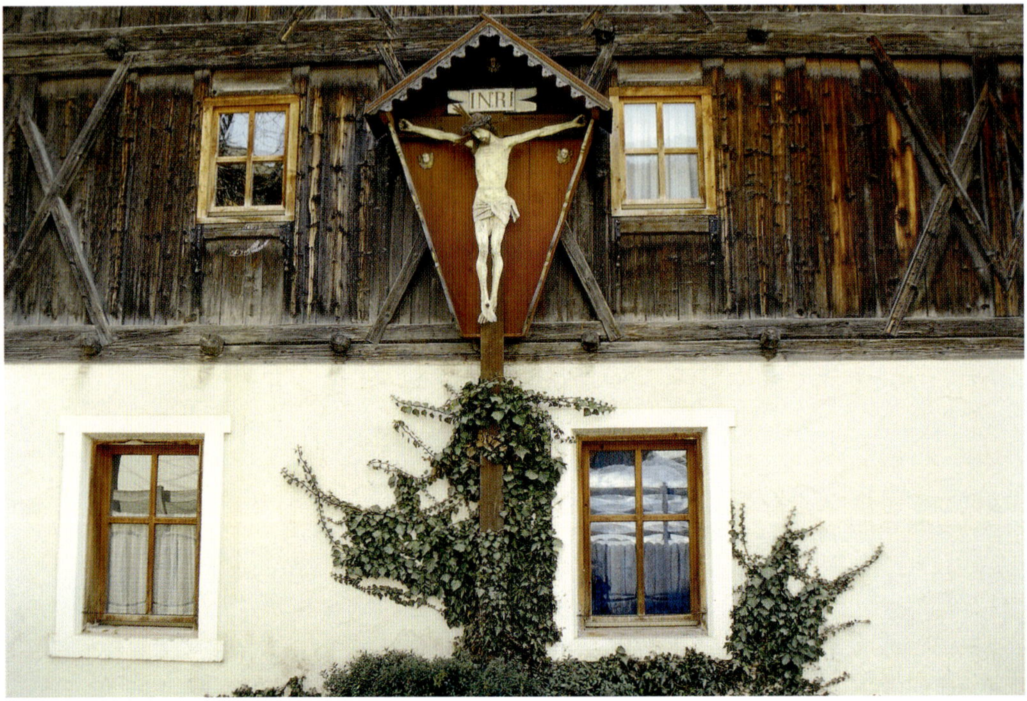

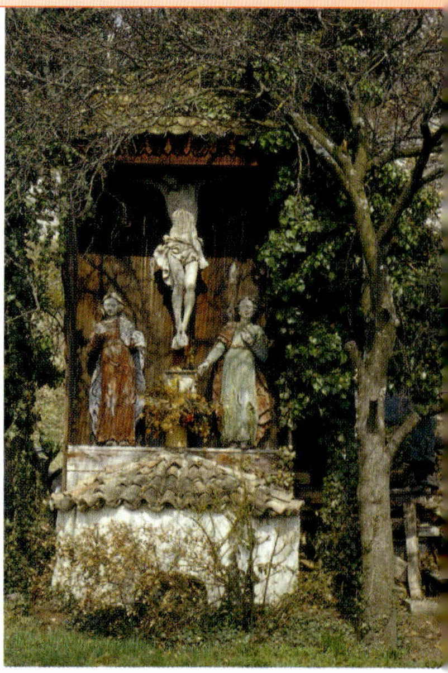

Der Sühne-Bildstock beim Bühlerhof in Unterinn am Ritten

Die Mächte der Finsternis wollen den Erdenpilger mit allen Mitteln vom Pfad der Tugend abbringen und ihn auf Abwege locken. Deshalb sollten (und sollen immer noch) Wegkreuze den Wanderer an des Heilands Schutz und Güte erinnern und ihm als Hilfe dienen, sich für den rechten, guten Weg zu entscheiden.

Manchmal wurden Marterln und Kreuze auch errichtet, um ein Gelöbnis einzulösen, zum Beispiel als Dank für die Errettung aus einer schwierigen Lebenssituation. Auch Votivtafeln, die ein Ereignis bildlich festhalten, wurden gerne gespendet. Mit einem Votivkreuz am Ritten verbindet sich folgende Geschichte:

Vor langer Zeit lebte am Bühlerhof in Unterinn ein Bauer, der sich für die Widumshäuserin interessierte. Eines Tages schlich er sich vor der Frühmesse in den Beichtstuhl, um die Beichte des Mädchens zu erlauschen. Diesen Frevel musste der von Gewissensbissen gepeinigte Bauer ein Leben lang büßen. Der Pfarrer legte ihm zur Sühne auf, er müsse einen Bildstock erbauen und nachts eine schwere, eiserne Kette am Leibe tragen. Vor ungefähr 100 Jahren soll dieses Folterwerkzeug mit den spitzen Dornen noch im Flur des Bühlerhofes gehangen haben, doch jetzt ist es leider verschollen.

(Diese Sage wurde der Autorin in Unterinn in verschiedenen Versionen erzählt. Die hier beschriebene stammt von der Ordensfrau Sr. Reinhilde Platter, Deutscher Orden, Bozen, die am Bühlerhof geboren und aufgewachsen ist.)

Überaus reichhaltig ist in Südtirol der Freskenschmuck in Kirchen, aber auch an Hauswänden. Meist sind es sakrale Motive, welche die Fassaden alter Bürger- und Bauernhäuser zieren. Insbesondere die Muttergottes ist als Schützerin des Heimes in vielen Darstellungen zu sehen, die Heilige Dreifaltigkeit ist ein selteneres Motiv.

Sehr oft zeigen Wegkreuze und Bildstöcke, auch Marterln genannt, die Stelle an, an der ein Mensch plötzlich vom Tod ereilt wurde. Meist werden die Vorübergehenden aufgefordert, für die Seele des Verstorbenen zu beten. Dieser Brauch wird heute mehr gepflegt denn je. Die vielen neuen Marterln an den Straßenrändern, meist mit dem Bild des Verunglückten versehen und geschmückt mit Kerzen und Blumen, geben Aufschluss darüber, welch große Anzahl von Menschen – hier in Südtirol wie anderswo – durch Verkehrsunfälle das Leben verliert.

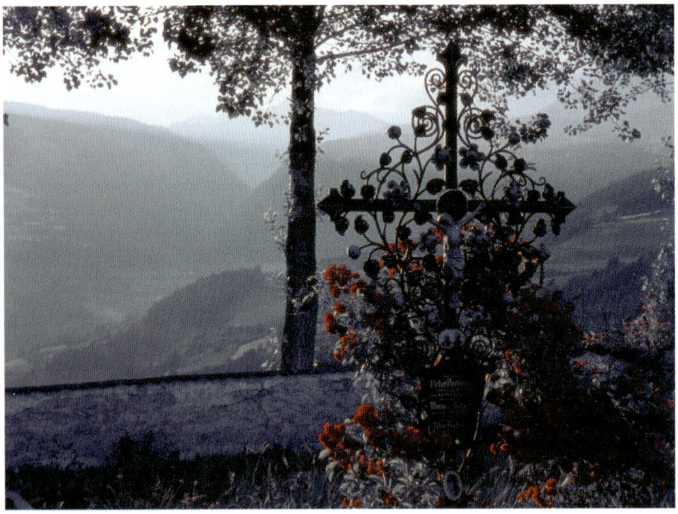

Schmiedeeisernes
Grabkreuz in Rodeneck

Kreuze und Bildstöcke wurden errichtet, um Gottes Segen für Haus und Flur zu erbitten. Oft befinden sie sich an den Außenmauern alter Bauernhöfe, an reizvollen Aussichtspunkten oder Plätzen, die zu Ruhe und Besinnung einladen. Besonders beeindruckend wirken Kruzifixe in der hochalpinen Landschaft auf den Betrachter. Wurden sie doch von Menschen errichtet, die sich von dem leidenden Christus verstanden fühlten. Noch bis vor wenigen Jahrzehnten herrschte in manchen Gegenden Südtirols große Armut und Not. Das schwere Leben der Gebirgsbewohner, ihre harte, gefahrvolle Arbeit und ihre Abhängigkeit von den Naturgewalten mag ein besonders inniges Bedürfnis nach Gottesnähe bewirkt haben.

Im breiten Trog des Etschtals sind die Wegkreuze etwas seltener geworden wie ehedem oder wie heute noch auf den Höhen und in den Gebirgstälern. Lebensweise und Brauchtum der Talbauern sind zwar noch immer in religiöser Gesinnung verankert, doch haben sich mit dem Fremdenverkehr und dem zunehmenden Wohlstand die vormals sehr strengen Sitten gelockert. Von den Bauern werden nicht mehr Getreide und Kartoffeln angebaut, sondern hier befindet sich ein Apfelparadies, das wahrscheinlich in absehbarer Zeit an vielen Stellen mit Hagelnetzen überdacht sein wird – ein gewaltiger Eingriff in die Natur! Schon jetzt sind ungefähr 700 ha der Südtiroler Obstanbaufläche von Netzen geschützt. Eine Horrorvorstellung für die Tourismustreibenden und wohl auch für die Schönsinnigen hier im Lande.

Leider wird das gesamte Etschtal immer wieder von Hagelunwettern heimgesucht, die den Landwirten empfindliche Ernteausfälle bescheren, ja sogar manchmal die gesamte Arbeit und Investition eines Jahres in wenigen Minuten vernichten. Die Versicherungen verlangen hohe Prämien und Selbstbeteiligungen und sind anderseits bei der Auszahlung im Schadensfalle derart knausrig, dass die Bauern nach dem Motto »Hilf dir selbst, dann hilft dir Gott!« nur diese Möglichkeit sehen, ihre Ernte zu schützen. Freilich, aus der Höhe betrachtet, könnte sich so das Etschtal bald als eine trostlose, grau-schwarz gefleckte Öde präsentieren. Und bei solch trauriger Aussicht sei beim Vorbeigehen an einem Flurkreuz eine Bitte an den Herrgott gerichtet:

Oh guter Gott, der du alles siehst, hörst und weißt, blicke durch diese hässlichen Netze, erhöre die schütter gewordenen Gebete deiner Getreuen und segne unsere Obstwiesen und Weinäcker! Bewahre Äpfel und Trauben vor Unwettern, Schädlingen, Viruserkrankungen und Preisverfall! Und bitte, bitte, zeige uns eine Möglichkeit, wie die Fluren ohne den Einsatz von Hagelnetzen zu schützen wären! Amen.

Sehr alte Wegkreuze sind selten zu finden, da Holz im Laufe der Jahre verwittert. Die wenigen noch erhaltenen Exemplare wurden, um sie vor Einflüssen des Wetters und Diebstahl zu bewahren, in häusliche Sicherheit gebracht. Aus dem 19. und 20. Jahrhundert sind aber noch viele Kreuze vorhanden, meist mit einem schmalen Dach versehen, damit der gepeinigte Jesus vor Sonne und Regen geschützt ist. Manchmal kommt es sogar vor, dass irgendwo ein neues Wegkreuz aufgestellt wird.

Vielleicht empfindet so mancher diese Zeichen des Glaubens und Gottvertrauens nur mehr als dekoratives Element in der Landschaft oder als Ausdruck naiver Denkungsweise. Aber es gibt noch Menschen, die grüßen im Vorbeigehen den, der da am Holz hängt und leidet, oder welche, die pflücken ein paar Margeriten und Glockenblumen vom Rand des Weges und stecken das Sträußlein ans Kreuz. Nur so, aus Liebe.

Altes Wegkreuz im Vinschgau. Im Hintergrund sind die Fürstenburg und das Kloster Marienberg zu sehen.

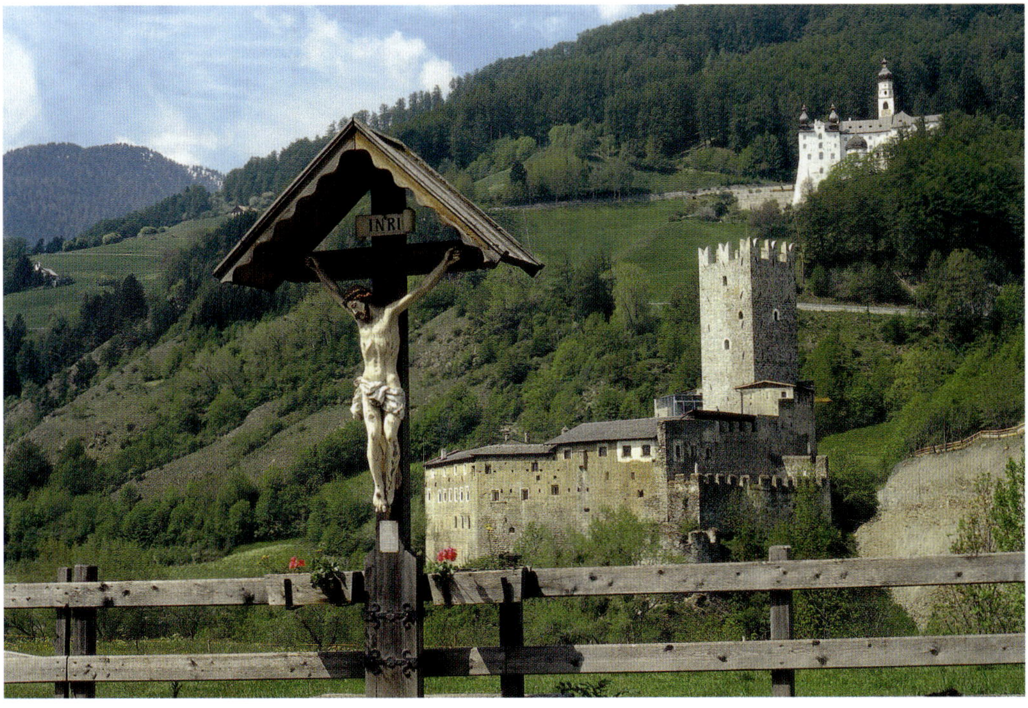

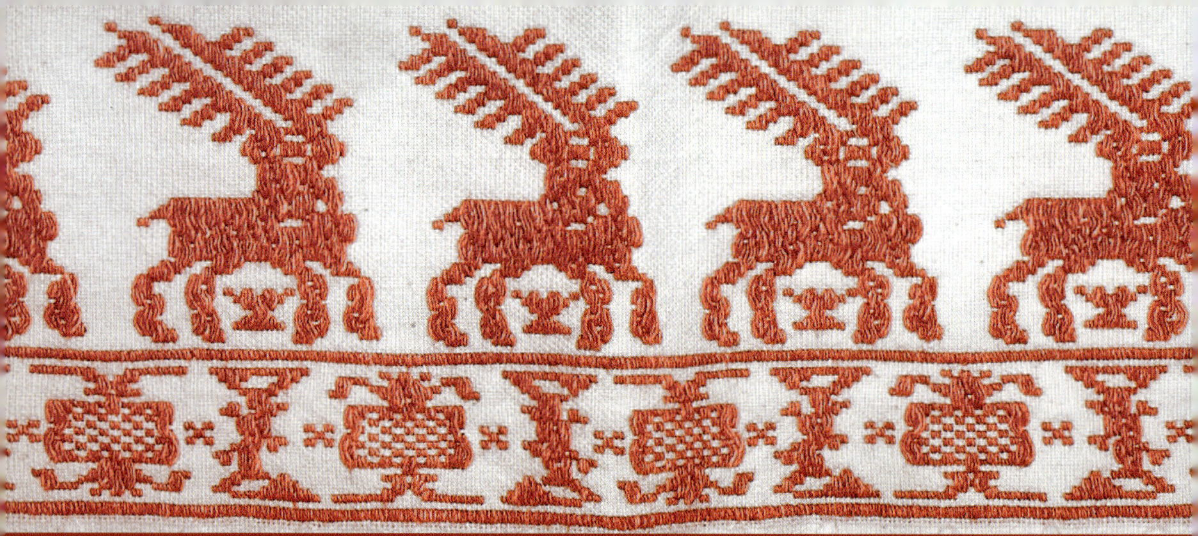

Die symbolische Bedeutung der Volkskunstmotive

Das elementare Bedürfnis des Menschen, Dinge nicht nur gut und nützlich, sondern auch vollkommen und schön zu gestalten, drängte ihn dazu, den Erzeugnissen seiner Hand den Stempel seines Geschmacks aufzudrücken. In früheren Zeiten verstand man unter »Volkskunst« nach traditioneller Definition die Kunst der unteren, besonders der bäuerlichen Volksschichten. Renaissance und Humanismus hatten in Westeuropa einen Trennungsstrich zwischen Stadt und Land, Gebildeten und Ungebildeten gezogen. Der Abstand zwischen diesen beiden Volksschichten war schon immer groß gewesen, wurde aber durch diese geistige Bewegung fast unüberbrückbar erweitert. Eine bewusste, das heißt mit Absicht geschaffene Volkskunst hat es nie gegeben. Weder der Bauer noch der Kleinbürger wünschte eine eigens für ihn geschaffene Kunst, da er durch eine solche nicht noch ausdrücklich zum Angehörigen einer anderen Klasse gestempelt sein wollte. Die Landbevölkerung, unfähig, die ihr fremden Stile in der gebotenen Form aufzunehmen, musste zwangsläufig zu einem eigenen, »zeitloseren« Stil kommen, der aber gerade deshalb keineswegs, wie in früheren Zeitepochen angenommen, »gesunkenes Kulturgut« enthält.

Erst gegen Ende des 19. Jahrhunderts, als der Historismus abgewirtschaftet hatte, setzte eine Wende ein. Einerseits bewirkte die zunehmende Industrialisierung einschneidende Veränderungen gerade der unteren gesellschaftlichen Schichten und setzte der Volkskunst, insbesondere im textilen Bereich, nach und nach ein Ende. Anderseits bewirkte aber gerade der Niedergang dieser Brauchtumspflege, dass man sich mit dem Thema »Volkskunst« auseinander setzte. Freilich, dieses neue Interesse für überlieferte Formen der Volkskultur bewirkte oftmals statt einer Renaissance Erstarrung, Reglementierung oder gar Verfälschung.

Wer Werke der Volkskunst betrachtet, wird über den Reichtum an Fantasie, der ihm vor allem in der Ornamentik entgegentritt, entzückt und vorerst erstaunt sein, weil er meist Werke aus verschiedenen Landschaften und Epochen zu sehen bekommt. Dass die tatsächlichen Unterschiede innerhalb einer zeitlich und örtlich verbundenen Gruppe gleichartiger Werke meist sehr gering und in der Regel durch oftmaliges Kopieren entstanden sind, ist auf die Macht der Tradition zurückzuführen. Sei es bei Stick- oder Webarbeiten, sei es bei Tafel- und Glasmalereien, Schmiede- oder Schnitzarbeiten, es war üblich und sogar erwünscht, beliebte Vorlagen zu kopieren. Die in vielen Arbeitsgängen größtenteils selbst hergestellten Materialien sind charakteristisch für echte Volkskunst. Es lag im Interesse des Herstellers, der zugleich der Benützer war, nur Edles und Haltbares auszuwählen. Das erklärt die Langlebigkeit der Arbeiten. Ein sehr treffendes Beispiel für das Wesen der Volkskunst sind die bäuerlichen Leinenstickereien, die bis vor ungefähr hundert Jahren angefertigt wurden. Heute, wo man auf jedem Gebiet bei kleinstem Zeit- und Materialaufwand den größten Gewinn erzielen möchte, werden nur wenige verstehen, warum Frauen jahrelang an einem derart arbeitsaufwändigen Leinenhausrat arbeiteten. Sie taten dies in ihrer kargen Freizeit, mit groben, schwieligen Händen und bei mangelhafter Beleuchtung. An einer reichlich gefüllten Wäschetruhe war nicht nur der Wohlstand, sondern auch der Fleiß einer Frau erkennbar. Die bestickten Schätze brachten eine Atmosphäre der Wohnlichkeit und des Behagens in den harten bäuerlichen Alltag.

Immer wieder wurde versucht, die alte Volkskunst und das Brauchtum wiederzubeleben. Diesen Bemühungen ist die Rettung alter, heimischer Kulturgüter zu verdanken.

Die Bedeutung der Volkskunstmotive wurzelt tatsächlich oftmals in Überlieferungen, die in vorchristliche Zeiten zurückreichen. Bringt die Stilkunst Schmuckformen hervor, die, zu Ornamenten erstarrt, ihren ursprünglichen Sinn und ihre tiefere Bedeutung eingebüßt haben, so gibt es hingegen in der primitiven Kunst nichts Zufälliges, Bedeutungsloses. Dort werden wir fast ausschließlich mit mythologischen Darstellungen konfrontiert. Freilich wird man heute jenen widersprechen, die überall in der heimischen Volkskunst germanische Ursprünge entdeckten. Das südliche Tirol war bis ins 6. Jahrhundert n. Chr. von rätischen Volksstämmen besiedelt und man darf die bewegte Vergangenheit dieses Siedlungsgebietes nicht vergessen. Sicher wurden die Einflüsse vieler Völker und Kulturen, zum Bei-

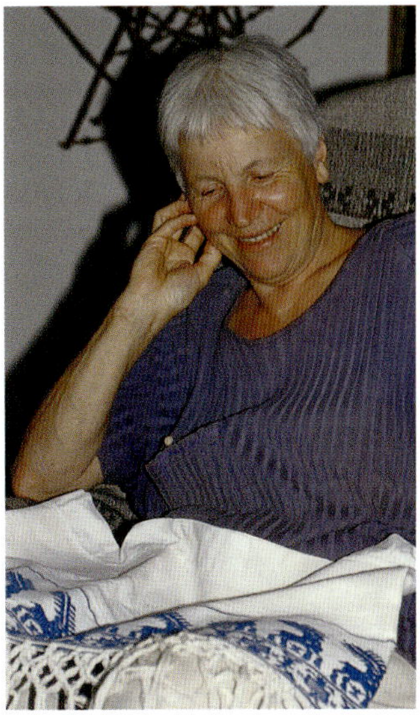

Die Vinschgauer Künstlerin Anna Wielander-Platzgummer sammelt alte Leinenstickereien.

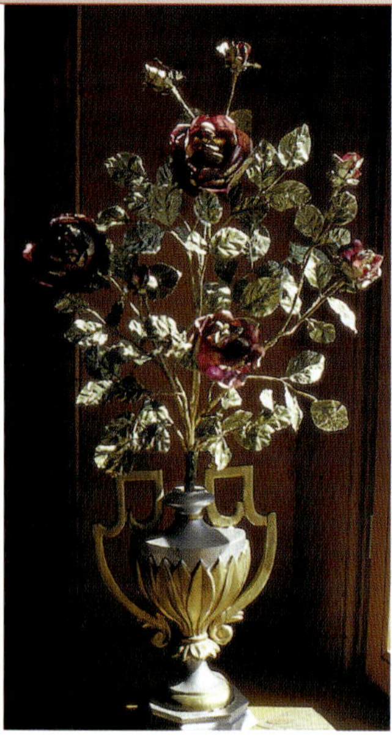

Eine Version des »Maikruges« sind die versilberten oder vergoldeten Altarvasen aus Blech oder verblechtem Holz, die seit der Barockzeit sehr beliebt waren. Der künstliche Blumenschmuck wurde aus Silber- oder Goldfolien oder aus Buntmetall gefertigt und liebevoll mit Glasperlen verziert.

spiel der Kelten, Etrusker, Römer, assimiliert und finden ihren Ausdruck in so manchen Motiven der Volkskunst.

Es ist aber weder nötig noch möglich, die Wurzeln der Volkskunstmotive dem einen oder anderen Volksstamm zuzuschreiben. Bestimmte Motive haben eine tiefe, dem unterbewussten Urwissen des Menschen entsprungene Bedeutung. Beim Vergleich der verschiedenen Kulturen aller Erdteile wird man feststellen, dass es archetypische Symbole gibt, die der Menschheit global zu Eigen sind. Je zivilisierter ein Volk ist, desto weniger vermag es deren Sprache wissentlich zu verstehen, aber das Unterbewusstsein hat noch immer die Fähigkeit, sie zu deuten und darauf zu reagieren. Das mag auch der Grund sein, warum manche Riten und Gebräuche, deren Sinn und Bedeutung schon lange nicht mehr genau definiert werden können, jahrtausendelang überleben können. Dazu schreibt G. C. Jung (Die Rolle der Symbole): »Die Wissenschaft weiß heute paradoxerweise mehr über die mythologische Symbolik als irgendeine Generation vor uns. In früheren Zeiten dachten die Menschen kaum über ihre Symbole nach, sie lebten sie und wurden unbewusst von ihrem Gehalt angeregt. Die inneren Antriebe entspringen einer Quelle, die nicht der Kontrolle des Bewusstseins unterliegt.«

Die Motive, deren sich die Volkskunst im heutigen Südtiroler Raum bedient, sind zahlenmäßig ziemlich beschränkt, obwohl in dieser Hinsicht weltweit gesehen eine ungeheure Vielfalt herrscht. In ihnen zeigt sich das Urwissen der Menschheit vereint mit der tiefen christlichen Gläubigkeit unserer Vorfahren. Größtenteils sind es religiöse Symbole wie Kreuz, Traube, Hirsch, Vogel etc., deren christliche Bedeutung uns geläufig ist und die mit entsprechenden Gleichnissen aus Bibeltexten in Verbindung gebracht werden können. Dabei werden weniger der Verstand – Glaube ist etwas, das über das bloße Verstehen weit hinausgeht – als vielmehr die Sphären des Unterbewusstseins der Seele angesprochen, und in diesen Bereichen wird eine innere Erkenntnis bewirkt. Die archetypischen Symbole erfüllten und erfüllen diese Aufgabe und haben, seit die Menschheit die erste Kulturstufe erklommen hat, deren religiöse Vorstellungen und Inhalte gekennzeichnet. So wurden die Zeichen der alten, vorchristlichen Völker und Kulturen vom Christentum übernommen, bekamen aber durch den Glauben an Erlösung und Auferstehung eine zusätzliche Dimension. Das beste Beispiel hierfür ist das Zeichen des Kreuzes, seit Urzeiten Symbol göttlicher Weltordnung. Auch in vorchristlicher Zeit wurde es als solches verstanden. Durch das Sterben Jesu am Kreuz ist es zum Zeichen der Erlösung geworden. Die sichtbare Welt wird durch den waagrechten, die unsichtbare durch den senkrechten Balken symbolisiert. Der Schnittpunkt ist der Brennpunkt, das Leben. Das Achsenkreuz teilt jede Fläche in rechts und links, oben und unten – Begriffe, die mit Wertvorstellungen verknüpft sind. Sie ergeben sich, sei es in politischen, religiösen oder philosophischen Bezügen, meist aus den Zwängen geordneter Vorstellungen. Das Göttliche, Lichte ist oben zu suchen, das Böse, Dunkle unten. Auch was die Worte »rechts« und »links« angeht, ist unser Alltag mit bedeutungsvollen Vorurteilen besetzt. Das Achsenkreuz ordnet die Welt.

Ein in der Volkskunst sehr beliebtes Motiv ist das Herz. In uralten Zeiten war das auf die Spitze gestellte Dreieck das Zeichen für den fruchtbaren Schoß der Muttergöttin, der liebevollen Spenderin allen Lebens und Gedeihens. Auch heute noch ist die Herzform, welche sich aus diesem Bild entwickelt hat, das weltweit verstandene Symbol für die Liebe. Obwohl das Herz, medizinisch gesehen, ein vierkämmriges Muskelorgan ist, das die Funktion hat, den Blutkreislauf des Menschen zu regulieren, ist es in unserer Vorstellung und unserem Sprachgebrauch nicht nur für physische, sondern auch für psychische Empfindungen zuständig und als Sitz der Seele und des Gemü-

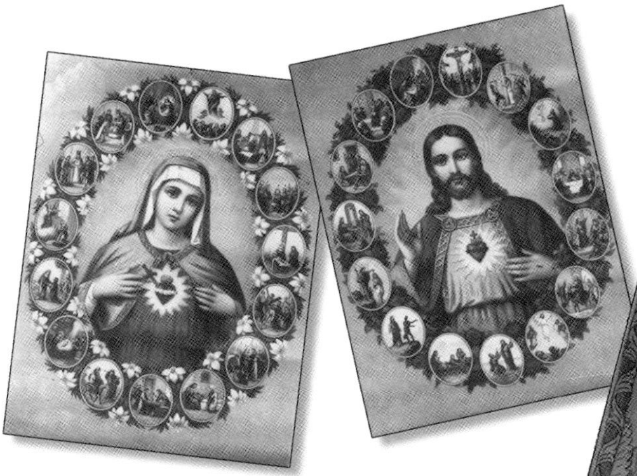

Die Herzen von Jesus und Maria werden von den Gläubigen als Symbol der Liebe und Vollkommenheit empfunden.

Ein Liebesbrief in Herzform, geschrieben während des 2. Weltkrieges von einem Sarner Frontsoldaten an seine Frau.

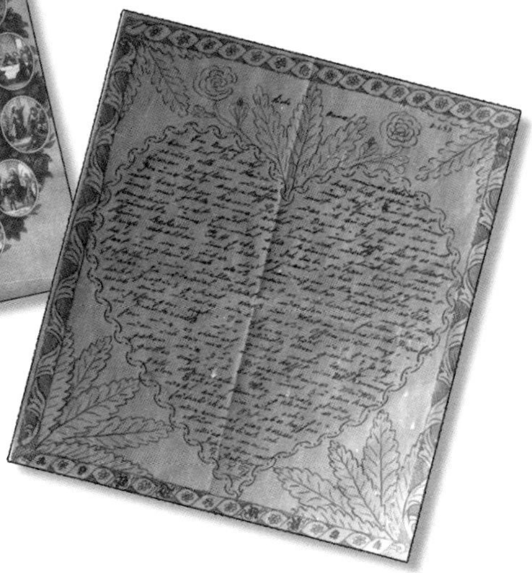

tes gedacht. Die Herzform kann man in ihrem tieferen Symbolgehalt mit dem chinesischen »Yin-und-Yang-Zeichen« vergleichen. Die eine der beiden gleichen Herzhälften symbolisiert das passive, weiche, weibliche, die andere das aktive, harte, männliche Prinzip. Trotz ihrer Gegensätzlichkeit sind sie nicht dualistisch getrennt, sondern zu einem Absoluten, Ganzen vereinigt. Dieses Ganze ist wiederum nach innen weiblich, nach außen männlich dominiert. Der abgedroschene Satz von den zwei Herzen, die sich in Liebe vereinen, lässt sich mit dem zutiefst in der Seele verankerten Wunsch des Menschen nach »Ergänzung«, nach Vollkommenheit und Harmonie erklären, die er in einer Partnerschaft zu finden erhofft. Anhand der Herz-Symbolik sind die Auswirkungen seelischer Störungen leicht zu begreifen.

Seit dem 18. Jahrhundert wird in Tirol das Herz Jesu besonders verehrt und als Herz mit aufgesetztem Kreuz dargestellt. Was heute von manchen Leuten als Kitsch und Frömmelei abgetan wird, hat in Wirklichkeit sehr hohen symbolischen Wert: Dieses Herz vereint alle Gegensätzlichkeiten im positiven Sinn zur göttlichen Vollkommenheit, nichts kann sein Gleichgewicht stören. Aus der Senke, wo die beiden Hälften sich vereinen, wächst der senkrechte Kreuzesstamm, Symbol für das Transzendente, mit dessen Kraft das Irdische, symbolisiert durch den waagrechten Balken, getragen wird.

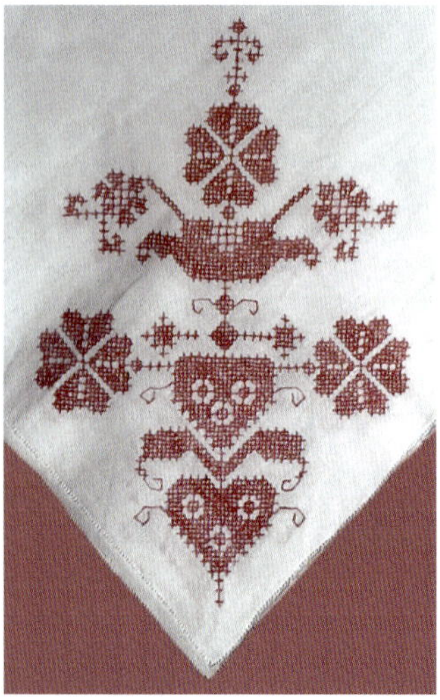

Der Lebensbaum mit vielen Blüten ist ein beliebtes Motiv in der Volkskunst.

Der Lebensbaum ist ein Motiv, das in den Stickarbeiten, aber auch in unzähligen anderen Darstellungen immer wieder vorkommt. Oftmals wächst der in den Erzeugnissen der Volkskunst als Blumenstrauß dargestellte Baum aus einer Vase, einem Herzen oder aus einem verschlungenen Knoten. In diesem Zusammenhang ist es interessant festzustellen, dass Stickarbeiten bürgerlicher oder adeliger Herkunft aus dem 18. und 19. Jahrhundert ebenso mit Lebensbaummotiven versehen wurden wie die bäuerlichen, dass jedoch das Herz (oder der Krug, der die gleiche symbolische Bedeutung hat), aus dem der Stamm wächst, oftmals sehr klein und degeneriert dargestellt wurde. Es stellt sich die Frage, ob die Bedeutung des Symbols für das »Fundament des Lebens« nicht erspürt wurde. Der Baum stellt sich, obwohl er im Gegensatz zum Menschen unbeweglich und vieler Freiheiten nicht teilhaftig ist, als Gleichnis unseres eigenen Lebens dar. Das Kompositionsglied »Baum« findet in diesem Sinne oft Verwendung, z. B. Lebensbaum, Stammbaum etc. Der Lebensbaum ist eines der wichtigsten Motive in der Volkskunst, weil durch ihn mit der Darstellung des erdverbundenen Stammes und der hinaufragenden Krone die Verbindung zwischen Himmel und Erde am deutlichsten veranschaulicht wird. Auch der Mensch ernährt sich aus zwei Bereichen, dem leiblichen und dem seelischen, und er verkümmert, wenn ihm eine der beiden Nahrungsquellen entzogen wird. In vielen Mythologien nimmt der Baum eine zentrale Stellung ein: der biblische Baum der Erkenntnis zum Beispiel oder die nordgermanische Weltesche Yggdrasil. Der Baum ist auch Sinnbild für Güte und Freigiebigkeit, für das Streben zum Licht, für Hingabe und Dienen.

Die Wellenlinie versinnbildlicht wie der Mäander das Auf und Ab des Lebens und das Erreichen des Lebensziels trotz aller unvermeidlichen Richtungsänderungen. Dieses Symbol liegt auch den vielen Bänderornamenten mit ihren mannigfachen Verzierungen zugrunde. Wird die Linie auch mehfach geknickt, reißt sie doch nie ab – ebenfalls ein Gleichnis des Lebens, das auf ein Ziel zustrebt, aber sehr oft verzögernde Umstände ertragen muss. Antoine de Saint-Exupéry lässt seinen kleinen Prinzen sagen: »Geradeaus kann man nicht sehr weit gehen.« Dieser Satz ist an alle jene gerichtet, die, in ihre Marschrichtung vernarrt, an den undurchschaubaren Stationen des Lebens vorbeieilen und denen niemals Selbstentdeckung gelingt. Vielleicht erreichen sie dennoch ihr Ziel, aber mit leerer Seele. Zu spät entdecken sie, dass eigentlich der Weg mit seinen Richtungsänderungen und Windungen das Ziel war.

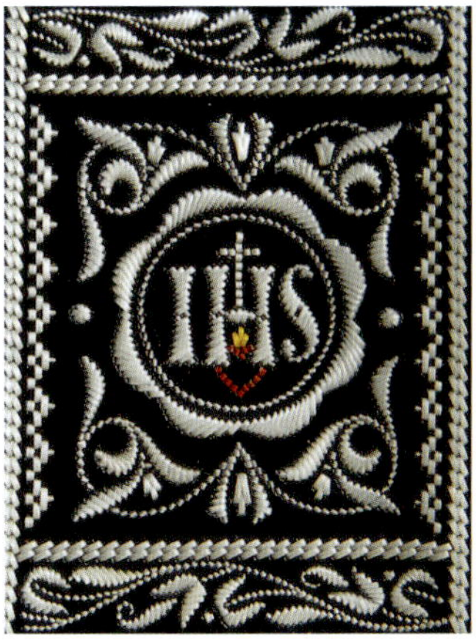

Die Federkielstickerei aus dem Sarntal zeigt das religiöse Symbol »IHS«, umrahmt von einem Kreis und Wellenlinien.

Uraltes Türschloss mit kunstvoll verschlungenem Knoten.

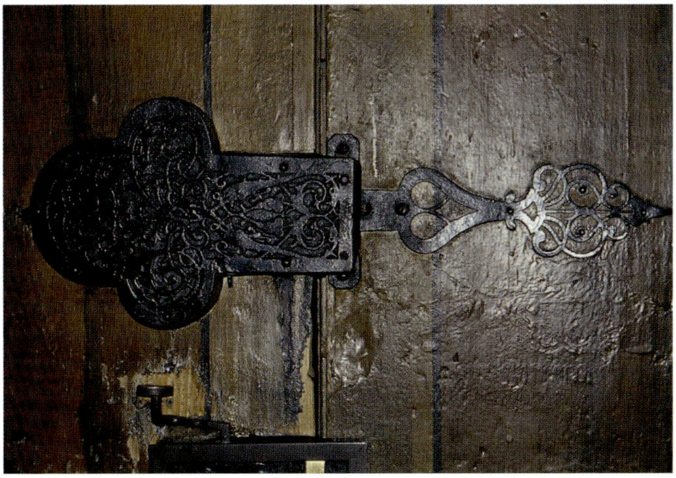

Der unendlich verschlungene Knoten und die unendlich verschlungenen Bänder sind ebenfalls archetypische Symbole des Lebens und des Schicksals, aber auch der Verflechtung von Raum, Zeit und Ewigkeit. Ihnen soll die magische Kraft innewohnen, das Böse zu bannen, und deshalb sind Grabkreuze, Türen, Porta-

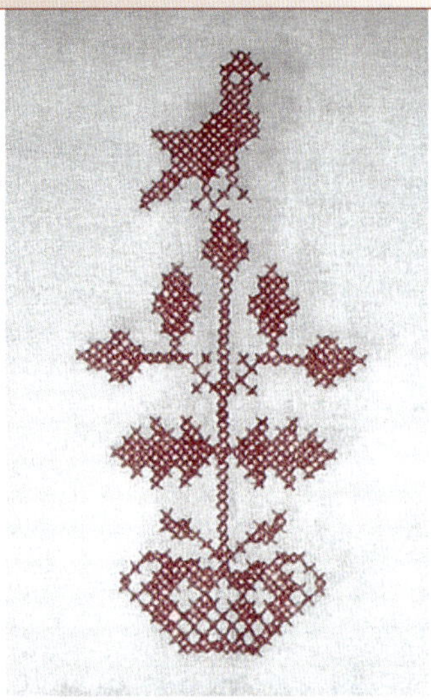

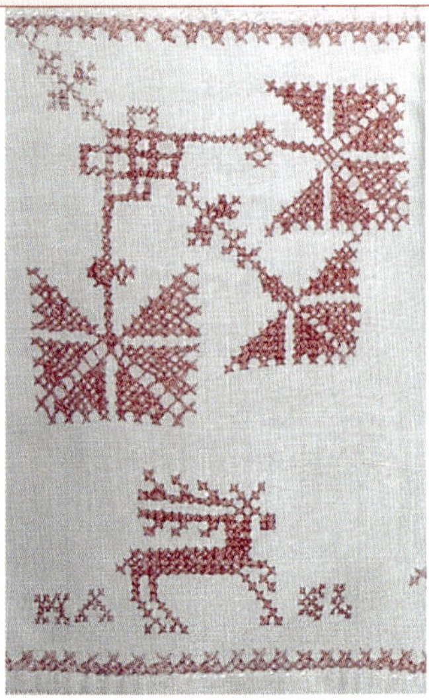

Kaum jemand vermutet hinter diesen Darstellungen Symbole von erhabener Bedeutung.

le, Umgrenzungen oftmals mit diesen Zeichen ausgestattet. Die in Indien gebräuchlichen Mandalas gehen auf vedisches Kulturgut zurück, ebenso wie die irischen Grabkreuze mit ihren Knotenmotiven, in denen keltisch-vedische Traditionen fortgesetzt werden. Auch als Abwehrzeichen gegen den »Bösen Blick« wurde der verschlungene Knoten eingesetzt. Deshalb wurden oftmals Fatschenbänder für Wickelkinder und Wiegenbögen mit Knotenmotiven verziert. In der Volkskunst kommt das Knotenmotiv sehr oft vor und ist manchmal zu einer Vase oder einem Herzen umstilisiert, aus dem der Stamm des Lebensbaumes wächst (Maikrugmotiv).

Die Kreisform ist die vollkommenste aller geometrischen Figuren. Da der Kreis ohne Anfang und Ende ist, verdeutlicht er die Unendlichkeit, die Beständigkeit und Treue. Dem Ehering und dem Brautkranz liegt diese Bedeutung ebenso zu Grunde wie der Krone. Wie jede geschlossene Figur, unterscheidet die Kreislinie zwischen drinnen und draußen. Sie schließt ein, was zusammengehört, und schirmt es nach außen ab. Da der Kreis nichts heraus- und nichts hineinlässt, dient er auch als magische Bannform, über die nicht einmal dämonische Mächte hinwegkommen.

Der Vogel ist das geeignetste Sinnbild der Transzendenz, des Geistes, der Seele. Nicht umsonst stellt sich der »Heilige Geist« in Gestalt einer Taube dar. Wie ein Vogel die Schwerkraft der Erde, so kann der Geist die körperliche Gebundenheit überwinden. Beim Sterben verlässt die Seele den Körper wie ein davonfliegender Vogel. Seelenlöcher in prähistorischen Steinkastengräbern, aber auch in Stuben uralter alpenländischer Bauernhäuser künden vom Seelenflug.

Der Hirsch ist neben seiner profanen Bedeutung als Jagdwild auch als sakrales Symbol zu werten, im christlichen wie auch im heidnischen Sinn. Einerseits ist er der König des Waldes, und sein Geweih stellt wie eine Königskrone die Verbindung zum Überirdischen dar. Anderseits ist er Beute oder sogar Opfertier. Schon die Kelten pflegten Hirschgott-Riten, wie eine Darstellung am Opferkessel von Gundestrüp beweist. Der springende Hirsch versinnbildlicht auch die dahineilende Zeit.

Blumenmotive waren bei den Leinenstickerinnen sehr beliebt. Da die Blüten oft in stilisierter Form gestickt wurden, ist es manchmal schwer, sie nach ihrer Gattung einzuordnen. Die Nelke ist die beliebteste Bauernblume und versinnbildlicht Liebe, Lebenskraft und Häuslichkeit. Die Rose bedeutet Schönheit, edle Lebensart und irdisches Glück, das ja bekanntlich niemals ohne Schattenseiten ist. Keine Rose ohne Dornen! Die Rose wird oft mit der Gottesmutter in Verbindung gebracht, man denke an den Rosenkranz oder die Litaneien. Die Lilie, ab dem 17. Jahrhundert manchmal als Tulpe dargestellt (die Tulpe kam erst 1562 nach Europa), deutet auf himmlische Herrlichkeit, auf Tugend und Reinheit hin. Die Maikrugmotive in ihrer Gesamtheit – der Lebensbaum mit den daraus hervorsprießenden Blüten, Blättern und Knospen – sind aber sicher auch als Fruchtbarkeitssymbole zu verstehen.

Für die Stickereien verwendete man nur bestes handgewobenes Leinen aus der Flachsfaser mit leinenbündiger Struktur und nicht zu fein, denn die Fäden mussten zählbar sein. Meistens war auch das Leinen ein Produkt des eigenen Fleißes. Deshalb wurden die Mustertücher von Generation zu Generation vererbt und, wie es einer Kostbarkeit geziemt, mit großer Ehrfurcht behandelt. Die Qualität der Handarbeiten und der schonende Umgang mit ihnen erklären ihre Langlebigkeit. Es ist, bis auf ganz wenige Ausnahmen, der Kreuzstich, mit dem das Leinen bestickt wurde. Die Brautleintücher, Kissen, Tischdecken, Versehtücher zeigen bei näherer Betrachtung, dass die Kreuzstiche nicht einheitlich nach derselben Richtung gearbeitet wurden. Diese Unregelmäßigkeiten verleihen den Stücken einen eigenen Charme und lassen sie lebendiger erscheinen als die von kundiger Hand gefertigten Erzeugnisse der städtischen Damen oder der Klosterfrauen.

In Südtirol wurde Leinen traditionell rot bestickt, eher selten rot-schwarz oder blau. Nur bestes licht- und waschechtes Garn wurde verwendet. Keine andere Farbe ist mit so vielen positiven und negativen Bedeutungen behaftet wie die Farbe Rot. In der Volkskunst brachte man die rote Farbe neben dem ästhetischen Effekt wohl mit den Begriffen Lebenskraft, Liebe und Gesundheit in Verbindung.
Dass heute nur mehr so wenig alte Volkskunst erhalten ist, ist auf die Entrümpelungsaktionen im zweiten Drittel des 20. Jahrhunderts zurückzuführen, wo gedankenlos altes Kulturgut zerstört wurde, um demonstrativ einen volkstümelnden, sinnentleerten Stil vorzuziehen. Insbesondere die Erzeugnisse der fleißigen Frauen wurden gering geachtet, da der Markt mit einem grandiosen Angebot von maschinell angefertigten, bunten und billigen Textilprodukten überschwemmt wurde. Zwar hindert sein »fortschrittliches Bewusstsein« den zivilisierten Menschen von heute gar oft, instinktive Vorstellungen in ein zusammenhängendes psychisches Muster zu integrieren, aber nach wie vor sind Symbole leise, aber dennoch kraftvolle Organe, durch die die hilfreichen Beiträge des Unterbewussten assimiliert werden können.

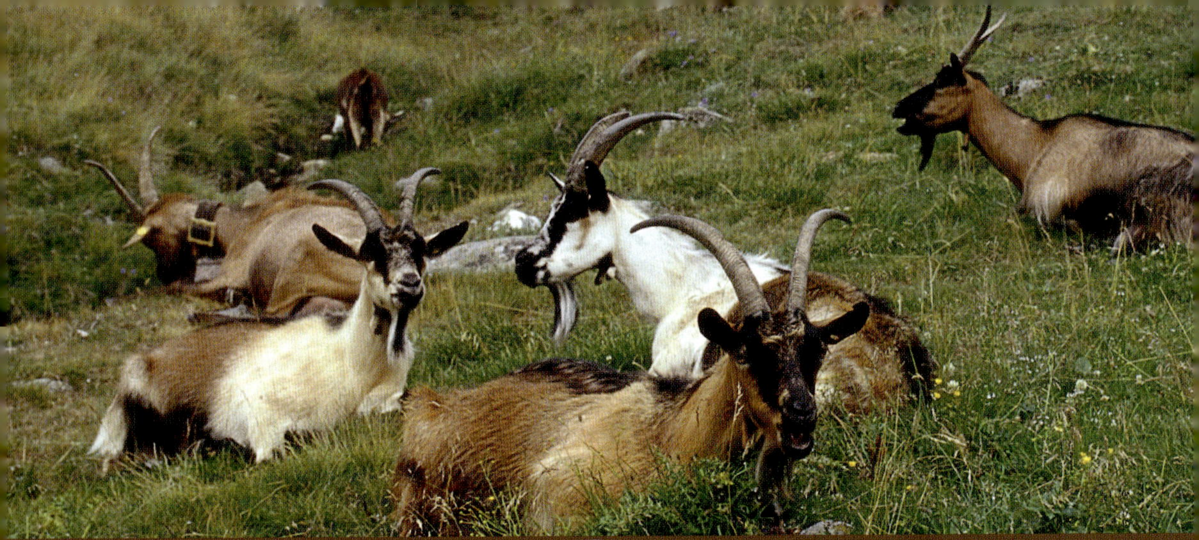

Die Passeirer Gebirgsziege

Die Ziegenhaltung geht in Südtirol auf graue Urzeiten zurück. Sicher waren hier wie anderswo Ziegen und Schafe die ersten Haustiere, die sich die sesshaft werdenden Menschen halten konnten. Insbesondere in den Alpen ist die Ziege bis auf den heutigen Tag bei den Bergbewohnern beliebt und geschätzt. Im Eisacktal, im Pustertal, im Vinschgau – fast überall auf Südtirols Hochalmen klettern die kleinen, ausdauernden Wiederkäuer herum und erfreuen sich ihrer Freiheit und ihres Lebens.

Unter den vielen, weltweit vorhandenen Ziegenarten bildet die Passeirer Gebirgsziege in Südtirol eine eigene, bodenständige Rasse, die vorwiegend im Passeiertal, aber auch im Schnalstal, Sarntal und Wipptal gehalten wird. Schenkt man den heimischen Ziegenzüchtern Glauben, so sind »unsere« Ziegen etwas ganz Besonderes: Es sind die edelsten, besten, gescheitesten, sie haben die schönsten Hörner und können am geschicktesten klettern. Aus all diesen Informationen spricht die Zuneigung und der Stolz ihrer Besitzer. Aber bitte, bevor das Passeirer Wundertier näher beschrieben wird, noch einige interessante Informationen über die Ziege im Allgemeinen.

Aus der Bibel und den Mythologien alter Völker ist zu entnehmen, dass Ziegen schon vor Jahrtausenden den Menschen nützlich waren. Diese überaus genügsamen Tiere versorgten ihre Besitzer mit Milch, Fleisch und Häuten und spielten zugleich eine bedeutende Rolle in religiösen Kulten und allerlei Brauchtum.

Der griechischen Sage nach, hat Herakles die Ziegen aus dem Garten der Hesperiden mitgebracht. Sogar Zeus verdankt sein Leben einer Ziege, die ihn mit ihrer Milch in einer Höhle auf Kreta aufzog. Ebenfalls von den Griechen stammt die Geschichte des jungen Ziegenhirten Krathis, der sich in eine seiner Ziegen verliebte. Er verwöhnte sie mit Leckerbissen und Zärtlichkeiten und richtete ihr ein weiches Lager, das er auch mit ihr teilte. Ein eifersüchtiger Ziegenbock tötete den armen Krathis, doch aus seiner Verbindung mit der Ziege entstand ein Sohn mit Gestalt und Antlitz eines Menschen, aber mit Hörnern und Bocksbeinen. Dieses Wesen verlegte sich aufs Flötenspielen und wurde zu Pan, dem Schutzgott der Hirten und des Kleinviehs.

Auch bei den Germanen genoss die Ziege hohe Ehren. Ziegenböcke waren dem Blitze schleudernden Gott Donar geweiht, der diese Tiere zum Ziehen seiner Streitwagen benutzte und ihnen deshalb besonderen Schutz angedeihen ließ. Der uralte Brauch, Ziegenböcke in Pferde- oder Kuhställen zu halten, um durch ihren Geruch Unheil und Krankheiten abzuwenden, geht möglicherweise darauf zurück, den Schutz des Gottes auch für Rösser und Rinder auszunützen. Die weniger streitsüchtige Göttin Freya ließ sich hingegen in einem mit weißen Ziegen und Katzen bespannten Gefährt herumkutschieren. Eine andere Ziege namens Heidrun fraß Laub von der Weltesche Yggdrasil, was zur Folge hatte, dass aus ihrem Euter Ströme von Met flossen, an denen sich die durstigen Germanengötter zügellos betranken.

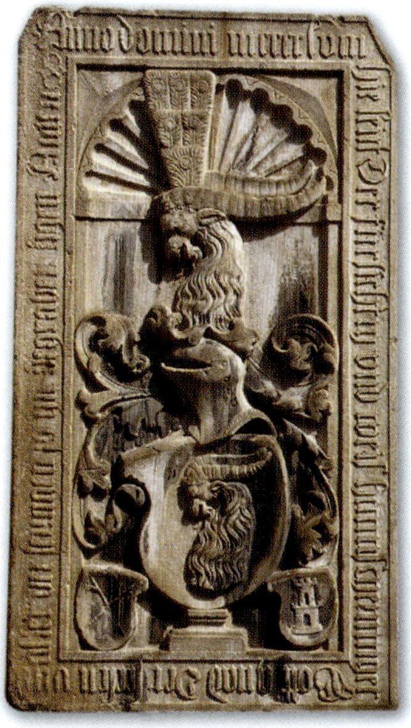

Diese mit einem Ziegenbockwappen versehene Grabplatte befindet sich hinter der St.-Nikolaus-Kirche in Meran.

In vielen Religionen wurden Ziegen als Opfertiere geschlachtet. Dem römischen Gott Bacchus wurden Ziegenböcke geopfert, damit er den Weinbau vor Schaden bewahre, und die Bezeichnung »Tragödie« für Trauerspiel bedeutet eigentlich »Bocksopfergesang«.

Aus der jüdischen Mythologie kommt der »Sündenbock«. Durch Los wurde einer von zwei Böcken als Sündopfer ausgewählt. Durch Handauflegen des Priesters wurde dem Tier symbolisch die Sündenschuld des Volkes übertragen und dann wurde es als Bösewicht in die Wüste gejagt. Derlei Schuldbewältigung ist bis auf den heutigen Tag nicht unüblich ...

In den alten Volksmärchen wimmelt es von Ziegen. Am bekanntesten sind wohl die sieben Geißlein, von denen sechs vom bösen Wolf verschluckt und dann wieder vom siebten Geschwisterlein gerettet werden, und das falsche Geißenluder in »Tischlein, deck dich!«, welches vollgefressen behauptet: »Ich sprang nur über Gräbelein und fand kein einzig Gräselein, mäh, mäh!«

Angeblich findet jedes Jahr in der Walpurgisnacht ein großes Hexentreffen statt. Die Teilnehmerinnen reiten auf Besenstielen und Ziegenböcken auf den Blocksberg und feiern dort ihre wüsten Hexenorgien. Es ist zu hoffen, dass keine unserer Passeirer Ziegen in der Walpurgisnacht einen derart wilden Ritt unternehmen muss!

Das Passeiertal verläuft von Meran aus ungefähr 40 km in nördlicher Richtung, bis sich die das Tal durchlaufende Straße gegen Westen zum Timmelsjoch und östlich hin zum Jaufenpass gabelt. Die hohen Berge der Ötztaler, Stubaier und Sarntaler Alpen, die es säumen, mit ihren Almwiesen und schwer zugänglichen, felsigen Gebieten, sind für die Ziegenhaltung sehr geeignet. Vielleicht fühlen sich die Passeirer ihren Tieren so verbunden, weil auch sie so gerne aus der Enge des Tales in die Freiheit und Weite der Bergeshöhen aufsteigen. Und freiheitsliebend sind die Passeirer, sie waren auch zu allen Zeiten bereit, für die Freiheit zu kämpfen.

Im Passeiertal spielte der Ackerbau schon seit jeher eine untergeordnete Rolle, die Höfe sind auf Viehhaltung und Waldwirtschaft ausgerichtet. Rund 6000 Rinder werden im Passeier gehalten, Schweine für den berühmten Passeirer Speck und Happvieh, also Schafe und Ziegen. Für die Viehhaltung sind die Almen von großer Bedeutung. Mit einer Gesamtausdehnung von 16.000 Hektar nehmen die 46 Almen fast die Hälfte der gesamten Talfläche ein. Die zwei größten Almen des Tales, nämlich die Gerichtsalmen Timmels (1800 ha) und Lazins (1600 ha), nehmen eine für Südtirol einmalige Sonderstellung ein. Sie sind Relikte eines uralten Almendenverbandes und jeder Bauer im Tal, der sein Vieh mit eigenem Futter überwintert, hat das Recht, seine Tiere dort aufzutreiben.

Die Passeirer Ziege hat einen mittelgroßen Rahmen (äußeres Erscheinungsbild), ein breites Fundament (Gangbild), einen gestreckten, geraden Rücken, eine tiefe Brust und ein flaches, großes Becken. Die Ziege hat, im Gegensatz zum Schaf, welches eine mehr oder weniger ausgeprägte Ramsnase hat, ein »hohles«, konkaves Nasenbein, weite Nüstern, kurze Ohren und eine breite »Goschn« (Maul). Weibliche Tiere haben rund 60 kg Lebendgewicht und werden 10–12 Jahre alt, ausgewachsene Böcke wiegen ungefähr 75 kg und ihnen wird von den Züchtern eine Lebenserwartung von nur 5–7 Jahren zugebilligt. Die Ziegenhörner sind leicht nach hinten geschwungen, der Bart ist beim Bock obligatorisch, jedoch auch bei den weiblichen Tieren erwünscht.

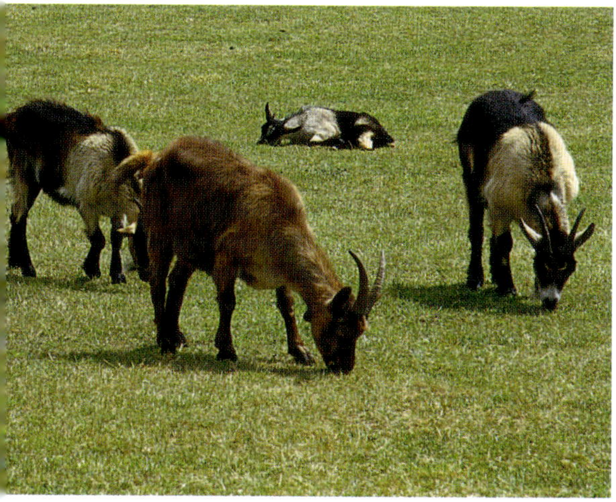

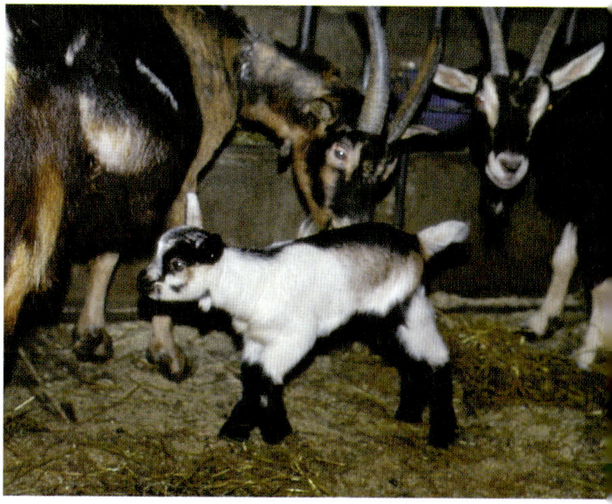

Im Frühjahr sind die Bärte meist schön ausgebildet, doch im Freien werden sie manchmal abgeschabt und es kommt vor, dass sich die Ziegen im Sommer die Barthaare gegenseitig abfressen. Die »Mengelen«, auch »Mengiler« genannt (es handelt sich um die hängenden Hautfalten hinterm Kehlgang), sollen gleich groß und von gleicher Höhe und Farbe sein. Für die Bewertung des Bockes ist das unerlässlich, die Ziege wird eine Klasse zurückgestuft, wenn die Mengelen nicht entsprechend schön sind. Beim Bock sind die Hoden und beim weiblichen Tier ist ein gut aufgehängtes, straffes und nicht zu großes Euter mit kompakten Zitzen von großer Wichtigkeit.
Bei Ziegen und Böcken sollte das Fell kurzhaarig (»borschtig«) sein. Langhaarige (»Zottelte«) werden toleriert, aber die Farbausprägung bei den »Stutzen« (Beinen) muss immer einheitlich paarweise gleich sein.

Bei Ausstellungen und Versteigerungen werden die Ziegen und Böcke einer fachkundigen Kommission vorgestellt und von dieser nach Klassen beurteilt.

Die Züchter müssen sich an sehr strenge Bewertungskriterien halten. Die Passeirer unterscheiden ihre Ziegen nach einer Unzahl von Farbschattierungen, aber grundsätzlich nach drei Typen: »gonset«, »strohlet« und einfärbig. Das Fell einer gonseten Ziege ist hinten dunkel und vorne hell, z. B. »schwarzgonset« bedeutet: hinten schwarz, vorne hell; die Stutzen sind bei gonseten Ziegen immer dunkel gestiefelt. Strohlete Ziegen weisen am Kopf ein Strahlenmuster auf und haben helle Stutzen. Als dunkle Farben werden unter anderem Schwarz, Rot, »Blow« (Blau), »Grieslt« (Graumeliert), »Brantlt« (Verbrannt), »Schimmelt« (Graublau) bezeichnet, als helle Farben »Liecht« (weiß) und »Verbrennt« (Beige). Von den Kommissionen sollten aber alle

Farbarten als gleich zulässig anerkannt werden. Einfärbige Ziegen müssen am ganzen Körper gleich ausgefärbt sein, vom Kopf bis zur Schwanzspitze. Nur Strahlen oder ein Stern am Kopf sind erlaubt. Die Farbausprägung bei zweifärbigen Tieren, zum Beispiel »schwarzgonset«, muss gleichmäßig sein. Die Flanken dürfen heller sein, auch weiß, müssen aber beidseitig gleich auftreten. Es sollen immer beide Vorderfüße und beide Hinterfüße farbgleich sein. Bei ungleicher Farbgebung spricht man von »gescheckt«. Auch bei zweifärbigen Tieren dürfen in der Stirnmitte Strahlen oder ein Stern auftreten. Der Aalstrich am Rücken muss durchgehen, kann aber auch heller und stichelhaarig sein. Bei klassifizierten Tieren darf der Kamm nicht eine Handbreit unterbrochen sein. Ein dunkler Strich vom Knie bis zur Klaue ist gestattet, weiß dürfen die Bauchunterseite und die Füße bis zum Knie sein. Auch die Haut der Lippe kann weiß sein, aber nicht erwünscht sind weiße Haare an den Lippen oder weiße Flecken.

Hellere Flecken, man nennt sie »Röslein«, bei einheitlich weißem oder »verbranntem« (dunkelbraunem) Kopf sollten in der Größe mit den helleren Flecken am Unterkiefer übereinstimmen. Wenn »Verbrannt« die Hauptfarbe einer Ziege ist, so dürfen keine weißen Haare mehr vorkommen. Um mit der Leistungsklasse 1 bewertet zu werden, muss eine Ziege im Alter von zwei Jahren ein Mal gekitzt haben.
Das sind längst nicht alle Bewertungskriterien, die für die Tiere angewandt werden. Die schönste »Goaß« zu küren ist wahrscheinlich noch schwerer, als eine Miss Südtirol zu wählen.

Ursprünglich entstammt die Passeirer Gebirgsziege der »Pseirer Goaß«, die schon vor dem 1. Weltkrieg mit Ungarischen Zagglziegen verpaart wurde und ihrerseits von der »gonseten« Schweizer Pfauenziege, von der »strohleten« Toggenburger Ziege und von der Bündner Strahlenziege abstammt. Jetzt gibt es von dieser offiziell registrierten Rasse ungefähr 8000 Tiere, die hauptsächlich in Südtirol gehalten werden.

In früheren Zeiten, als in den Gebirgstälern noch große Armut herrschte, wurde von der Ziege alles genützt: das Fleisch, die Milch, die Haut, das Fell, der Dung. Heute wird nur das Fleisch der jungen Zicklein als Spezialität geschätzt, »Bockenes« kommt kaum mehr auf die Teller, nur am »Hochunserfrauentag«, am 15. August, ist es im Passeiertal Brauch, einen Braten vom Ziegenbock zu servieren. Es ist dies die Zeit vor der Brunft, so dass der strenge Geruch des Bocksfleisches noch nicht so intensiv ist. Auch die Milch, obwohl sie sehr gesund ist und auch von Allergikern gut vertragen wird, wird leider meistens nur an Tiere verfüttert. Die Milchleistung einer Bergziege beträgt etwa 800 kg pro Laktation. Die Ziegenhäute erzielten früher gute Preise, da aus ihnen feinstes Chevreau-Leder, hauptsächlich für Handschuhe und Luxusbekleidung, erzeugt wurde. Heute wird das billige Schweins- oder Rindsleder aufgespaltet

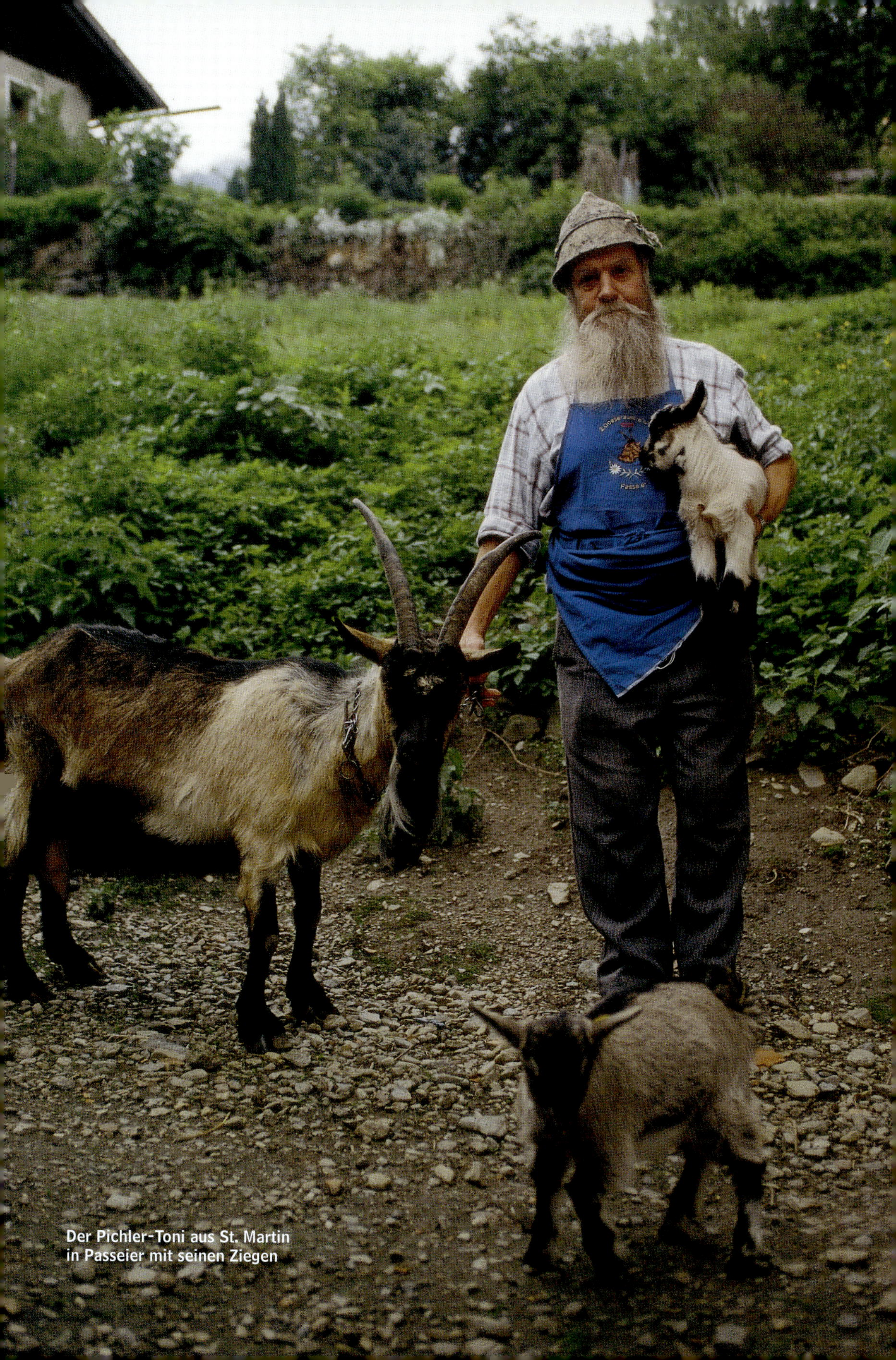

Der Pichler-Toni aus St. Martin
in Passeier mit seinen Ziegen

und das dünne, elastische Ziegenleder gerät in Vergessenheit. Auch für die Anfertigung von Dudelsackbälgen wurde Ziegenhaut verwendet. Der Ziegendung fand vor allem in den Bauerngärten, wo neben Salat und Gemüse auch Kräuter und Blumen wuchsen, Verwendung.

Vor vielen Jahren, als Schleckereien für Kinder noch eine Seltenheit waren, wurde ein kleines Annele dabei ertappt, wie es die appetitlichen Böhnchen in den Mund steckte und lutschte. Wie denn das schmecke, wurde das Kind gefragt. »A bissl saule!« (sauer), fand die Feinschmeckerin, und wir wollen ihr das ohne Beweise glauben.

Ziegen werden in unseren Tagen in den meisten Fällen von Hobbyzüchtern gehalten, die ihren ganzen Ehrgeiz dareinsetzen, gute Zuchtergebnisse zu erhalten. Die Freude an den Tieren grenzt manchmal fast an Fanatismus; sie werden gehegt und gepflegt, die Bärte werden gekämmt, die Hörner mit Fetteinreibungen und allerlei Tricks zu voller Prachtentfaltung gebracht. Die Ställe sind sauber und luftig und nur bestes Heu wird an die Tiere verfüttert. Zwar werden Lederriemen immer gebräuchlicher, trotzdem ist so mancher Ziege noch eine Schelle auf einem prächtigen, mit Kupfer beschlagenen Holzbogen vergönnt. Es gibt noch einige Passeirer, die ein derartiges Ziegenschellenband herstellen können.

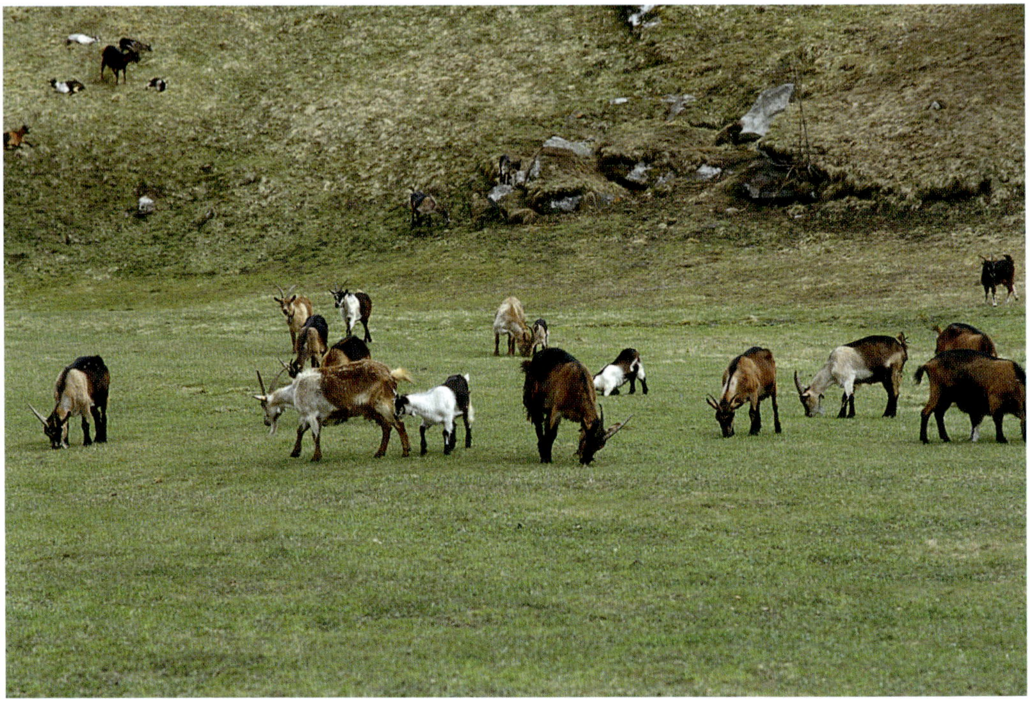

Zwischen Anfang und Mitte Mai werden die Ziegen als erste Tiere auf die Alm getrieben und kommen als letzte, Ende Oktober oder Anfang November, wieder ins Tal. Um die Ziegenhaltung auf den Almen gibt es bei den Bauern so manchen Streit. Die Ziegen fressen nämlich nicht nur Gras, sondern auch die frisch grünenden Baumwipfel und Blattsprossen sind für sie ein Leckerbissen. Die Förster freut das gar nicht, und manche Bauern behaupten, die Ziegen fräßen das nach der Schneeschmelze im Hochgebirge noch spärliche Frühlingsgras ab, bevor die Kühe im Juni auf die Weide kämen. Die Verteidigung der »Schneefluchtrechte« geht in Südtirol auf uralte Traditionen zurück. Die Ziegen bilden nämlich nicht geschlossene Herden wie Schafe, sondern laufen, wenn ungehütet, in losen, zerstreuten Herden umher. Viele Züchter haben keine eigenen Weiderechte und treiben einfach ihre Ziegen auf eine Alm, wo sie den Sommer verbringen. Diese klettern dort zwar, um Gras zu fressen, am liebsten in steiles, felsiges Gebiet, dorthin, wo Kühe gar nicht mehr hinkommen, aber dennoch wird die Anwesenheit der Tiere von manchem Besitzer als Störung empfunden.

Urkunden aus dem Mittelalter geben davon Kunde, dass damals Wegrecht, Tränkrecht, Zaunrecht, Heuabfuhr, Hutung und Schneefluchtrecht streng geregelt waren.

... die Schaaf und Geiß sollent in das gepürg und ire gebürliche ort waiden und getriben und nit in den kuewaiden gewaidet werden ...

Der Verbiss an Ästen, Blättern und Wipfeln ist aber nicht unbedingt negativ zu bewerten. Die Pflanzen werden zwar in ihrer Entwicklung gehemmt, bilden aber vor allem im Steilgelände stärkere Wurzeln aus und sind den Anforderungen durch Rutschgefahr und Schneedruck besser gewachsen.

Im Gegensatz zu den Schafen, die als friedfertige Herdentiere gelten, haben Ziegen sehr individuelle Charakterzüge. Ähnlich wie die Katzen, bewahren sie sich ihre Eigenheiten und lassen sich schwer zähmen. Im Frühjahr sind die Tiere meist sensibler und auch krankheitsanfälliger als im Herbst, wo sie gestärkt und übermütig von ihrer Sommerfrische auf den Bergen heimkehren. Von jemandem, der jetzt einer ganz anderen Beschäftigung nachgeht, erfahre ich, er hätte, als er ein kleiner Bub war und das Vieh hüten musste, die Ziegen in die Ohren gebissen, dann hätten ihm auch die Widerspenstigsten brav gefolgt.

Manchmal können Ziegen auch aggressiv sein. Das beweist die Erzählung von der Hirtin, die auf einem Stein neben einem Wildbach saß und ihr karges Brot verzehren wollte. Ein Ziegenbock hatte es auf diese Mahlzeit abgesehen, und als die Frau ihn davonjagen wollte, stieß sie der Bock in den Bach. Für beide ging die Geschichte gut aus: Der Bock bekam das Brot und das Weiblein ist nicht ertrunken.

Der Pichler-Toni aus St. Martin in Passeier erinnert sich, er hätte, als er noch jung war, im Ötztal über hundert Schafe und Ziegen gehütet. Einmal sei er, als er seinen Ziegen nachgestiegen war, auf der Hohen Wilde von Regen und Bodennebel überrascht worden und musste die ganze stockfinstere, eiskalte Nacht über schwindelerregenden Abgründen auf dem Grat verbringen.

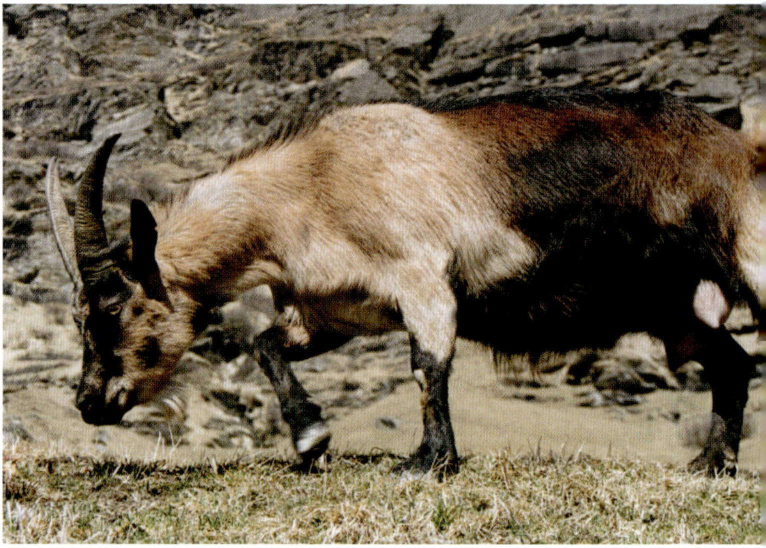

Ein »schwarzgonsetes« Prachtexemplar

Während der Brunftzeit steigert sich bei den Ziegenböcken nicht nur der penetrante Geruch, sondern auch oftmals die Aggressivität, die sich besonders gegen Artgenossen richtet. Vermeintliche Rivalen sind aber auch Menschen, denen manchmal sogar mit den Hörnern Verletzungen zugefügt werden. Um alle Ziegen im gleichen Zeitraum decken und in der Folge auch kitzen zu lassen, wird die Brunftzeit der Böcke gesteuert, indem sie fern von den Ziegen gehalten werden. Das Zusammentreffen der männlichen und weiblichen Tiere bewirkt hormonelle Veränderungen, die beim Bock die Brunft auslösen und die Ziege »bockig« werden lassen. Die Tragzeit der Ziegen beträgt 153 Tage, also werden die Ziegen im Spätherbst gedeckt, damit im Frühjahr die Zicklein geboren werden.

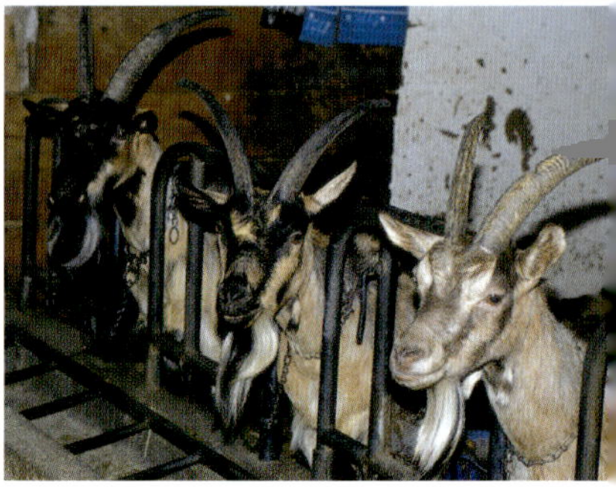

Im Winter sind die Tiere im Stall.

Jetzt werden die kleinen Kitze in gesonderten Abteilen in den Ställen untergebracht, aber früher, als noch viele Tiere gehalten wurden und wenig Platz vorhanden war, dienten umgestülpte Tragkörbe für Laub und Heu (Heukörb, Labkörb) als Unterkunft für je 4 bis 6 Ziegenkinder. Seit ca. 30 Jahren können sich im Naturpark Texelgruppe Steinböcke wieder ihres Lebens erfreuen, und sie tun das manchmal vereint mit Ziegen. Die seltenen

Ergebnisse solcher Liaisonen werden von den Züchtern weder als schön empfunden noch anderwärtig geschätzt.

Während der Brunftzeit bietet der Ziegenbock ein überwältigendes Schauspiel, das in mancherlei Volksbräuchen seinen Niederschlag findet. Im ganzen Alpenraum, ja weit darüber hinaus, sind Ziegenfell, Bockshörner und Schellen jene Attribute, mit welchen die Darsteller bei Winteraustreibungsbräuchen und bei Fasnachts- und Perchtenumzügen Bewunderung erregen. Diese uralten Bräuche gehen allesamt auf Fruchtbarkeitsrituale aus heidnischer Zeit zurück. Das Sexualverhalten des Ziegenbocks mit seiner zügellosen Triebhaftigkeit hat die fröhlichen Heiden zu solchen Vergleichen inspiriert und angespornt. Die natürlichen Vorgänge des Werdens und Wachsens waren für sie verbunden mit dem Göttergeschenk des Lebens. Das Christentum setzte dieser unschuldigen Sicht ein Ende, indem es alles, was mit Sexualität zusammenhing, »verteufelte« und mit Sünde in Zusammenhang brachte. Aus dem Fruchtbarkeitssymbol wurde ein Höllenmonster, der Krampus. Auch er hat, gekleidet in ein Fell, gehörnt und geschwänzt, das Aussehen eines Ziegenbocks. Dazu kommt die lange, rote Zunge, die dem Teufel, wie dem Ziegenbock im Zustand höchster Erregung, aus dem Mund hängt. Das Reisig- oder Haferstrohbüschel, eine symbolische Gabe an die Fruchtbarkeit spendenden Götter, wurde zur Rute, mit der die Früchte, eben die Kinder, gezüchtigt wurden.

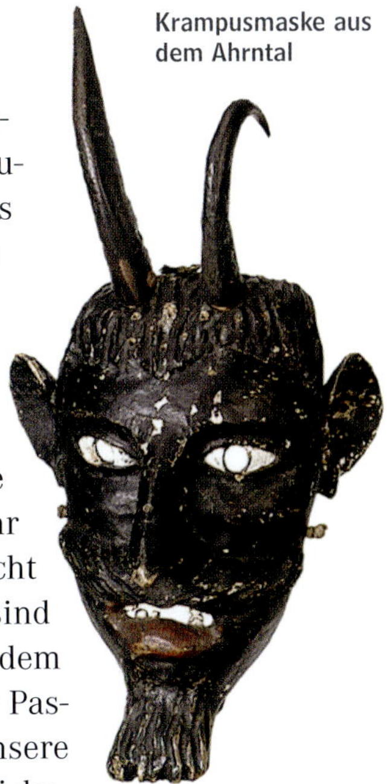

Krampusmaske aus dem Ahrntal

Die tiefere Bedeutung des heidnischen Brauchtums wie auch die des ziegengestaltigen Teufels ist mehr und mehr verloren gegangen. Auch die Ziegen selbst, völlig zu Unrecht mit Sündhaftigkeit und Laster in Verbindung gebracht, sind nicht mehr so häufig anzutreffen wie ehedem. Aber trotzdem (wer weiß das, außer den eifrigen Züchtern?) sind unsere Passeirer Bergziegen eine Attraktion. Denn schön sind sie, unsere »Goaßen«! Wunderschön, eine wie die andere – und die Böcke auch!

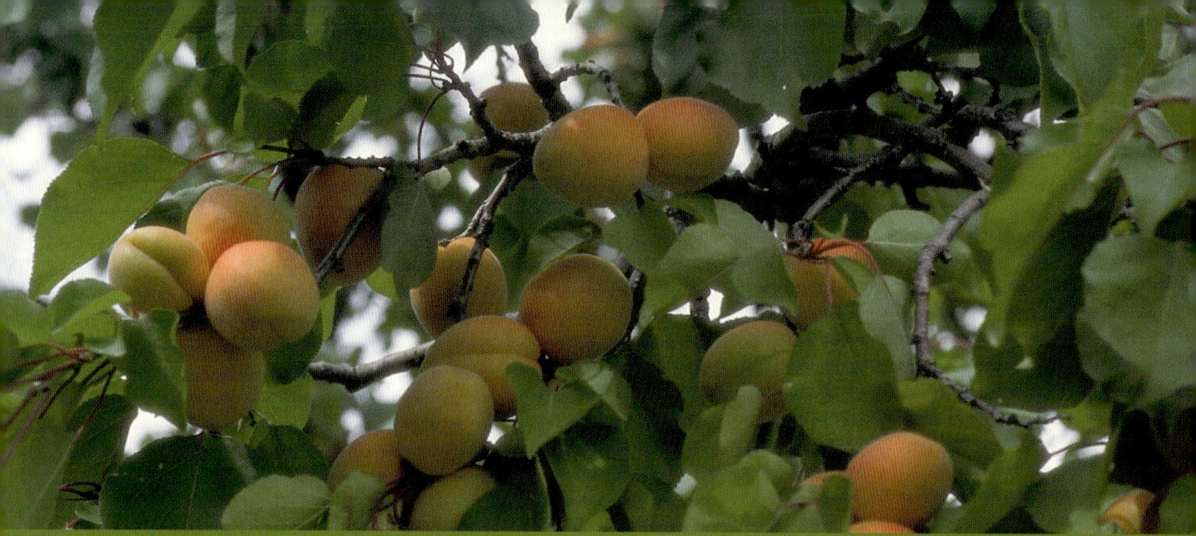

Von Apothekerbirnen und Vinschgauer Marillen

Im Vinschgau fallen oftmals hohe, knorrige Bäume auf, die, im Frühjahr geschmückt mit einem bezaubernden weißen Blütenkleid und im Herbst reich behangen mit Birnenfrüchten, neben uralten Bauernhöfen stehen. Das Haus hat wie ein sorgender Vater all die Menschenkinder behütet, die da aus und ein gegangen sind, und der Baum hat sie wie eine gute Mutter genährt und erfreut. Jetzt ist das Paar zerfurcht und verwittert, aber noch immer schenkt es den Seinen Heimat und erweckt im fremden Betrachter Sehnsucht nach dieser Geborgenheit.

Die Palabirnbäume sind schon seit mindestens 600 Jahren in diesem Tal beheimatet und die ältesten Exemplare stehen unter Schutz. Von der Töll bis Taufers und Mals gibt es sie, aber niemand weiß, wann, woher und auf welche Weise diese Obstsorte in den Vinschgau gekommen ist. Wahrscheinlich kam die auch als »Türkische Birne« bezeichnete Frucht aus einem östlichen Land mit Steppenklima über den Balkan zu uns. Außerhalb des Tales ist diese Obstsorte wenig bekannt, aber die Vinschger lieben ihre süßen »Palabirn«, haben sie doch im Leben ihrer Vorfahren eine nicht unbedeutende Rolle gespielt. Im Vinschgau, insbesondere im oberen Teil, herrschte einstmals unter weiten Bevölkerungsschichten große Armut und Not. Die traurigen Geschichten von den Karrnern und den Schwabenkindern künden von diesen Zeiten. Die Palabirne war damals ein Geschenk des Himmels für diese Menschen, das sie gegen Hunger und Durst und auch als Medizin zu nutzen wussten.

Auch jetzt noch sind die gedörrten »Birnenschnitz«, die aus den eher harten Früchten gemacht werden, eine bei Jung und Alt beliebte Köstlichkeit, aber früher waren sie wohl eine wichtige Vitaminquelle für die lange, strenge Winterzeit. Heute besorgen Dörrapparate diesen Vorgang, aber noch bis vor einigen Jahrzehnten wurden die dünn geschnittenen Birnen an der Sonne getrocknet und dann, auf Fäden aufgezogen, ans Fenster oder in luftigen Dachböden über die »Ballenreiter« gehängt. Sie wurden der »Fiseelsupp« (Bohnensuppe) beigemengt, die dadurch einen etwas süßlichen Geschmack erhielt. Frisch geröstete Birnenschnitz konnten, mit ebenfalls gerösteter Gerste vermischt, als Kaffeeersatzpulver verwendet werden. Heute noch werden mit den gedörrten Birnenschnitten nach alter Tradition »Strutzen« und »Lunggn« hergestellt, Brote, die früher nur für die winterlichen Feiertage gebacken wurden.

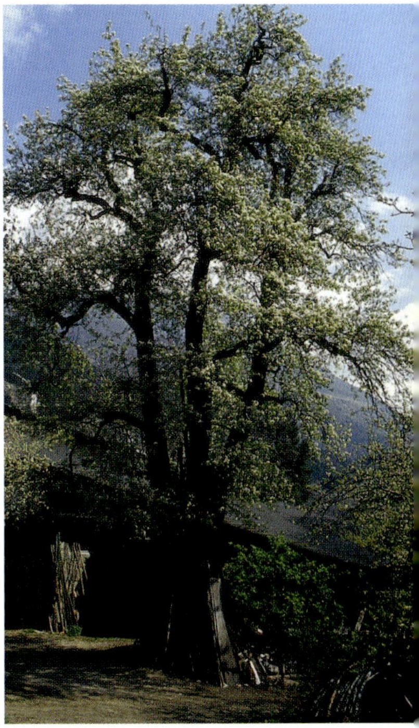

Palabirnbaum in voller Blüte

Die Palabirne wurde auch als Apothekerbirne bezeichnet. Ihre verdauungsfördernde Wirkung war schon vor 600 Jahren bekannt. Die Dosierung richtete sich nach dem Bedürfnis: Je mehr Birne, desto mehr Förderung ... In Zeiten, wo monatelang kein frisches Obst und Gemüse erhältlich war, wird der Gehalt der Dörrbirnen an Vitaminen und Spurenelementen den Menschen sicher gut getan haben.

Aus einem uralten Kräuterbuch:
»Bierbeumen wurzelen, bletter und frücht, haben viel krafft. Alle diejenigen, so die speis nicht können behalten und sich stets thun erbrechen, denen seien bierbeumen fast nüzlich, das grüne loup (Laub) zerstossen und mit eine tuoch (Tuch) auf den maghen geleget. Bierbeumen frücht zerstossen schmier auf den leib für die räude, die haudt wird schön. Gesotten Bierbeumen bletter heilen wunden. Die kern gestossen und nüchtern genützt, vertreibet leberwehe.«

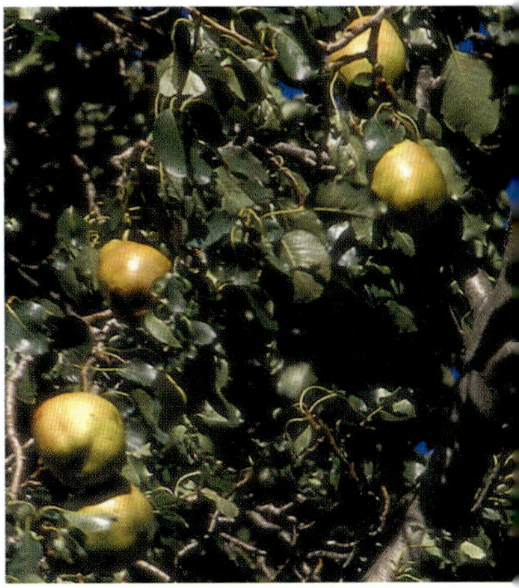

Palabirnen sind gesund und wohlschmeckend.

Wahre Wunder soll der aus der Palabirne gewonnene Essig wirken. Bei Magenbeschwerden, insbesondere bei Völlegefühl nach dem Essen, soll ein Esslöffel davon sofort helfen. Bei Halsweh kann mit diesem Essig gegurgelt werden, bei Juckreiz und Insektenstichen leistet er schnelle Hilfe, und bei Kopfweh schafft es Linderung, ein mit Palabirnessig getränktes Tuch auf Stirne und Nacken zu legen. Damit nicht genug: Gegen Erkältung (innerliche Anwendung) und gegen Hexenschuss (äußerliche Anwendung) hilft angeblich kein anderer Schnaps so gut wie der der Palabirne. Es gibt Vinschger, die schwören auf die vorbeugende Wirkung des Palabirnschnapses gegen Leiden jeglicher körperlicher und seelischer Art und genießen ihn deshalb regelmäßig und reichlich. Vor übertriebenem Gesundheitsbewusstsein sei in dieser Hinsicht aber gewarnt!

Hoscht an Palabirnbam nebn dr Hitt, brauchscht kuan Apothekn nit!

Junge Palabirnbäume tragen erst nach 6 bis 7 Jahren erstmals Früchte. In trockenen Jahren kann es vorkommen, dass manche Birnen »holzig« sind oder »spear« (herb), dann brauchen Most und Maische etwas länger, um zu gären. Aber lassen wir ihnen Zeit, denn sowohl Schnaps als auch Essig waren noch jedes Jahr genießbar. Die hohen Bäume werfen im Herbst freigebig ihre Last zu Boden, von wo sie fleißig eingesammelt werden. Der arme alte Tantalus, bekannt aus der griechischen Mythologie, hätte es also mit einem Palabirnbaum leichter gehabt, denn zu seinen tausend Qualen kam auch noch diese: Fruchtbare Bäume neigten um seinen Scheitel die Zweige voll balsamischer Birnen, die der Sturm jeweils dann emporwirbelte, wenn der Greis sie zu pflücken versuchte.

Den Palabirnbäumen droht, wie anderen Obstbäumen auch, die Gefahr von Schorf- und Pilzbefall und Feuerbrand. Aber da es so viele Generationen von Vinschgern geschafft haben, ihre Palabirnbäume zu pflegen und zu kultivieren, wird das auch in Zukunft gelingen.

Auch aus anderen Obstsorten wird im Vinschgau Destilliertes hergestellt, denn Schnaps brennen die Vinschger gut und gerne. Ein besonders aromatisches Wässerchen gewinnen sie aus der Vinschgauer Marille. Hierbei handelt es sich um eine besondere Aprikosenart mit kompaktem, hellem Fruchtfleisch und einem optimalen Zucker-Säure-Verhältnis. Ein wunderbarer Duft und Geschmack, der sich bei der Verarbeitung zu Saft und Marmelade noch verstärkt, zeichnet diese Früchte aus.

Der Name Marille entstand durch eine krasse Verdrehung. Vor langer, langer Zeit gerieten Obstbäumchen aus Asien in römische Gärten. Ihre Früchte waren rund wie Äpfel, und deshalb wurde der Baum nach seinem vermeintlichen Herkunftsland Armenien »Malum armeniacum« genannt. Name und Bäumchen wanderten nach Norden und Westen, und Menschen, die dieser Bezeichnung keine Bedeutung zuordnen konnten, vertauschten und verschluckten ein paar Laute, bis das Wort »Marille« daraus wurde. Ähnlich verhält es sich übrigens beim Wort »Aprikose«, das nach Entschlüsselung vieler Wortverdrehungen auf das lateinische »praecoquum« zurückzuführen ist. Der Marillenanbau im Vinschgau blickt auf eine etwa 100-jährige Tradition zurück und musste im Laufe seines Bestehens Höhen und Tiefen erleben. Marillenkulturen reagieren sehr empfindlich auf alle ihnen unerwünschten Veränderungen von Klima, Boden, Feuchtigkeit etc., und deshalb waren Schwankungen um das Zehnfache in der Produktionsmenge von einem Jahr zum anderen keine Seltenheit.

Die Marille liebt hohe Sommerwärme, geringe Niederschläge und niedere durchschnittliche Luftfeuchtigkeit, dauernde Belüftung, lockere, leichte Böden und Schutz vor Spätfrösten.

(Zitat des im Vinschgau bestens bekannten Agrarfachmanns Dr. Passecker)

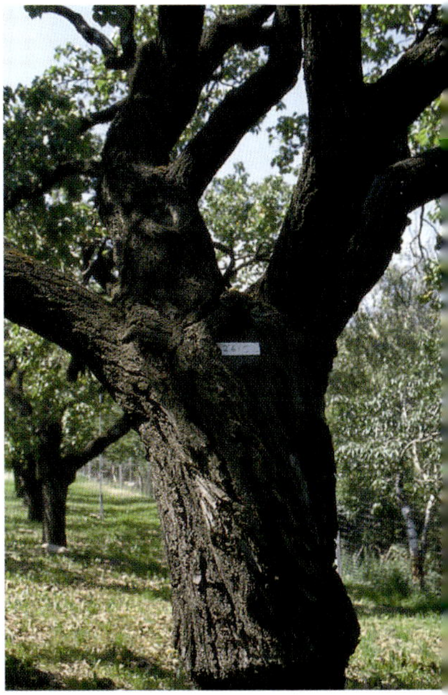

Am Nörderberg im Vinschgau gibt es uralte Marillenbäume.

Der sonnige, niederschlagsarme, windige Vinschgau bietet im Wesentlichen jene genannten günstigen Bedingungen, doch können die Spätfröste diesen Obstkulturen gefährlich werden. Der Vegetationszyklus der Marille setzt beim ersten Temperaturanstieg schneller als bei anderen Obstsorten ein. Diese Entwicklung wird an den Nordhängen durch die geringere Sonnenscheindauer im Vorblütestadium und die kälteren Böden etwas verzögert, so dass die Auswirkungen der von Ende April bis Mitte Mai drohenden Spätfröste eher abgewendet werden können, als auf den Südhängen. Im Sommer jedoch genießen die Nordhänge eine längere Sonnenscheindauer als die gegenüberliegende Talseite. Aus diesem Grund sind die Marillenkulturen fast zur Gänze an den Nordhängen zwischen Naturns und Glurns zu finden. Die Marillen wurden in früheren Zeiten fast ausschließlich und in seltenen Fällen noch heute zusammen mit einer sogenannten Unterkultur, vorzugsweise mit Roggen, Hafer, Gerste, Weizen und Buchweizen angebaut. Luzerne und Kartoffeln wurden wegen der Gefahr der Übertragung von Pilzkrankheiten selten zusammen mit den Marillen gehalten. Das Getreide als Brotfrucht für den hofeigenen Gebrauch spielte noch bis vor wenigen Jahren eine große Rolle.

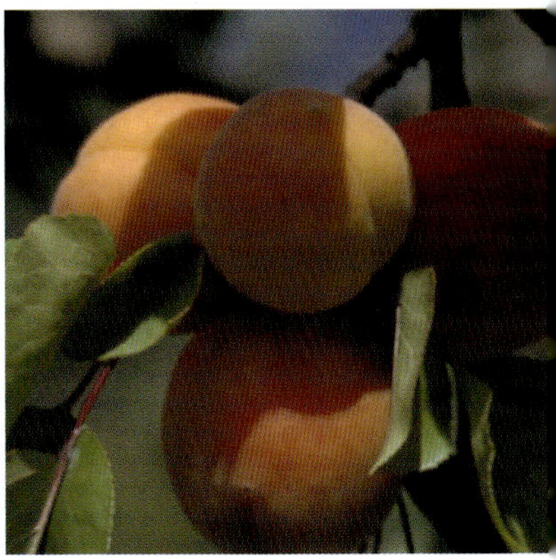

Ein Geschmackserlebnis: die köstliche Vinschgauer Marille

Ein weiterer Grund für diese Anbauverbindung war die Wasserknappheit im Frühjahr. Die Ansprüche der Marille an die Wasserversorgung waren ebenso bescheiden wie die des Getreides.

Nachdem im Vinschgau in zunehmendem Maß Apfelanbau betrieben wurde und Großberegnungsanlagen mit überbetrieblicher Bedienung errichtet wurden, setzte auch in den Marillenanlagen eine Umstellung der Unterkultur auf Dauerwiese ein. Der Vegetationszyklus der nun bis zum Herbst mitberegneten Marillenkulturen wurde damit gestört, und das war sicher einer der Gründe für den Rückgang des Marillenanbaus im Vinschgau. Andere Rückschläge entstanden durch das Marillensterben, welches eine Folge von Baumkrankheiten wie Scharka, Monilia, Rindenkrebs und Gummifluss war.

Die Entwicklung der letzten Jahre lässt aber hoffen, dass der Marillenanbau auf den nordseitigen Hanglagen des Vinschgaues weiter bestehen bleibt, denn erfreulicherweise wurden dort sogar mehrere Neuanlagen errichtet. Gesundes Pflanzenmaterial, zunehmende anbautechnische Erfahrung und die Beherrschung des Problems der richtigen Wasserversorgung bescheren dem Landwirt, falls nicht Dauerregen, Sturm oder Hagel Schäden anrichten, gute Ernten, für die er zufriedenstellende Preise erzielen kann.

Mitte Juli bis Mitte August werden die saftigen, wohlschmeckenden Früchte,

> **»deren Fleisch in reifem Zustand fast auf der Zunge zergeht«** (Zitat Prof. Passecker),

in den Vinschgauer Obstgenossenschaften zum Verkauf angeboten und dann von begeisterten Hausfrauen zu köstlicher Marmelade und wohlschmeckenden Säften verarbeitet. Auch der Genuss von Marillenknödeln, die aus Kartoffel-, Brand-, Germ- oder Topfenteig hergestellt werden können, ist ein wahres Feinschmeckervergnügen.

Ein erprobtes Rezept:

Marillenknödel aus Topfenteig

für 8 bis 10 Knödel

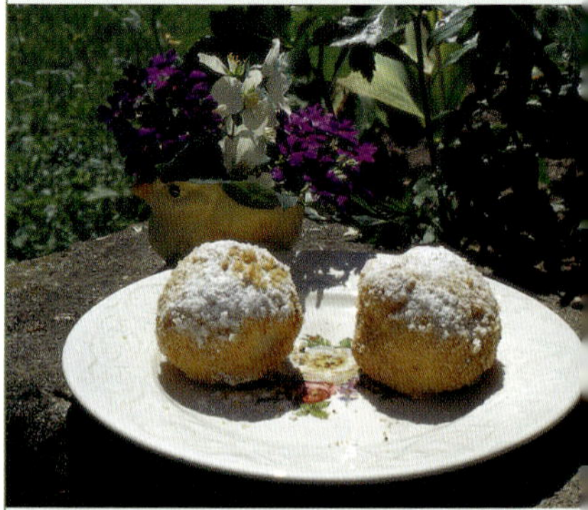

Teig:

250 g Magertopfen
1 Ei
4 Esslöffel Grieß
4 Esslöffel Semmelbrösel
ca. 4 Esslöffel zerlassene Butter
Salz

Die Zutaten mischen und zu einem glatten Teig verarbeiten, den man 10 Minuten rasten lässt.

Mit einem Kochlöffelstiel werden die Marillen entsteint und mit einem Stück Würfelzucker gefüllt, sodann werden die Früchte mit Teig umhüllt, sorgsam in kochendes Salzwasser gegeben und ca. 7 Minuten gegart. Die Knödel müssen an die Oberfläche des Wassers aufsteigen.

Die Knödel werden in Butter gebräunten Semmelbröseln gewälzt und mit Zucker und Zimt bestreut serviert.

Eine weitere Spezialität ist der schon anfangs erwähnte »Marilleler-Schnaps«. Ich zitiere Herrn Dr. Hans Mair zu diesem Thema:

»Da man im Vinschgau sonderbarerweise nie eine eigene Verwertungseinrichtung aufgebaut hat, ist man in »äußerster Not« öfters auf das Schnapsbrennen ausgewichen. Einmal hat die GEOS (Genossenschaft der Obsterzeuger, Schlanders) sogar selbst eine größere Menge Schnaps brennen lassen. Dass auch einige Private Marillenschnäpse brannten, ist zwar statistisch nicht nachweisbar, aber vom Volksmunde her wohlbekannt. Marillenschnaps wäre nach wie vor eine begehrte Spezialität. Jedoch das teure Rohprodukt, die geringe Ausbeute (5–6 Liter aus 100 kg entsteinter Maische) und die hohen Steuern haben eine Produktion im größeren Stil stets verhindert. Am Rande vermerkt, ist die Herstellung von gutem Marillenschnaps auch gar nicht so einfach. Man braucht gut reife Vinschgauer Marillen ohne Fäulnis, eine gute Vergärung, ein zweimaliges fachmännisches »ruhiges Brennen« und eine ausreichende Lagerung des Schnapses. Dass dann jeder Brenner noch seine eigenen Rezepte für ein gutes Gelingen hat, ist ein offenes Geheimnis.«

Abschließend sei Jean Brillat-Savarin (1755–1826) zitiert, der Klassiker der Tafelfreuden, der sich zum Geschmack der Marille folgendermaßen geäußert hat:

»Wenn man eine Marille isst, wird man durch den Geruch, der ihr entströmt, angenehm berührt. Man steckt sie in den Mund und empfindet ein Gefühl säuerlicher Frische, welches einlädt, fortzufahren. Dann, in dem Augenblick des Hinabschluckens, wenn der Bissen unter den Nasenhöhlen durchgeht, offenbart sich der Geruch und vervollständigt so die Empfindung, welche eine Aprikose hervorrufen soll. Aber erst, wenn man sie hinabgeschluckt hat, beurteilt man das Empfundene und sagt sich selbst: Vortrefflich!«

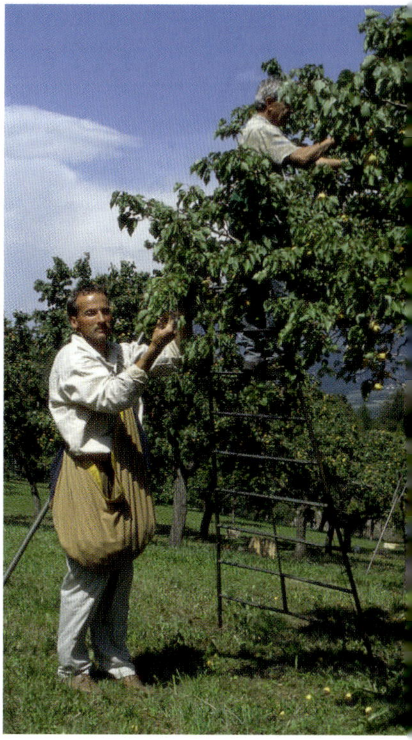

Der Bauer Robert Vent vom Wiebenhof in Nördersberg/Schlanders bei der Marillenernte

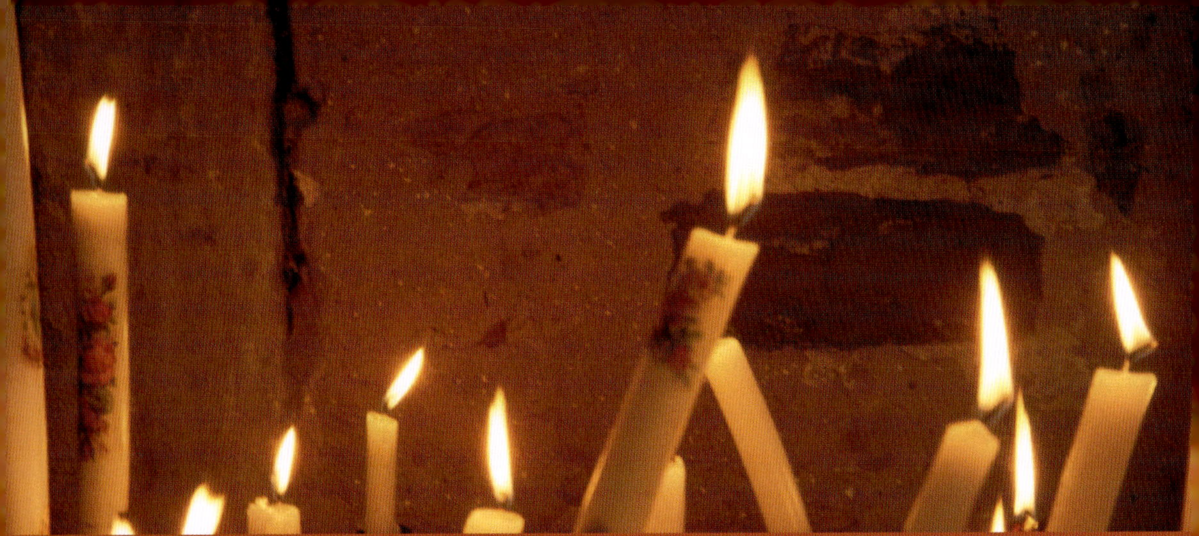

Vom alltäglichen Umgang der Tiroler mit den Heiligen

Zugegeben, um die Heiligen ist es leiser geworden. Sie haben sich in die Nischen der Kirchen und Kapellen zurückgezogen, ihre Abbilder bleichen an den Fassaden alter Bauten und bis zu den nächsten Katastrophenzeiten genießen sie, da von ihnen keine allzu großen Anstrengungen verlangt werden, die himmlische Herrlichkeit.

Heute verlassen sich die meisten Menschen in diesem Land auf die Hilfsmittel der modernen Wissenschaft und Technik, aber noch bis vor wenigen Jahrzehnten war in Südtirol für alle körperlichen, seelischen und wirtschaftlichen Probleme ein bestimmter Heiliger zuständig, der bei Bedarf angerufen und dem für die Lösung des Problems ein angemessener Preis angeboten wurde. Der Bittsteller musste die innere Gewissheit haben, seine Gegenleistung, zum Beispiel Kerzen in verschiedener Anzahl und Größe, psalterweise Rosenkranzgebete, Bußübungen, Wallfahrten und Pilgerreisen, großzügig bemessen zu haben, dann war er sich mit dem Heiligen handelseinig.

Heiliger Antonius, wir machen an Handl:
I bet dir an Rosenkranz, und du schickst mir a Mandl!

Die Heiligen hatten nicht nur ihre fixen Standplätze in Kirchen, Kapellen und Stuben, sondern sie waren auf geheimnisvolle Weise zwar unsichtbar, aber doch spürbar leibhaftig zugegen. Ihre Namenstage wurden gefeiert und waren außerdem die Fixpunkte im Jahresablauf. Nicht ein Datum, sondern der Feiertag des jeweiligen Heiligen bestimmte die Termine der Landbevölkerung.

An den lieben Gott musste man sich natürlich auch wenden, er war und ist die oberste Instanz. Aber mit den Engeln und Heiligen, allen voran der Jungfrau Maria, sicherte sich das mit Mühsal und Kummer beladene Menschengeschlecht Verbündete, die dem überlasteten Herrgott ja auch einiges an Kleinarbeit abnehmen konnten. Mittlerweile wird der goldene Abglanz der Heiligenscheine auf den Kalenderblättern kaum mehr wahrgenommen, es gibt aber noch Menschen, die den Kontakt zu den lieben Heiligen pflegen und auf deren Hilfe und Fürbitte vertrauen.

Im Folgenden soll nicht von den großen kirchlichen Festen die Rede sein, die sich auf das Leben Jesu und die heiligen Sakramente beziehen, sondern von den Heiligen, die bereit sind, einen Tiroler von der Wiege bis zur Himmelspforte zu begleiten. Ihre Identifikation auf bildlichen Darstellungen fällt meist nicht schwer, denn sie sind durch sinnige Attribute gekennzeichnet.

Mit dem Advent, der Zeit des Wartens auf die Ankunft des Erlösers, fängt das Kirchenjahr an. Am **4. Dezember** ist die **heilige Barbara**, Beschützerin der Bergknappen und Artilleristen und Helferin für eine gute Sterbestunde, zur Stelle. Mit dem Turm, in den sie zu Lebzeiten eingesperrt wurde, ist sie meist abgebildet. Die drei Fenster im Turm symbolisieren die Heilige Dreifaltigkeit. An ihrem Namenstag werden Barbarazweige vom Kirschbaum ins Zimmer gestellt, die zu Weihnachten blühen sollen. Die älteren Leute in Tirol kennen noch folgendes Gebet:

Heilige Barbara, du edle Braut, Seel und Leib ist dir anvertraut.
Schütze mich in jeder Not, bewahre mich vor gachem Tod!

Der **Abend des 5. Dezembers** gehört dem **heiligen Nikolaus**, der in vielen Tiroler Dörfern und Städten durch die Straßen zieht, begleitet von Engeln, aber auch von grauslichen Teufeln. Kommt der Nikolaus ins Haus, so bringt er den braven Kindern süße Geschenke mit. Der Krampus droht indessen mit der Rute, denn – wer weiß das besser als der Teufel – niemand ist vollkommen ...

Das Fest **Mariä Empfängnis** am **8. Dezember** ist im Tiroler Brauchtum wenig verankert. Die **heilige Luzia**, **13. Dezember**, soll mit ihrem Licht die dunkle Adventszeit heller machen und böse Geister vertreiben. Die **Thomasnacht vom 21. auf den 22. Dezember** ist als »Raunacht« oder »Rauchnacht« bekannt und Mittelpunkt vieler mystischer Bräuche. Die zweite Rauchnacht ist zu Silvester und die dritte vor dem Dreikönigstag. Die Rauchnächte sind gefürchtet, denn die »Wilde Jagd« rast heulend durchs Gebirge, die alten Dämonen bäumen sich gegen die Ankunft des Erlösers auf. In dieser Nacht gibt es Orakel, die kundigen Menschen einen Blick in die Zukunft gestatten.

Der **Advent** ist die Zeit des »Anklöckelns«. Lärm und Vermummung weisen auf einen heidnischen Ursprung des Brauches hin, doch hat dieser fast in allen Tiroler Gegenden einen christlichen Inhalt bekommen und wird als »Herbergsuchen« und »Frauentragen« ausgeübt. Und dann wird es **Weihnacht** in Tirol wie auf der ganzen Welt. Es sollte ein Fest der innigen Freude und der Besinnlichkeit sein, denn der Erlöser ist gekommen und liegt als Kind in einer armseligen Krippe. Wenn auch der verheerende Weihnachtsrummel vor den Grenzen Tirols nicht Halt gemacht hat, so wird hierzulande doch noch das Krippenbrauchtum sehr aktiv und liebevoll gepflegt.

Nach Weihnachten wird am **26. Dezember** der **heilige Stephanus** mit einer Salz- und Wasserweihe gefeiert und in St. Magdalena in Gsies gehen die Pferdebesitzer zum »Rossopfer«. Am **27. Dezember, am Johannistag**, wird Wein geweiht, der wirksam gegen bösen Zauber und bösen Blick ist und den Frieden im Haus erhalten soll. Deshalb wird dieser Wein gerne bei Hochzeiten getrunken.

Der Tag der **Heiligen Drei Könige**, Kaspar, Melchior und Balthasar, am **6. Jänner**, wurde in früheren Zeiten als »Perchtentag« bezeichnet. Als solcher scheint er schon in Urkunden aus dem 13. Jahrhundert auf. Heute wird das Fest »Kinigtag« genannt. Der Brauch, den Zug der drei Weisen aus dem Morgenland darzustellen, ist uralt, doch leider in manchen Gegenden durch starkes Bettelunwesen versunken.

So ein »Lotterlied« aus alter Zeit lautet folgendermaßen:

Mir heiligen drei Kinig mit inserm Stearn,
mir wollen jetzt singen und Jesum vereahrn.
Mir finden ein Kindlein nackend und bloaß
und legens Maria, der Muatter, in Schoaß.

Herodes schaut zum Fenster gricht't:
»Was ist das für ein schwarz Gesicht?«
Das schwarz Gesicht ist ins wohlbekannt,
es ist ein Kinig aus Mohrenland.

Iatzt ists halt gsungen, iatzt ists halt gar,
iatzt wünschen mir a nuis glückseligs Jahr.
Glückseligs nuis Jahr ist a fröhliche Zeit,
die gibt Gott Vater, Gott Sohn und Gott Geist.

I hab schun gheart an Schlüssl klingen,
man weard ins bald zwei, drei Kreuzer bringen,
zwei, drei Kreuzer sein no nit gnua,
es gheart a Stuck Zeltn und a Schnaps dazua.

Heute pflegt mit Vorliebe die Katholische Jugend den Brauch des »Sternsingens« und unterstützt mit den gesammelten Spenden die Missionsarbeit. Am Dreikönigstag werden mit geweihter Kreide die Initialen der Drei Könige, umrahmt von der Jahreszahl, über die Türe geschrieben. Mit Gebet, Weihrauch und »Kinigwasser« soll jede Art von Unheil von Haus, Hof und Flur ferngehalten werden.

Als Viehpatron, namentlich der Schweine, wird **Antonius der Abt** am **17. Jänner** verehrt. Somit ist der »Fackentoni« für die Qualität des allseits beliebten Tiroler Specks verantwortlich.

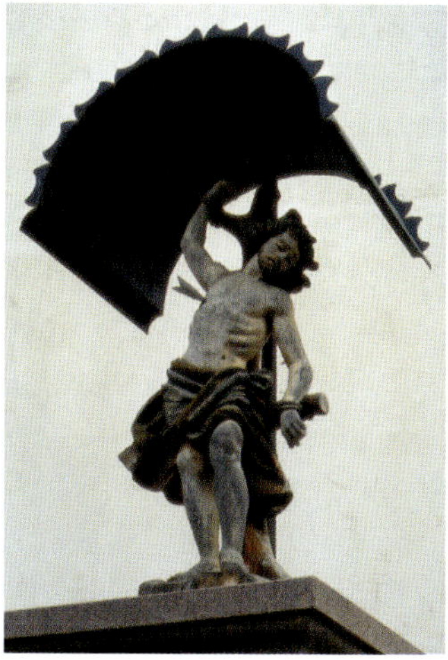

Der heilige Sebastian am Dorfplatz von Montan

Wer Pest, Cholera oder sonst eine ansteckende Krankheit hat, möge die Hilfe der **Heiligen Fabian und Sebastian** anrufen, deren Fest am **20. Jänner** gefeiert wird. Sagen und Bilder erinnern noch heute an die Pest- und Cholerazeiten in Tirol. St. Sebastian ist der Patron der Tiroler Schützen und wird als solcher hoch verehrt. Der Tag nach dem »Wastlestag« war im Sarntal »Flickwerchtig«, da durften sich die Dienstboten ihr Zeug flicken.

In Südtirol ist der **21. Jänner ein Lostag:**

Zu Vinzenz Sonnenschein, gibt viel gueten Wein.

Am **25. Jänner, zu Pauli Bekehr**, wird in Unterinn am Ritten der große Wintermarkt abgehalten. Früher musste an diesem Tag wild gerauft werden und es musste sogar Blut fließen, nur so hatte der Schwarzplenten im jeweiligen Jahr Aussichten, gut zu gedeihen.

Maria Lichtmess, also der **2. Februar**, ist ein Fest, um das sich sehr viel Brauchtum rankt. Das Fest, eigentlich die Darbringung Jesu im Tempel, wurde im 6. Jahrhundert eingesetzt. Der Name Lichtmess kommt wahrscheinlich daher, weil die Tage wieder länger werden. Ein noch heute sehr bekannter Spruch drückt das so aus:

Weihnachten um an Muggnschritt,
Nuijohr um an Hahnentritt,
Dreikinig um an Hirschnsprung,
Liechtmess um a gonze Stund.

Lichtmess ist einer der bedeutendsten Lostage im Jahr. Fast alle diesbezüglichen Bauernregeln haben zum Inhalt, dass dieser Tag noch winterlich kalt sein sollte. In ganz Tirol ist der Reim bekannt:

Ist Lichtmess hell und rein,
wird ein langer Winter sein,
wenn es aber stürmt und schneit,
ist der Langes nicht mehr weit.

Vielleicht bezieht sich der Name »Lichtmess« aber auch auf die Kerzenweihe, die an diesem Tag stattfindet. Im Eggental wurden an diesem Tag während der Messe geweihte Kerzen aus Hummelwachs abgebrannt, um damit alle Hexen zu vertreiben. Lichtmess ist auch der Beginn des bäuerlichen Arbeitsjahres. Noch bis in die Nachkriegsjahre des 2. Weltkrieges war es üblich, dass zu dieser Zeit den Dienstleuten der Lohn ausgezahlt wurde und dass diese den Arbeitsplatz wechseln konnten. Dieses Umschauen um einen neuen Arbeitsplatz wurde »Schlenggln« genannt. Ein Knecht, der einen Arbeitsplatz suchte, steckte einen Löffel an den Hut. Der Schmerz des Abschiednehmens sollte durch ein besseres Essen gemildert werden, deshalb wurden an diesem Tag »Rearkrapfen« gebacken. Meistens mussten aber die Knechte und Mägde noch einen Tag beim alten Bauern bleiben, denn am sogenannten »Scheißwerchtig« musste die Zeit, die das Jahr über am stillen Örtchen verbracht wurde, eingearbeitet werden.

St. Blasius (3. Februar) ist der Patron gegen Halsweh. Der Blasiussegen wird heute noch gerne von vielen Gläubigen, wahrscheinlich Politikern, Lehrern, Sängern und jenen, die eine laute Stimme brauchen, erbeten. Die größten Feierlichkeiten am **St.-Agatha-Tag (5. Februar)** finden in Karthaus im Schnalstal statt. Dort wird ein Krämermarkt abgehalten, bei dem sich Jung und Alt aus dem ganzen Tal einfinden. Da die heilige Agatha auch bei Feuersnöten angerufen wird, pilgerten die Meraner seit 1348, als in ihrer Stadt eine große Feuersbrunst wütete, alljährlich an ihrem Namenstag, am 5. Februar, zum Agathakirchlein in Lana. Die **heilige Apollonia**, die am **9. Februar** verehrt wird, hilft gegen Zahnweh und der heilige Valentin gegen das »Hinfallerte«. Damit sind Krankheiten wie Epilepsie und Fraisen gemeint. Außerdem ist **St. Valentin** ein Beschützer der Haustiere und wird in ganz Tirol am **14. Februar** gefeiert.

Im März beginnt der Frühling, der »Langes«, jene Zeit, in der die Bauern teils mit Hoffnung, teils mit Sorge Spekulationen über das Wetter anstellen, da ja ihre ganze Existenz vom Gedeihen der Feldfrüchte und des Viehs abhängt. Ein Lostag ist das Fest der **vierzig Märtyrer**: Wie an diesem Tag das Wetter ist, bleibt es angeblich vierzig Tage.

Der **17. März** wird mancherorts als »Gartltag« begangen, denn die **heilige Gertraud** soll die erste Gärtnerin gewesen sein. St. Gertraud ist eine der bekanntesten Bauernheiligen, und die Maus, mit der sie abgebildet ist, sollte den Spinnerinnen den Faden abbeißen. An diesem Tag hörten nämlich das Spinnen und andere häusliche Arbeiten, die bei Kerzenlicht verrichtet wurden, auf. Zu dieser Zeit beginnt das Säen und der Anbau auf den Feldern. Auch heute ist es noch in den meisten Gegenden Tirols üblich, das Saatgut mit einem Gebet zu segnen. Der **heilige Josef** ist der Landespatron von Tirol, aber auch der gesamten katholischen Kirche, Patron der Familie und der

Eheleute, Patron der Obdachlosen und Helfer in der Sterbestunde. Sein Namensfest wird in Tirol am **19. März** groß gefeiert, aber auch am **1. Mai** wird er als Schutzheiliger der Arbeiter und Handwerker, insbesondere der Zimmerleute verehrt. »Unser Frauentag im Pflanzen« war das Fest **Mariä Verkündigung** am **25. März**. Der Spruch »Um Mariä Verkündigung kommen die Schwalben wiederum« ist noch vielen geläufig.

Dem **heiligen Zeno**, der am **12. April** seinen Namenstag hat, wurde in Reifenstein bei Sterzing eine Wallfahrtskirche errichtet, die von Taubstummen und Eltern mit Kindern, die Entwicklungsstörungen haben, gerne aufgesucht wird:

Der heilige Zen macht die Kinder reden und gehn!

Der zweite Sonntag nach Ostern, der **Kassiansonntag**, wird in Brixen und Gsies sehr feierlich mit dem Kassianumgang hochgehalten. Einer der volkstümlichsten Heiligen Tirols und einer der vierzehn Nothelfer ist der **heilige Georg**. Obwohl er samt seinem Drachen am **23. April** nicht mehr im Heiligenkalender aufscheint, ist der Jörg noch immer allseits beliebt und mit seinem Namensfest ist auch viel altes Brauchtum verbunden.

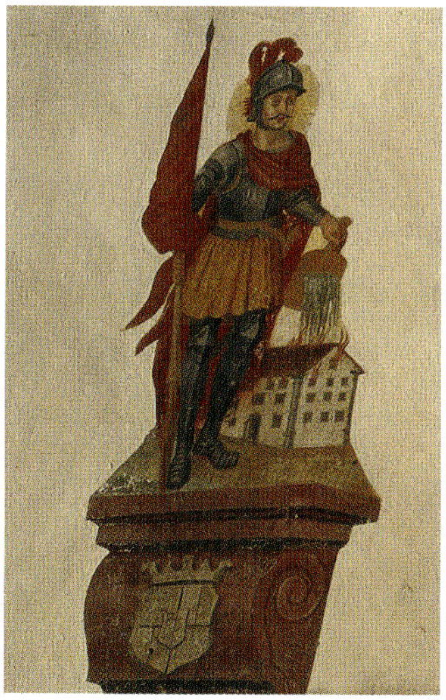

Der heilige Florian ist der Patron der Feuerwehren.

Der **Markustag**, am **25. April**, wird mit Feldumgängen und Prozessionen in Enneberg, Wengen, Brixen, Klausen und in Kastelbell gefeiert. Markus ist der Patron der Bauarbeiter, der Schreiber und Notare und der Korbmacher. Als Helfer für gutes Wetter und eine gute Ernte kann er, wenn man ihn schön bittet, auch Blitz und Hagel verhindern.

Einer der bekanntesten und beliebtesten Heiligen ist **St. Florian**, der bei Hochwasser, Unwetter und Brandgefahr hilft. Die schlauen Klausner geben den Armen der Stadt an seinem Festtag am **4. Mai** ein »Florianimahl«, bei dem diese essen und trinken dürfen so viel sie wollen, dafür aber den Heiligen bitten müssen, die Stadt

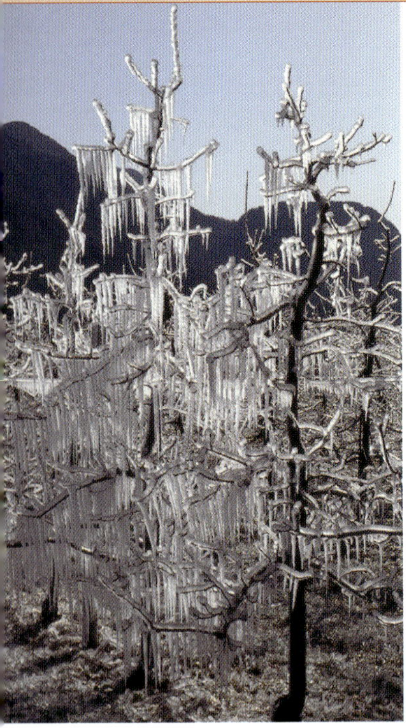

Die Frostberegnung schützt im Mai die Obstkulturen oftmals vor Schaden.

vor Feuer und Wasser zu bewahren. Auf unzähligen Wandbildern und Fahnen ist Ritter Florian dargestellt, wie er aus einem Schaff reichlich Wasser über ein brennendes Haus schüttet. Selbstverständlich wird auch von den Feuerwehren der Florianitag mit Angelobungen und großen Festen gefeiert.

Klare Frostnächte mitten im Mai sind der Schrecken aller Landwirte.

Pankrazi, Servazi und Bonifazi
sind drei frostige Bazi,
und zum Schluss fehlt nie
die kalte Sophie.

Die gefürchteten »Eisheiligen« sind aber völlig unschuldig an den tatsächlich zu dieser Zeit immer wieder auftretenden Kaltwettereinbrüchen. Im Ultental und Glurns wird **St. Pankratius** als Kirchenpatron verehrt, hingegen werden die Hilfeleistungen der **Heiligen Servatius und Bonifatius**, die Rheumatismus und Fieber, Mäuse- und Rattenplagen abwehren könnten, wenn man sie darum bäte, hierzulande wenig beansprucht.

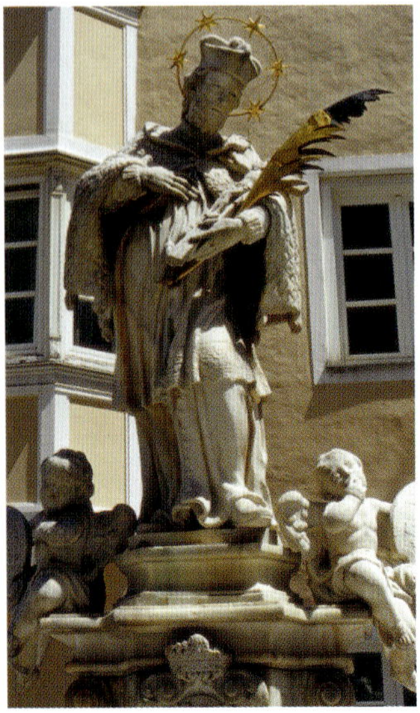

Ein besonders schönes Bildnis des heiligen Nepomuk befindet sich in Sterzing.

Großer Beliebtheit erfreut sich der **heilige Nepomuk (16. Mai)**, der gütig und sich mit seinem Zeigefinger die Lippen verschließend über viele Tiroler Brücken wacht und vor allen Wassergefahren bewahren soll. Der Heilige wurde 1393 auf Geheiß König Wenzels IV. in der Moldau ertränkt, weil er dem König die Beichte seiner Gemahlin nicht offenbaren wollte, und nun muss Nepomuk weiter schweigen und ins Wasser schauen.

Vor allem im Etschtal wird der **heilige Urban** auch heute noch sehr geschätzt, denn er ist der Patron der Winzer und des Weines. Tatsächlich sorgt St. Urban, der in den Jahren von 222 bis 230 Papst war und dessen Fest am **25. Mai** begangen wird, fast jedes Jahr für einen guten Tropfen.

Im Marienmonat Mai wird die Muttergottes besonders liebevoll verehrt, ihre Altäre werden üppig mit Blumen geschmückt und die Menschen gehen am Abend zur Maiandacht. 63 Kirchen sind in Südtirol der Gottesmutter geweiht.

Regnet's am Medardustag (8. Juni), regnet's noch vierzig Tag danach!

St. Medardus muss sich deshalb den Namen »Heubrunzer« gefallen lassen. Ein anderer Spruch lautet:

Hat Margret (10. Juni) keinen Sonnenschein, dann kommt das Heu nie trocken heim.

Diese Sprüche haben durchaus ihre Berechtigung, denn ungefähr um diese Zeit setzt sich fast alljährlich eine feuchtkühle Weströmung in Europa durch. Sogar Wintereinbrüche mit Schnee und Frost können vorkommen und unter den Schafen Verluste fordern. Man spricht daher auch von der Schafskälte.

Der **heilige Antonius von Padua** ist wohl einer der beanspruchtesten Heiligen im ganzen Land. Jeder weiß, wie unangenehm es ist, nach etwas zu suchen, das man dringend braucht. Antonius hat sein Können unzählige Male unter Beweis gestellt. Er findet alles, sogar den richtigen Ehemann für ein noch lediges Madl. Da stellt sich natürlich die Frage, wie viel vom himmlischen Frieden noch für den ewig nach irgendetwas und irgendwen Suchenden übrig bleibt. Antonius ist außerdem noch Patron der Liebenden, der Armen und Sozialarbeiter und der Pferde und Esel. Sein Namensfest ist am **13. Juni** und eine bedeutende Antoniuswallfahrt führte im alten Österreich nach Kaltern.

Der **heilige Vitus**, auch Veit genannt **(15. Juni)**, wirkt gegen Fraisen und Epilepsie (Veitstanz), Tollwut, Besessenheit und Bettnässen. Bei letzterem Übel richte man folgendes Gebet an den Heiligen:

Heiliger St. Veit,
weck mich zur rechten Zeit,
nit zu früeh und nit zu spat,
grad wenn's Soachen angaht!

In der Zeit um den Veitstag wird das Vieh auf die Alm getrieben.

Am **2. Sonntag nach Fronleichnam** wird in ganz Tirol das **Herz-Jesu-Fest** mit Hochämtern und abendlichen Bergfeuern gefeiert. Der Herz-Jesu-Sonntag ist zu einem Landesfeiertag für ganz Tirol geworden. Das Bündnis des Landes Tirol mit dem Göttlichen Herzen Jesu entstand 1796, in einer Zeit der Bedrängnis und wurde 1809 von Andreas Hofer vor der zweiten Maischlacht erneuert. Die Herz-Jesu-Bergfeuer haben die Feuerbräuche der Sommersonnenwende in den meisten Tälern abgelöst.

Mit »Sunnawend« war aber nicht der 21., sondern der **24. Juni**, die geheimnisumwitterte **Johannisnacht**, gemeint. Noch im 19. Jahrhundert waren die heidnischen Sonnwendfeuer in ganz Tirol verbreitet. Eine Strohhexe wurde auf einem Scheiterhaufen verbrannt, und um sich gegen Zauber und böse Mächte zu wappnen, sprangen die Burschen über ein Feuer. Das »Scheibenschlagen«, bei dem glühende Holzscheiben von Burschen durch die Luft ins Weite geschleudert werden, ist aber noch in manchen Gegenden lebendiges Brauchtum.

In den Südtiroler Weingegenden gilt der Spruch:

Um Peter und Paul sollen die Traubenbeeren so groß wie Hasenschrot sein.

Ein Hauptlostag im Jahreskreis ist das Fest **Mariä Heimsuchung** am **2. Juli**, das sich mit dem Gedächtnis an Marias Gang übers Gebirge zu ihrer Base Elisabeth verbindet. Eine Legende erzählt, die werdende Mutter Maria hätte unter einer Haselstaude Zuflucht vor dem Regen gesucht. Die Bauernregel lautet folgendermaßen.

Regnet es vor 2 Uhr, wird die Gottesmutter nass und der Bauer kann sich auf eine längere regnerische Zeit einrichten. Regnet es um 3 Uhr, steht Maria unter einem Haselbusch und der Regen schadet auch dem Bauern nicht. Um 5 Uhr kann es regnen so viel es will, da ist Maria schon übers Gebirge gegangen.

Diese Regel beweist ein tiefgreifendes Verständnis der Bauern auch für feine Unterscheidungen der Vorgänge in der Natur. Die Meteorologen bestätigen, dass der Julianfang meist die größte Niederschlagsmenge des ganzen Jahres bringt. Regnet es schon um 2 Uhr oder gar schon am Vormittag, so ist auf alle Fälle eine Kaltfront mit einer schon gut ausgebildeten Niederschlagswelle im Spiel. Regnet es am späteren Nachmittag, so ist das meist durch ein Wärmegewitter bedingt, und schon am nächsten Tag scheint wieder die Sonne.

Auch mit dem **Ulrichstag** am **4. Juli** hat es eine besondere Bewandtnis. Früher brannten in vielen Orten Tirols zum Abschluss der Sommersonnenwende die Ulrichsfeuer, die als Reste heidnischen Brauchtums anzusehen sind. Dabei spielte in uralten Zeiten ein Rauschgetränk, aus besonderen Kräutern gebraut, eine große Rolle. Vielleicht wird deshalb der heilige Ulrich mit Erbrechen in Zusammenhang gebracht. Erde von Friedhöfen um St.-Ulrichs-Kirchen galt als Ratten- und Ungeziefergift.

Die **heilige Margaretha** ist nicht nur eine der vierzehn Nothelfer, sondern gehört auch zu den »Drei heiligen Madlen«.

Margret mit'n Wurm,
Barbara mit'n Turm
und Katharina mit'n Radl
sein die drei heiligen Madl.

Weil es an ihrem Namenstag, am **20. Juli**, oftmals regnet, wird sie in manchen Gegenden ungeachtet ihres Ansehens respektlos die »Fetzgreatl« genannt.

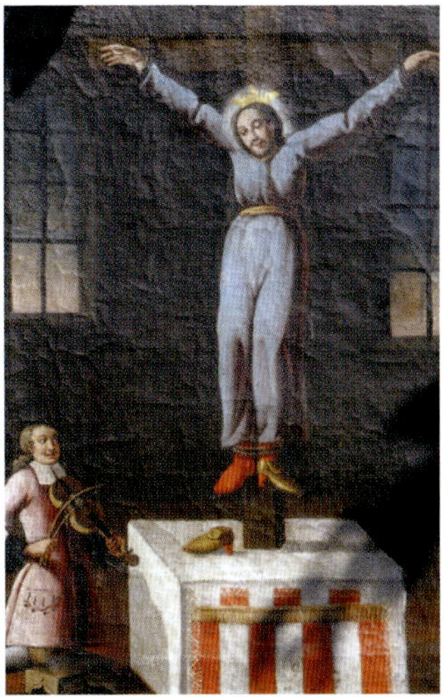

Wilgefortis, die Jungfrau mit dem Bart, ist dem Volk als »Kummernus« bekannt. (Bild: Kloster Säben)

Eine recht ungewöhnliche Heilige ist **Wilgefortis**, die ebenfalls am **20. Juli** Namenstag hat. Im Volk ist sie unter dem Namen »Kummernus«, die Jungfrau mit dem Bart, bekannt. Wilgefortis war Tochter eines heidnischen Königs, die sich dem Christentum zugewandt hatte. Als sie der Vater mit einem heidnischen Prinzen verheiraten wollte, bat sie Gott, er möge sie entstellen. Tatsächlich wuchs ihr über Nacht ein Vollbart, was den Vater so erzürnte, dass er sie ans Kreuz schlagen ließ.

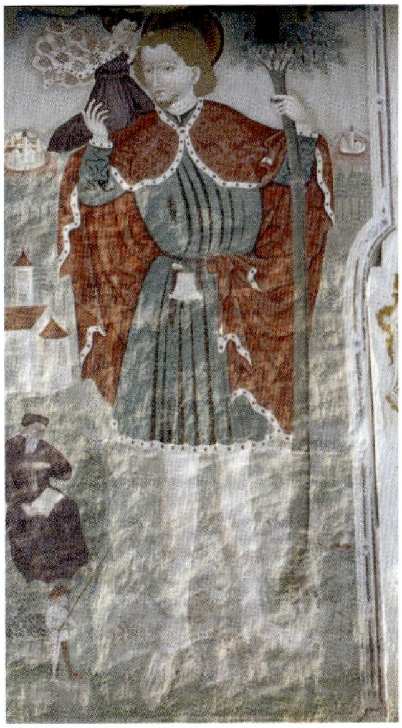

Die Legende sagt, der Riese Christophorus habe den kleinen Jesus als schwere Last empfunden. (St. Jakob, Gröden)

Am **25. Juli** werden zwei sehr volkstümliche Heilige gefeiert. Es sind das der **heilige Christophorus**, der an vielen Kirchenfassaden als christustragender Riese zu bewundern ist, und **St. Jakobus der Ältere**. Christophorus gilt als Patron der Reisenden und Beschützer vor einem jähen Tod. Sein Hauptheiligtum befindet sich in St. Christoph am Arlberg. Von seiner Statue schnitten sich die armen Schwabenkinder, die alljährlich ins Schwabenland zogen, um sich dort ihr Brot zu verdienen, oftmals ein Spänchen ab mit der Hoffnung, der Heilige möge sie beschützen. Heute gilt St. Christophorus als Patron der Autofahrer. Der heilige Jakobus der Ältere, einer der zwölf Apostel, wurde und wird in ganz Europa verehrt. Schon im 11. Jahrhundert wurde in Santiago de Compostela in Spanien ihm zu Ehren eine Kathedrale erbaut, die bis zum heutigen Tag Pilger aus aller Welt anzieht. Im Mittelalter führten Pilgerwege durch ganz Europa bis nach Santiago de Compostela. In Südtirol sind einige romanische Jakobskirchen erhalten, die auf diese Pilgerzüge hinweisen. Die Zeichen des Heiligen sind der Stab und die Pilgermuschel (Jakobsmuschel). Er hilft den Pilgern und Wallfahrern, den Apothekern und Drogisten, den Strumpfwirkern und Hutmachern und ist auch der Patron der Äpfel, Birnen und der Feldfrüchte.

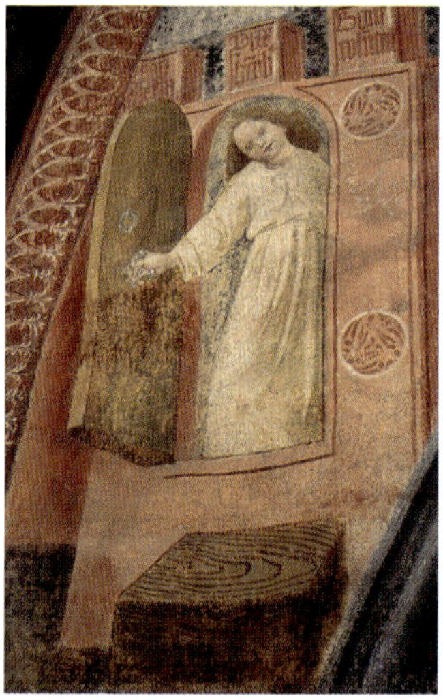

In strahlender Lieblichkeit öffnet uns Maria die Himmelstüre. (Gotisches Fresko in St. Jakob in Kastellaz)

Der Sonntag nach dem »Jaggistog« wird in Pfelders als »Skapuliersonntag« feierlich mit einer Prozession begangen. Das Skapulier ist ein breiter Tuchstreifen, der von Ordensleuten, zum Beispiel den Benediktinern, über dem Habit getragen wird. Von Laien wird die verkleinerte Form des Skapuliers verwendet: zwei viereckige Wollstoffflecke, die an einem Band, über die Schultern und bis zur Brust hinabhängend, unter der Kleidung getragen werden. Die Einführung des Skapuliers hängt mit dem Ursprung des Karmeliterordens zusammen. Nach legendärer Überlieferung soll es die Gottesmutter selbst gewesen sein, die dem Ordensgeneral Simon Stock am 16. Juli 1251 ein Skapulier mit besonderen Verheißungen für alle, die im Leben und im Sterben damit bekleidet sind, übergeben hat.

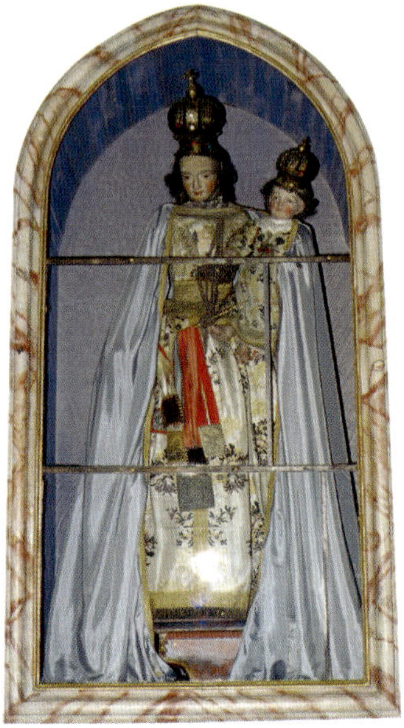

Skapuliermadonna in Pfelders

Am **22. Juli** gedenkt man der **heiligen Magdalena**, Patronin der Sünderinnen. Der Tag der **heiligen Mutter Anna**, der **26. Juli**, wird vor allem von den Frauen hochgehalten. Sie ist Patronin der Eheleute, der Mütter und Witwen und Helferin für eine glückliche Geburt und Kindersegen.

Der **1. August** ist ein Schwendtag, also ein **Unglückstag**. Es heißt, Luzifer habe sich an diesem Tag gegen Gott aufgelehnt und sei deshalb aus dem Himmel verstoßen worden. Am **1. Sonntag im August** kann mit Sakramentenempfang, Kirchenbesuch und Gebet der »Portiunkulaablass« gewonnen werden. Da dieser bei jedem Kirchenbesuch gilt, gingen früher an diesem Tag die Beter unentwegt in die Kirche hinein und wieder heraus, um viele Seelen zu erlösen.

Am **5. August**, am **Fest Maria Schnee**, wird am 2355 m hohen Schneeberg in dem von Bergknappen erbauten Kirchlein das Kirchweihfest gefeiert. Viele Pilger aus Ratschings und Ridnaun, aus Sterzing und dem Passeiertal nehmen an diesem Gottesdienst teil. Am selben Tag ist auch der **heilige Oswald** als gewaltiger Wetterherr in den alten Bauernkalendern verzeichnet. Die Landwirte aus Schenna und Hafling pilgern dann mit »Ferggelen« und Fahnen hinauf zum St.-Oswald-Kirchlein unter dem Ifinger, um den Heiligen zu ehren.

Der **heilige Laurentius**, sein Fest ist am **10. August**, wurde auf einem Rost gebraten. Da um diese Zeit viele Sternschnuppen zu sehen sind, geht die Legende, dass vom Himmel glühende Kohlen aus dem Märtyrerfeuer des Laurentius hinab auf die Erde fallen. Der Brunecker Lorenzimarkt wird von den Ratsherren durch einen Ritt durch die Stadt eröffnet.

Das **Fest Mariä Himmelfahrt** am **15. August**, auch »Hochunserfrauentag« oder »Unser Frauen« genannt, ist in Tirol ein Landesfeiertag. So wie der Herz-Jesu-Sonntag wurde auch dieser Feiertag von Andreas Hofer in höchsten Notzeiten versprochen, und das Land Tirol hat dieses Gelübde 1959, bei der 150-Jahr-Feier, erneuert. In der Meraner Gegend war früher das »Saltner einschießen« Brauch. Die Saltner (Flurwächter) schossen ihre Pistolen ab und Böller antworteten darauf. Viele Pfarren haben an diesem Tag die Kräuterweihe. Zu einem großen »Frauenbuschen« gehören zweiundsiebzig Pflanzen, zu einem kleinen mindestens sieben.

Der **heilige Rochus (16. August)** hilft bei Fußleiden und Pestnöten. Um **Bartlmä**, am **24. August**, soll das Grummet unter Dach sein. Der Tag gilt bei den Bauern als Herbstbeginn. In früheren Zeiten mussten die Schankwirte am Bartholomäustag Most ausschenken, sonst wurde ihnen die Schankberechtigung entzogen. Der Spruch: »Ich will dir zeigen, wo der Bartl den Most holt« soll auf diese Bestimmung zurückgehen.

Ist es um Ägidi schön, wird der ganze Herbst gut stehn – so heißt es vom **1. September**, dem **Ägidiustag**. Unfruchtbare Frauen gingen an diesem Tag mit etwas Geweihtem in der rechten Hand unter einen Kirschbaum und sagten siebenmal folgendes Sprüchl auf:

Gib Lebn, gib Lebn, lass mei Sipp nit sterbn,
gib Erbn, gib Erbn, lass insre Gfroindschoft nit verderbn.

Drei Tage vor und neun Tage nach dem Ägiditag durften sie weder streiten noch zürnen. Am **6. September** ist **Magnustag**. St. Mang ist der Patron gegen jegliches Ungeziefer. Anlässlich großer Rattenplagen ließen die Meraner in den Jahren 1700 und 1756 aus

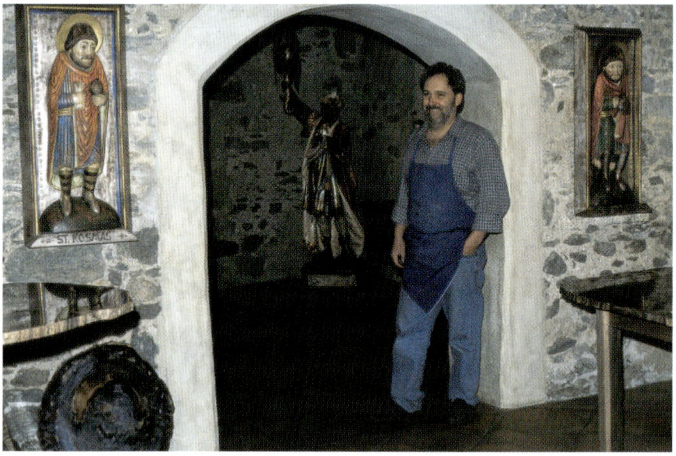

Der Bildhauer Erich Pircher aus Taufers im Münstertal, flankiert von den Heiligen Kosmas und Damian (26. September)

dem Kloster in Füssen den Wanderstab des Heiligen, mit dem er nach der Legende bei Lebzeiten Ratten und Mäuse vertrieben haben soll, in die Stadt kommen, um dem Ungeziefer Herr zu werden. Eine echte Tiroler Heilige ist **Notburga**, die Magd, die am **13. September** von den Mädchen und Mägden geehrt wird.

Der **heilige Korbinian** gilt als der Patron der Diözese Bozen-Brixen. Der Bär, der auf einer seiner Missionsfahrten sein Maultier zerriss und dann vom Heiligen gezwungen wurde, das Gepäck zu tragen, ist meist mit St. Korbinian abgebildet.

»Zu **Mariä Geburt** ziehen die Schwalben furt«, heißt es im Volksmund. In Lana wird dieser Tag ganz groß mit einer Prozession, geschmückten Straßen und Böllerschießen gefeiert.

Im September ist die Zeit des Almabtriebs, spätestens bis **Michaeli**, am **29. September**, wird das Vieh von den Almen ins Tal gebracht. War der Almsommer gut und es kehren alle Tiere gesund und wohlbehalten heim, ist der Almabtrieb ein großes Fest. Die Tiere werden festlich geschmückt und das ganze Dorf ist auf den Beinen,

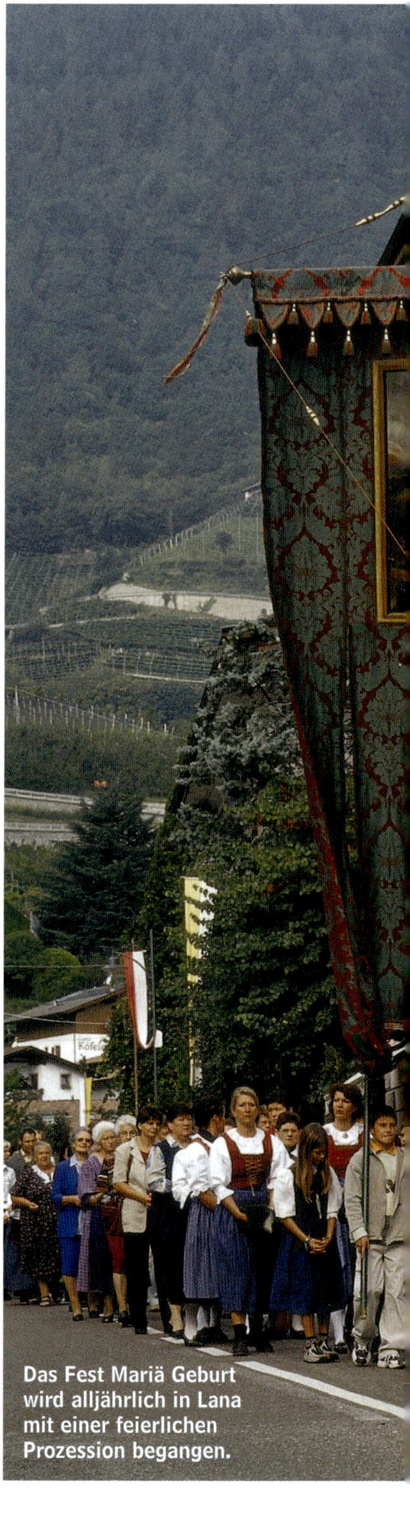

Das Fest Mariä Geburt wird alljährlich in Lana mit einer feierlichen Prozession begangen.

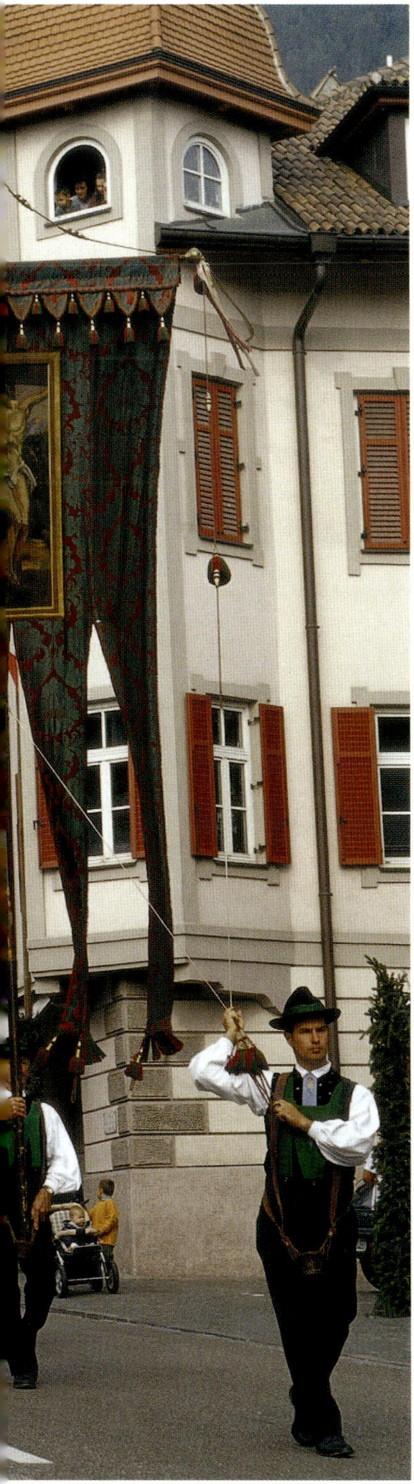

um die Tiere zu begutachten. Wenn das Vieh gut gealmt wurde, wird der Senner oder die Sennerin gelobt. Hat es auf der Alm ein Unglück gegeben, ist überall in Tirol nur ein stiller Almabtrieb Brauch.

Der Oktober ist der Weinmonat und im Heiligenkalender der Rosenkranzmonat. Der **1. Sonntag im Oktober, der Rosenkranzsonntag**, wird in vielen Tiroler Gemeinden mit Prozessionen gefeiert. Auch ist am **dritten Sonntag im Oktober das Kirchweihfest**, bei dem es hoch hergeht, ist doch die Ernte eingebracht, der junge Wein gärt in den Kellern und das Kraut säuert im Fass. **Franz von Assisi (4. Oktober)** ist in Südtirol sehr beliebt und die Klöster der Kapuziner und Franziskaner genießen bei der Bevölkerung hohes Ansehen.

Sind das Wimmen und die Apfelernte vorbei, darf in Südtirol jeder »spiegeln« gehen, das heißt, die vergessenen Trauben und Äpfel abernten. Jetzt hat der Bauer nur noch Sorge um das Vieh, dem die Umstellung von der Alm auf den Stall meist nicht behagt. **St. Wendelin (20. Oktober)**, der Schutzheilige der Hirten und gegen Viehseuchen, kann da nötigenfalls um Hilfe angerufen werden. **Simon und Juda (28. Oktober)** sind die Patrone der Büchsenmacher und Wilderer. Aber nicht nur fromme Gebete sollten Gewehre, Kugeln und Schrot unfehlbar machen, sondern auch manche Zauberei. Simon wird auch als Patron der Pantoffelhelden angesehen: Simon und Eheweib – sie haut, er schreit.
Im Oktober geht in Südtirol das »Törggelen« an. Der »Nuie« wird verkostet und dazu gibts gebratene »Köschtn« (Kastanien), Speck und Kas.

Zu **Allerheiligen und Allerseelen** wird die Heiligenschar im Himmel verehrt und der Toten gedacht. Schon seit dem 14. Jahrhundert sind Totenprozessionen urkundlich bezeugt und auch heute sind Friedhofsumgänge und das »Toteneinläuten« in ganz Tirol gebräuchlich. Die Kinder bekommen zu Allerheiligen von ihren Paten Gebildbrote, die Mädchen Hennen und die Buben, je nach Gegend, Rösser oder Hasen. Früher erhielten auch die Dienstleute Krapfen und die Armen Almosen; in manchen Gegenden Tirols war es Brauch, Speisen für die Armen Seelen über Nacht bereitzustellen und am Allerseelentag an die Armen zu verteilen. Am Allerseelentag wurde in der Stube auch bei schönem Wetter eingeheizt und ein Öl- oder Talglicht aufgestellt. Verstorbene aus der Familie, die im Fegefeuer die »Kalte Pein« zu erleiden hatten, sollten sich am heimatlichen Ofen erwärmen können, und jenen, die die »Heiße Pein« erdulden mussten, sollte das Öl oder Schmalz den Schmerz lindern, den die Brandwunden des Fegefeuers verursachten. Die Traminer sprengten am Friedhof recht viel Wasser aus, damit es den Armen Seelen den Durst lösche.

Am **3. November** feiern die Jäger ihren Patron, den **heiligen Hubertus**, der auch der Schutzheilige der Hunde ist und vor Tollwut, Wahnsinn und Mondsucht schützt. **St. Leonhard (6. November)** ist der größte Viehpatron Tirols. Insbesondere als Beschützer der Pferde, der Fuhrleute und der Reisenden, aber auch der Gefangenen ist er hoch angesehen. Noch heute kann man Ketten sehen, die sich um St.-Leonhards-Kirchen winden.

Der **heilige Martin (11. November)** ist unter anderem für die Reiter und Soldaten, die Weber und Tuchhändler und für die Bettler zuständig. Die Legende, wonach Martinus, der römische Legionär, seinen Mantel zerriss, um einen Bettler damit zu wärmen, ist weitum bekannt. Die Gänse, mit denen er in Verbindung gebracht wird und die gerne an seinem Namenstag verspeist werden, haben den Heiligen mit ihrem Geschnatter verraten, als er sich nach seiner Bischofswahl in einer Höhle versteckte. Eine Statue aus der Zeit um 1500 auf Schloss Tirol zeigt den Heiligen mit einer Gans.

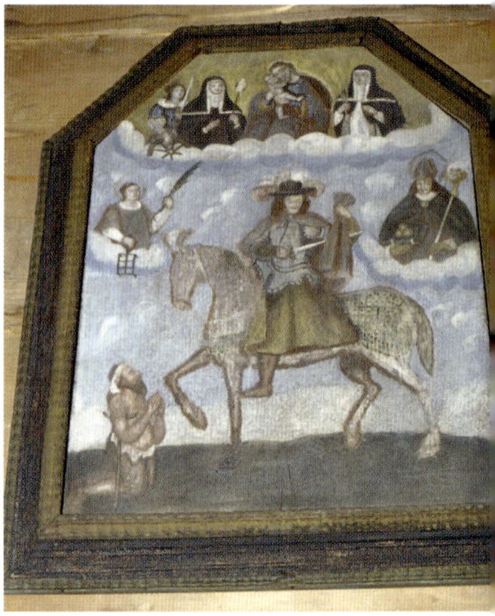

Aus weichen Wolkenpolstern blicken Heilige auf St. Martin herab, der hoch zu Ross sitzt und für einen Bettler sein Gewand zerteilt. (Hinterglasmalerei, Talmuseum St. Nikolaus, Ulten)

St. Elisabeth (19. November) zeigt an, was der Winter für ein Mann, und die **heilige Cäcilia**, Patronin der Philosophie, der Schulen, Musikanten und Sänger, wird von den Kirchenchören am **22. November** mit einem feierlichen Hochamt geehrt. St. Kathrein stellt's Tanzen ein – hieß es, denn ab diesem Tag galt das adventliche Tanzverbot. Auch wurde am **Katharinatag**, am **25. November**, in Erinnerung an das Martyrium der Heiligen, jedweder Gebrauch eines Rades vermieden. Deshalb standen an diesem Tag Mühlräder, Fuhrwerke, Spinnräder und Sägewerke still.

Es sei noch darauf hingewiesen, dass es in Tirol recht seltsame und außerhalb der Landesgrenzen ziemlich unbekannte Heilige gibt, zum Beispiel **Brikcius, Kandidus, Genesius, Lugan, Cyprian, Prokulus** und **Karpophorus**. Auch der **heilige Hippolyt** ist als Legendengestalt und Soldatenmärtyrer bekannter als seine historische Vorlage, der **heilige Hippolyt von Rom (13. August)**.

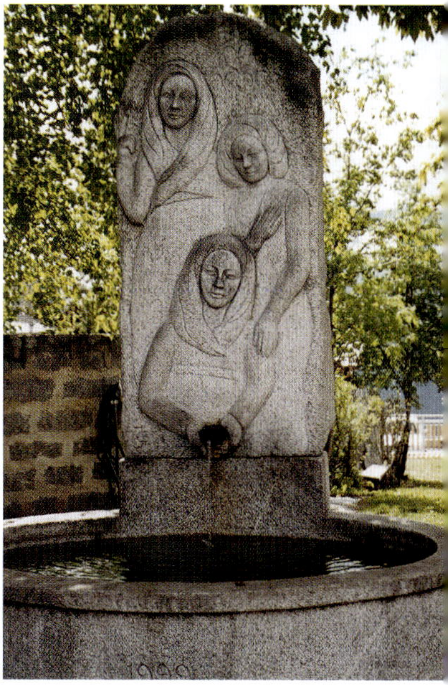

Dorfbrunnen mit den drei heiligen Jungfrauen in Meransen

Im Besonderen seien hier die **drei heiligen Jungfrauen Aubet, Cubet und Guere** erwähnt, die in einigen Orten Südtirols, vor allem aber in Meransen verehrt werden. Die Legende erzählt, drei Königstöchter seien vor den Hunnen ins Gebirge geflohen. In Latzfons hätten sie für ihre Freundlichkeit und Gutherzigkeit nur Spott und Hohn erfahren, so dass sie weiterziehen mussten. Erschöpft vom weiten Aufstieg, rasteten sie am Meransner Berg und baten Gott um Hilfe. Da sprudelte eine Quelle aus dem Felsen und ein plötzlich hervorwachsender Baum spendete ihnen Schatten. Die drei Jungfrauen wurden von den Meransnern hoch in Ehren gehalten, denn sie taten den Menschen viel Gutes, ehe sie wieder fortzogen.

Die Namen der drei Heiligen sind in verschiedenen Variationen überliefert, was durch Ungenauigkeiten, die beim Abschreiben der gotischen Texte entstanden sind, erklärt werden kann. Noch 1515 sind sie als »Ainbeth, Firbeth und Barbeth« urkundlich erwähnt. In noch früheren Zeiten scheinen die Namen Ainbet, Wilbet und Worbet gebraucht worden zu sein, welche an die alten, vorchristlichen Muttergottheiten erinnern und in der heidnischen Vergangenheit keltisch-germanischer Volksstämme ihren Ursprung haben könnten. Tatsächlich war bis 1635 ein Wallfahrtsziel der Bevölkerung eine uralte Linde, die mit Götzenkult in Verbindung gebracht wurde. Bei den drei heiligen Jungfrauen scheint es sich um burgundische Prinzessinen gehandelt zu haben, die vor den Hunnen fliehen mussten. Das Grab der drei Heiligen, die als geschichtliche Persönlichkeiten angesehen werden müssen, befindet sich in Straßburg.
Neben den erwähnten gibt es noch eine Menge andere Heilige im Tiroler Teil des Himmels: Märtyrer, Mönche und Nonnen, Mütter und Familienväter und sogar Jungfrauen. Wenn sie uns in misslichen Situationen helfen, dann tun sie es völlig unbürokratisch und uneigennützig, und bezüglich unerwünschter oder sogar schädlicher Nebenwirkungen braucht weder Arzt noch Apotheker gefragt zu werden.

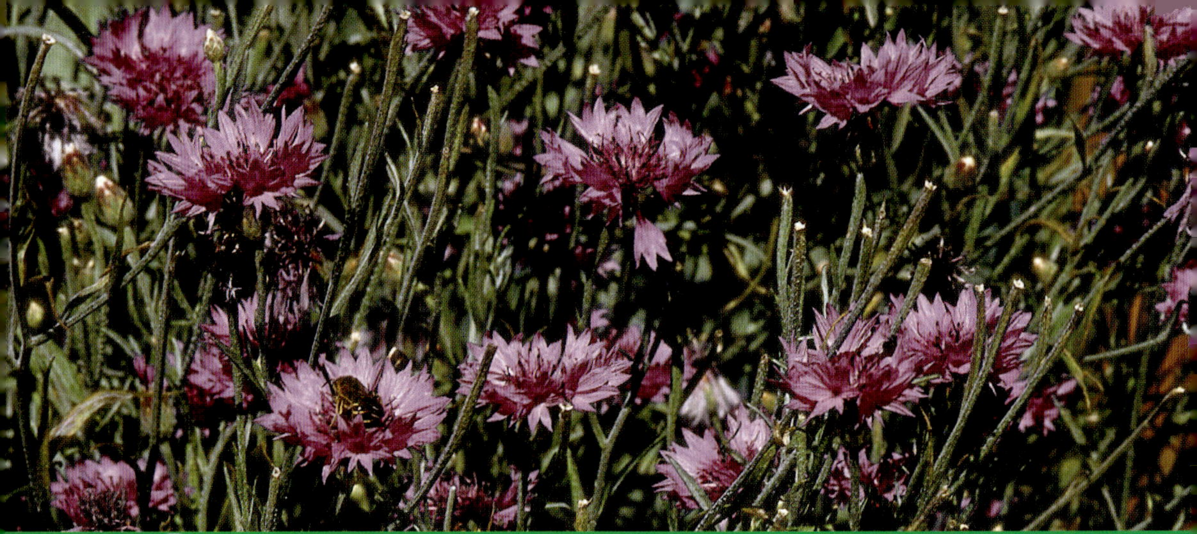

Von Kräutern, Badln, bösen Geistern und allerlei Gebräuchen

Das menschliche Dasein ist gespickt mit Ungemach aller Arten. Das tägliche Brot muss im Schweiße des Angesichts verdient werden, die Zeitgenossen sind nicht immer so lieb wie man möchte und Körper, Geist und Seele sind krankheitsanfällig. Das war zu allen Zeiten so, aber immer haben sich die Tiroler zu helfen gewusst. Insbesondere die starke Verbundenheit mit ihrer Umgebung hat den Beobachtungssinn der bäuerlichen Bevölkerung geschärft und zu einem reichen Wissen um die Kräfte in der Natur und deren Auswirkungen geführt.

Dank der wissenschaftlichen und technischen Errungenschaften ist es gelungen, manches zu erleichtern und zu verbessern, doch auch viele Erkenntnisse, die aus alten Zeiten überliefert sind, haben noch immer Gültigkeit. Freilich mag oftmals allein der Glaube helfen und manch wunderliches Rezept auf mittelalterlichem Hokuspokus beruhen, doch in der Regel kann die Anwendung eines einfachen »Hausmittels« durchaus erfolgversprechend sein. Das Wissen um den Einfluss der Gestirne auf die Erde und ihre Geschöpfe, um die sanfte, aber dennoch intensive Wirkung der Farben, Düfte und Geräusche auf den menschlichen Organismus und um viele Geheimnisse ist im Laufe des letzten Jahrhunderts mancherorts abhanden gekommen. Viele dieser alten Gepflogenheiten halten aber wissenschaftlichen Prüfungen stand, und immer mehr Menschen sind bereit, wieder mit den Geschenken der Natur die alltäglichen und besonderen Situationen ihres Lebens zu bewältigen.

Den Mondphasen und Sternzeichen wird im bäuerlichen Jahresablauf große Bedeutung beigemessen. Der Erdäpflanbau sollte bei abnehmendem Mond erfolgen, ebenso das Viehschlachten. Allgemein kann man sagen, dass der zunehmende Mond die

Pflanzen nach oben zieht, während Knollen- und Zwiebelgewächse bei abnehmendem Mond gedeihen. Bruthennen sollten so angesetzt werden, dass ihre Küken möglichst zur Zeit des Vollmondes ausschlüpfen, auch das Kälberabspänen (vom Saugen entwöhnen) soll zur Vollmondzeit geschehen. Mit dem Grünfüttern soll der Bauer nur bei Vollmond aufhören, sonst geben die Kühe den ganzen Winter weniger Milch, die noch dazu weniger Fettgehalt hat. Soll der Speck kernig und hart werden, muss er bei abnehmendem Mond und möglichst beim Steinbockzeichen in die »Selch« gehängt werden. Bei abnehmendem Mond heilen Wunden viel schneller, auch bilden sich weniger Narben. Das gilt für Mensch und Tier, deshalb sollten Operationen möglichst während dieser Mondphase vorgenommen werden. Weißeln und Mauerkalken, Waschen, Spülen und das Verlegen von Holzböden gelingt am besten bei abnehmendem Mond. Männer sollten sich bei wachsendem Mond und beim Zeichen des Löwen die Haare schneiden lassen, bei Frauen hingegen bewirkt ein Haarschnitt während dieses Zeichens vermehrten Haarausfall.

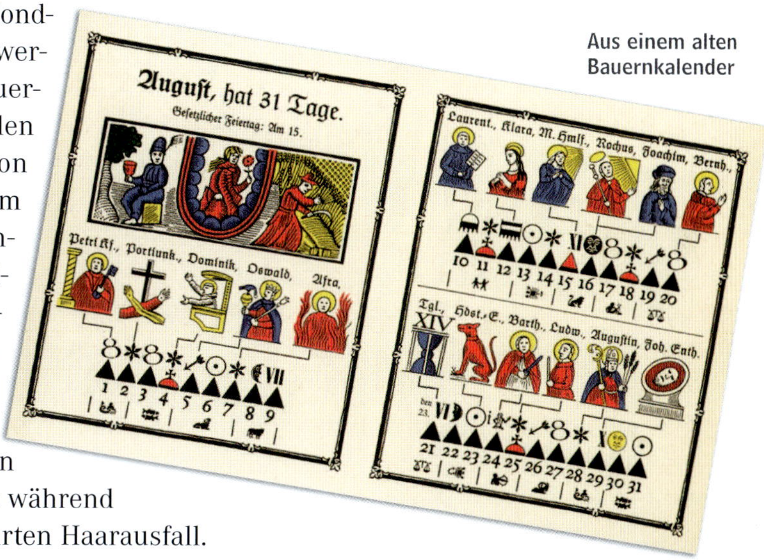

Aus einem alten Bauernkalender

Bauholz sollte bei abnehmendem Mond im November geschlagen werden, da ist es hart wie Stein. Am ersten oder zweiten Tag nach Neumond sollte auf keinen Fall geholzt werden. Brennholz wächst am besten nach, wenn es im Oktober, im ersten Viertel, bei zunehmendem Mond geschlagen wird.

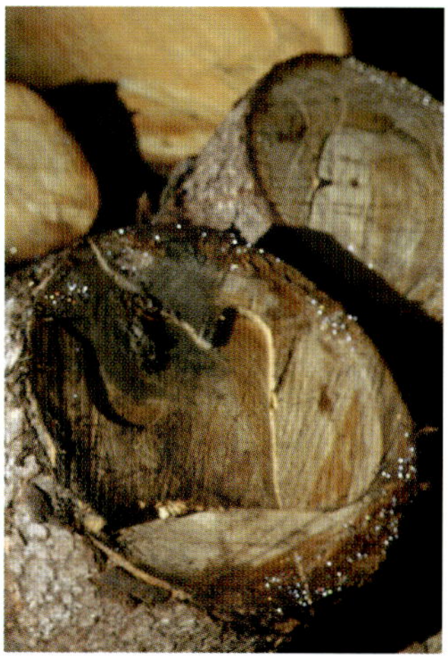

Bauholz sollte im November bei abnehmendem Mond geschlagen werden.

Die klimatischen Veränderungen im Laufe der Jahreszeiten und ihre Auswirkungen auf Tiere und Pflanzen wurden über Jahrhunderte genau beobachtet, und dieses Wissen wurde in kurzen, gereimten Versen festgehalten und von Generation zu Generation weitergegeben. Die so genannten »Bauernregeln« werden auch heute noch gerne zitiert und gehören zu den wenigen Prophezeiungen, die mit hoher Wahrscheinlichkeit in Erfüllung gehen.

Sonnt sich die Katz im Januar, liegt's hinterm Ofen im Februar.

Ist im Jänner viel Muggentanz, verdirbt das nächste Futter ganz.

Ist St. Gregor hell und klar, gibts ein gutes Obstjahr.

Wenn der April stößt rau ins Horn, steht es gut um Heu und Korn.

Wer seine Schafe schert vor Servaz, dem ist die Wolle lieber als das Schaf.

Juni trocken mehr als nass, füllt dem Bauern Scheuer und Fass.

Wird das Obst sehr langsam reif, gibts im Winter statt Eis nur Reif.

Bleibts Laub am Ast, viel Ungeziefer zu fürchten hast.

Wind in der Silvesternacht, hat nie Wein und Korn gebracht.

Freilich war in abgelegenen Gebieten noch bis vor wenigen Jahrzehnten manch Aberglaube verbreitet. Wetterhexen wurden für Unwetter verantwortlich gemacht; diesen bösen, dämonischen Weibern wurde nachgesagt, sie schöben die Wolken zusammen und schleuderten Blitze und Hagelkörner auf die Erde. Hilfe war nur von den geweihten Kirchenglocken zu erwarten, diese hatten die Macht, den heidnischen Hexenzauber zu besiegen.

In Zeiten, in denen es noch kein Telefon gab, wurden sichtbare und hörbare Zeichen verwendet, um einfache Mitteilungen zu übermitteln. Wir kennen ja die Rauchsignale der Indianer und die Buschtrommel der Afrikaner. In den Tiroler Tälern verständigten sich die Menschen über Entfernungen mit Feuerzeichen, mit Peitschenknallen und mit Bockshornblasen. Insbesondere in der Pestzeit gewannen diese Signale an Bedeutung, waren sie doch buchstäblich »Lebenszeichen«. Das Peitschenknallen (»Goaßlschnölln«) ist noch immer ein lebendiger Brauch.

Große Bedeutung hatten in früheren Zeiten die Pflanzen, waren sie doch durch Jahrhunderte die wichtigste Basis ganzheitlicher Versorgung für breite Bevölkerungsschichten. Pflanzen mit ihren wichtigen Kohlehydraten, Vitaminen, Mineralien und Proteinen waren Hauptbestandteil der bäuerlichen Ernährung, sie wurden für medizinische Zwecke eingesetzt, aber auch zur Textilerzeugung, zum Färben und zum Papierschöpfen wurde pflanzliches Grundmaterial verwendet. Heute kann mit chemischen und physikalischen Analysen der Beweis für die tatsächliche Wirksamkeit vieler Pflanzen in den verschiedenen Anwendungsbereichen erbracht werden. Längst steht fest, dass auch Farb- und Duftstoffe den Heilungsprozess bei bestimmten Krankheiten unterstützen können, auch die moderne Medizin setzt sich mit Farb- und Aromatherapien auseinander. Meist unbewusst, aber mit feinem Gespür werden Zierpflanzen und Kräuter auch wegen ihrer Farbe und ihres Duftes für

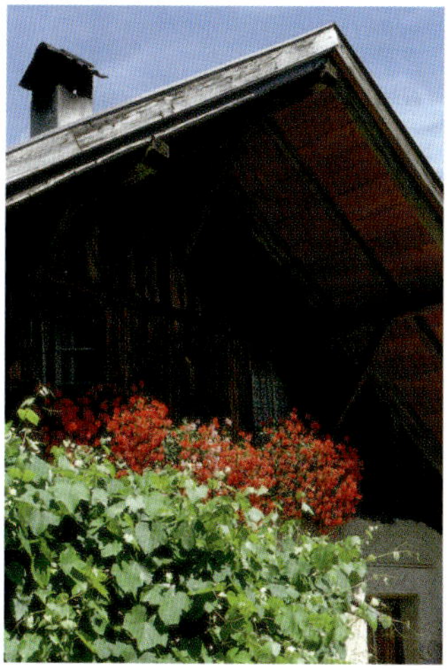

Die »Brennende Liab« symbolisiert Zusammengehörigkeit und häusliches Glück und ist an Tiroler Gebäuden der beliebteste Außenschmuck.

Der Holunder gehört zu den anerkannten Heilpflanzen. Seine Blüten wirken bei Grippe und Erkältungskrankheiten, die Blattsprossen fördern die Nierentätigkeit und die reifen Beeren enthalten wichtige Vitamine und Spurenelemente.

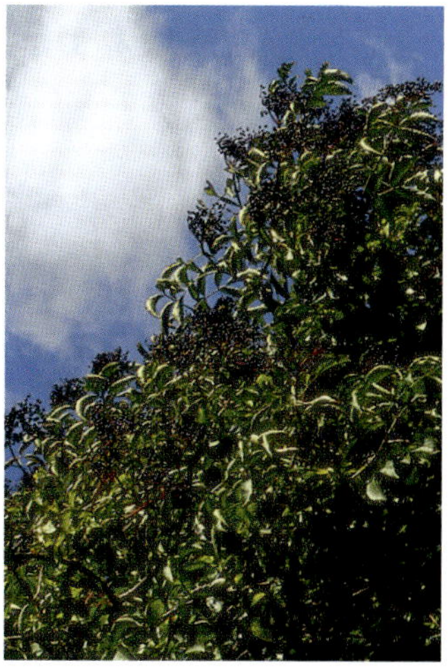

bestimmte Gelegenheiten bevorzugt verwendet. Das energische Rot der Geranie zum Beispiel, die auch als »Brennende Liab« bezeichnet wird, bewirkt Empfindungen der Lebensfreude und Kraft; nicht umsonst ist diese Pflanze als Hausschmuck so beliebt. Die wohltuende Wirkung von Pflanzen wird sogar schon beim Anblick einer Blumenwiese oder eines Blumenstraußes empfunden.

Lange Zeit waren die natürlichen Heilmittel, vor allem die Heilpflanzen, das einzige Rohstoffarsenal zur Herstellung von Arzneien, sei es in den Apotheken wie auch in der Volksmedizin. Auch heute noch dient der pflanzliche Rohstoff zur Isolierung von Wirkstoffen, die für die Therapie überall dort unersetzlich sind, wo die Synthese unbekannt oder sehr teuer ist. Die Pharmazie hat also nie aufgehört, die Heilwirkung der Pflanzen zu nutzen.

Früher gab es kräuterkundige Frauen und Männer, die ihr Wissen meist mündlich, leider in ganz seltenen Fällen schriftlich weitergaben. Zubereitung und Mischungsverhältnis der einzelnen Pflanzen spielen für die Wirksamkeit der Kräutermedizinen eine entscheidende Rolle. Einige Pflanzen sind in Südtirol bis auf den heutigen Tag im Umkreis fast jedes bäuerlichen Anwesens zu finden, dazu gehören die Holerstaude, von der alle Pflanzenteile verwendet werden und die in früheren Zeiten auch Böses von Haus und Hof abwehren sollte, der Haselbusch, der Lindenbaum, Salbei, Kamille, Rosmarin, Liebstöckl, Lavendel, Basilikum, Thymian, Fenchel, Zwiebel, Knoblauch, Ringelblume und viele mehr. Als wildwachsende Kräuter erfreuen sich mit vielen anderen Johanniskraut, Brennnessel, Himmelschlüssel, Vogelbeere, Wermut, Baldrian, Hagebutte, die Waldbeeren, Löwenzahn, Huflattich, Schafgarbe, Arnika

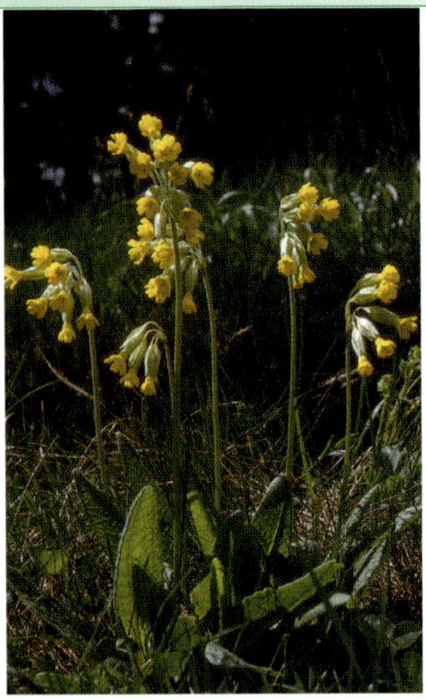

Auch wildwachsende Kräuter werden gerne für Heilzwecke gesammelt. Blüten und Wurzeln der Wiesen-Schlüsselblume haben schleimlösende und reizmildernde Wirkung und werden bei Entzündungen der Atemwege geschätzt.

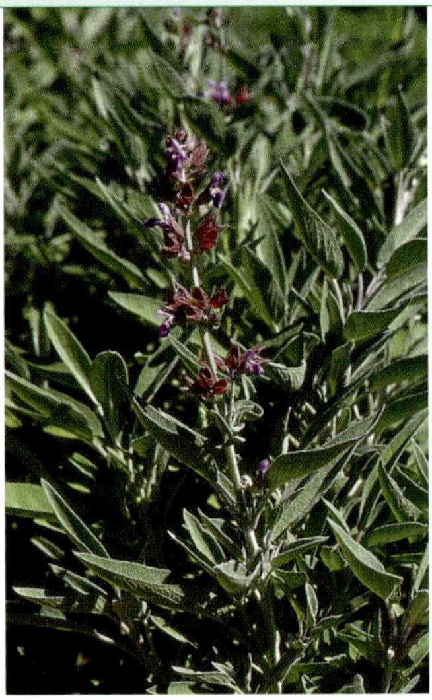

Salbei ist nicht nur in der Küche als Würzkraut beliebt, sondern auch als wirksamer Helfer bei Magen- und Darmkrankheiten. Wegen seiner desinfizierenden Wirkung wird er zum Gurgeln und bei Hautkrankheiten zum Baden verwendet.

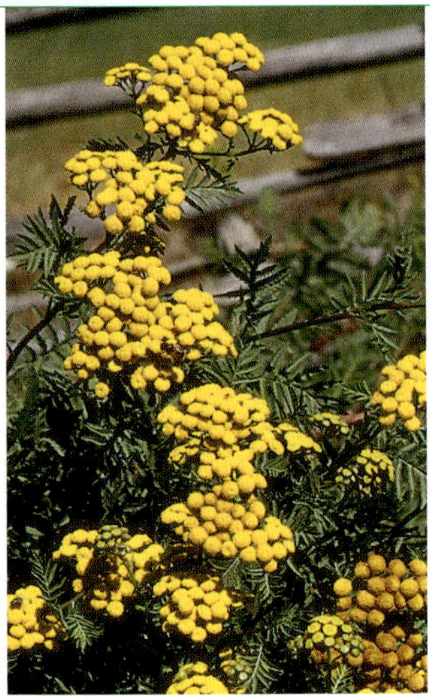

Als uralter Vorläufer von »Viagra« kann der Rainfarn gelten. Die Anwendung ist höchst gefährlich, da die Droge Schädigungen der Nieren und des Nervensystems bewirkt. Der Duft getrockneter Rainfarnblüten vertreibt Insekten.

und Frauenmantel eines großen Bekanntheitsgrades, während die Geheimnisse vieler anderer Pflanzen nur Eingeweihten vertraut sind. Mit großer Wirksamkeit wurden Rinder bei Verstopfung mit Lärchenharz (»Lörget«) behandelt. Das mit Mehl vermischte Harz wurde zu einer Kugel geformt und diese dem verdauungsgestörten Tier ins Maul gestopft.

Die heilende Kraft von Heubädern ist schon seit langem bekannt. Das Liegen und Schwitzen im warmen Heu und das Einatmen der ätherischen Dämpfe sind bis heute ein beliebtes und wirksames Mittel gegen rheumatische Erkrankungen.

In alten Zeiten waren die Kräuterkundigen natürlich auch mit den Wirkungen der Giftpflanzen vertraut, deshalb wurden sie oftmals mit Zauberei in Verbindung gebracht, und in der Tat konnten sie mit ihrem Wissen Heil oder Unheil stiften. Als giftig müssen jene Pflanzen angesehen werden, die dem menschlichen Organismus Schaden zufügen können, dabei besteht aber keine feste Abgrenzung, denn entscheidend ist immer die Dosis. Manche in den Heilpflanzen enthaltenen Wirkstoffe (Alkaloide, Glykoside ...) stellen für den menschlichen Organismus schwere Gifte dar, wirken aber in der Heilpraxis, richtig dosiert, als ausgezeichnete Medikamente. Ein Beispiel dafür ist der Fingerhut, der Kardioglykoside enthält und aus dem wichtige Medikamente für die Behandlung von Herzleiden gewonnen werden. Menschen, die über das entsprechende Wissen verfügten, konnten Kräutersäfte mischen, die (wenn alles gut ging) einen todesähnlichen Schlaf herbeiführten – man denke an Romeo und Julia. Sie brauten »Liebestränke« aus Kleinem Knabenkraut, Mistel und Rainfarn, betätigten sich bei unerwünschten Schwangerschaften als »Engelmacher«, verschafften Interessierten Halluzinationen von Hexenritten und Blocksbergorgien mit Bilsenkraut, Berberitzenrinde und Lerchensporn (im Volksmund »Rotzklachln«) – alles Rezepturen, deren Genuss ein sehr hohes Todesrisiko oder die Gefahr bleibender körperlicher oder geistiger Schädigungen beinhaltete.

Die meisten Kräuterweibelen und -mandlen befassten sich aber nicht mit unheimlichen Giftmischereien, sondern wirkten segensreich für Menschen und Tiere in ihrer Umgebung. Auch in vielen Klöstern wurde die Tradition gepflegt, aus Kräutern Arzneien herzustellen. Verschiedene Salben, Teemischungen und Kräuterliköre werden in manchen Klöstern auch heute noch angeboten. Es gab auch Zauberpflanzen, die Gutes bewirken oder zumindest Böses abwehren sollten: Mit dem giftigen Seidelbast, auch Wolfsbast genannt, konnte der Teufel gebannt werden, die Zweige der Eberesche hielten Blitzschlag und Hagel fern, mit dem geheimnisvollen Salomonsiegel soll es in bestimmten Vollmondnächten und unter sehr schwierigen Bedingungen möglich gewesen sein, durch verschlossene Türen zu gehen und Schätze aufzuspüren. In der Nacht vom 30. April zum 1. Mai, der gefürchteten »Walpurgisnacht«, wurden alle Besen, Mistgabeln, Schaufeln und Rechen mit den Spitzen nach oben in die Erde gesteckt, damit die Hexen nicht damit zu ihrem Fest reiten konnten. Am wirksamsten vertrieb man sie aber durch das Walpurgisfeuer, das am vorhergehenden Donnerstag um Mitternacht von »entsündigten« Händen in Form eines Bündels von Kienspänen, schwarzfleckigem Schierlingskraut, Springwurzeln und Schlehdorn vorbereitet werden musste. Diese Kräuterbündel wurden nach dem Gebetläuten, ehe die unheimliche Hexennacht anbrach, verbrannt. Dazu lärmten die Männer und Buben mit Schellen und Pfannen und die Frauen räucherten mit Weihrauch. Alle schrien so laut sie konnten: *Hex, Hex, fluich von hier, oder es endet schlecht mit dir.*
In der Johannisnacht musste die Wünschelrute geschnitten werden, mit deren Hilfe sich die Berge öffneten und ihre Schätze »blühen« ließen. Auch der Farnkrautsamen, der in dieser Nacht auf ein weißes Tuch fiel, hatte geheimnisvolle Kräfte. Zum Geld gelegt, wurde dieses nie weniger, gab man den Samen in die Schuhe, machte er unsichtbar und es verflog jede Müdigkeit.

Ein anderer, sehr alter Brauch, der in Meransen, aber auch in anderen Gegenden Tirols noch bis in die Mitte des 19. Jahrhunderts zur Sonnenwende (damit war in Tirol stets der drei Tage spätere Johannistag gemeint) gepflegt wurde, war das Hühneropfer. Dieses Reinigungsritual war bei vielen Völkern auch außerhalb Europas üblich und wird sogar heute noch zelebriert. Alles Unheil und alle Schuld sollte in das Tier übergehen und mit seinem langsam auslaufenden Blut getilgt werden.

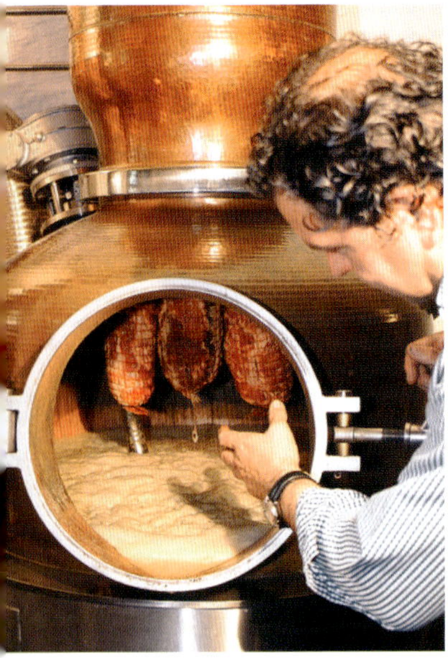

Schnaps wird in Südtirol als »Allheilmittel« gepriesen.

Wie der Rest der Menschheit darauf reagiert, ist nicht bekannt, doch beim Südtiroler und der Südtirolerin wirkt Schnaps lindernd oder sogar heilend bei jedem Leiden. Äußerlich angewendet, wird ein Schnapswickel, die so genannte »Schnapshuder«, auf die Körperstelle aufgelegt, unter der das leidende Organ vermutet wird. Das gilt vom Kopf bis zum Fuß für alle Regionen, ohne Unterbrechung. Auch Einreibungen und Massagen mit Schnaps, noch besser mit Arnikaschnaps oder Schnaps mit Latschenöl, vertreiben dem Tiroler das Zipperlein, fördern seinen Haarwuchs und lassen Geschwollenes abschwellen. Für die innere Anwendung wird vom Scheitel bis zur Brust, also für Kopf und Respirationstrakt, Schnaps mit Tee verdünnt oder gesalzen (Salzschnaps) empfohlen, vom Magen abwärts Schnaps unverdünnt und ohne Salz. Zum Gurgeln wird Treber mit oder ohne Salz verwendet.

Der kostbarste Schnaps ist der aus den fermentierten, bis zu sieben Jahre alten Wurzeln des Gelben Enzians. Er ist eine wirksame, aber bittere Arznei, die zur Anregung der Magensaftbildung und zur Förderung der Tätigkeit von Leber und Galle verwendet wird. Da diese Pflanze unter strengem Naturschutz steht, ist dieses Destillat aus heimischen Pflanzen kaum mehr erhältlich. Die käuflichen Produkte werden aus der Zucht von Enzianpflanzen in künstlichen Kulturen gedeckt.

Ein Schwalbennest am Haus wird als glücksbringendes Zeichen gewertet.

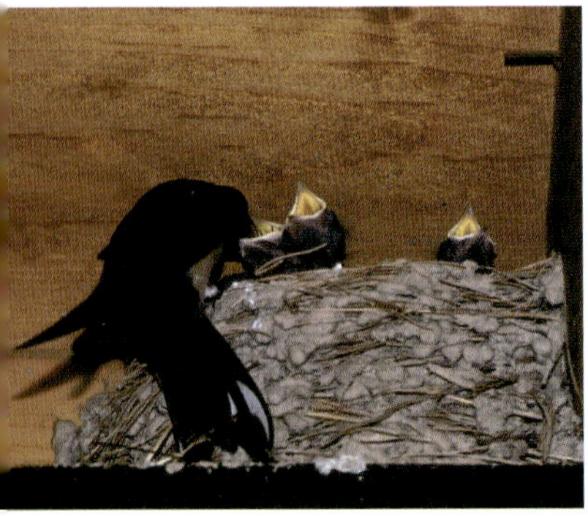

Auch Tierprodukte dienten der bäuerlichen Bevölkerung nicht nur zu Nahrungs- und Bekleidungszwecken. Murmelfett förderte die Heilung gebrochener Knochen und wirkte gegen Rheuma, Hundeschmalz wurde gegen Lungenkrankheiten eingesetzt. Frische Kuhfladen, in ein Tuch gewickelt und in der Nacht auf die betroffene Stelle aufgelegt, sollten gegen Blutvergiftung wirken – eine haarsträubende Therapie!

Ein Schwalbennest am Haus verheißt auch noch heute häusliches Glück. Ein Schwalbennest, in nicht entrahmter Milch gekocht, zog, als Umschlag verwendet, Abszesse und eiternde Wunden aus. Auch gegen den grauen Star wurde dieses Verfahren angewendet. Die »Schwalbensteine«, das sind in Schwalbennestern getrocknete Krötenaugen, scheinen tatsächlich gegen Augenkrankheiten verwendet worden zu sein, denn sie treten in mehreren Überlieferungen auf. Als tierische Heilmittel wurden unter anderem auch Ameisen, Bienen, Dachse, Wiesel, Frösche, Glühwürmchen, Kellerasseln, Kröten, Frösche, Mäuse und Schnecken verwendet.

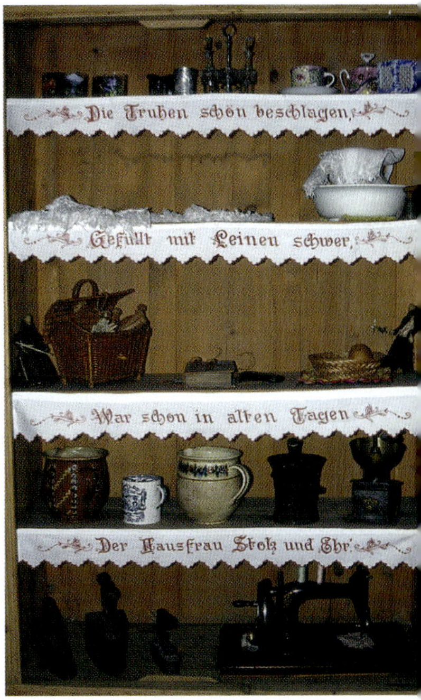
Die Truhen schön beschlagen,
Gefüllt mit Leinen schwer,
War schon in alten Tagen
Der Hausfrau Stolz und Ehr'.

Wer weiß, mit welch sonderlichem Inhalt diese Tiegel und Töpfe einst gefüllt waren ...

In den abgelegenen Dörfern Südtirols wirkten in alten Zeiten die so genannten Bauerndoktoren und Bader. In den seltensten Fällen lag dieser Berufsausübung ein Studium zugrunde, vielmehr wurde das Wissen von anderen »Kundigen« erfragt und von Generation zu Generation weitergegeben. Erst der im Laufe des 19. Jahrhunderts stattfindende Untergang der noch aus dem Mittelalter stammenden Heilmethoden eröffnete neue Wege in der Medizin. Im Volksglauben war der Beruf des Baders oft mit Hexerei und Zauberkünsten verbunden. Die Volksmedizin stützte sich auf Erfahrungswerte, die durch Erfolge und Misserfolge gewonnen wurden, das »Probatum est« stand am Anfang der wissenschaftlichen Entwicklungen. Interessante Aufschlüsse über die Heilpraktiken des ausgehenden 18. und des 19. Jahrhunderts in Südtirol sind den Aufzeichnungen der Familie Ragginer aus Lüsen zu entnehmen.

1780 heiratete Joseph Ragginer nach Kleinkarneid in Lüsen. Geprägt durch eine Kindheit voll Armut und Not, begann sein Sohn Joseph Ragginer jr. sich medizinisch zu betätigen. Er betreute 185 Familien, die im Jahre 1812 aus 241 Männern, 249 Frauen und 420 Kindern bestanden, und zusätzlich noch 96 Knechte und 101 Mägde. Er dürfte seine medizinischen Kenntnisse höchstwahrscheinlich als Bader und Feldscher in den Napoleonischen Kriegen und durch das Studium von Büchern erworben haben. Joseph Ragginer behandelte Mensch und Tier nach der »Säftelehre« (Humoraltherapie) und mit Mitteln der Volksfrömmigkeit. Er verwendete für seine Arzneien 130 einheimische, selbst gesammelte Pflanzen, 30 teilweise erworbene Mineralien und Chemikalien und 40 tierische Drogen. Hier seien einige Rezeptbeispiele aus dem Vademecum von Joseph Ragginer jr. genannt:

Folgendes Schnecken-Rezept wurde als Mittel gegen Gelenkleiden verwendet:
»für das Schwinden nim schnecken thu sie in ein glas und streu salz darauf, dan widrum schnecken und wider salz binde es zu und stelle es ein zeitlang an die Sonne oder warmen mist so werden die schnecken ganz zergehn zu ein öl wen ein ein glid schwindet und schmerzen hat im Geäder und nerven und zu kurz und star wird der schmiere siche in tag 2 mall ich versichere dich das du kein besser Schwindsalbe bekommen kannst.«

Wucherungen, Warzen und Krebs wurden mit einem Krötenpulver behandelt:
»Nim ein grose Krothe und 4 lot Schwebl, thu diese 2 stuck in ein neüen Topf und vermach ihn mit sturz und Lutum und setz es auf ein Kohl Feür und lass es zu bulfer brennen dan bulferisiers zusam und streü es in den Schaden, so tötest du ihn und heilet von grund aus.« (Der Krebs wird in dem Rezept als Lebewesen angesehen. Die Kröte musste zur Herstellung des Rezeptes lebendig sein.)

Mit einem Mittel aus Bienenasche wurde der Haarwuchs gefördert:
»Nim Bienen brenn sie zu Aschen vermische sie mit Mauskot und Honig oder Rosenöl zu ein Salbl und schmiere dies da das Har ausgefallen oder sonst wo du wilst Har haben so wird es zur verwunderung schnel wachsen. Schmiere dich Abents bey aufgehenten Mon.«

Auf dieser gleicharmigen Balkenwaage wurden Zutaten für Arzneien abgewogen.

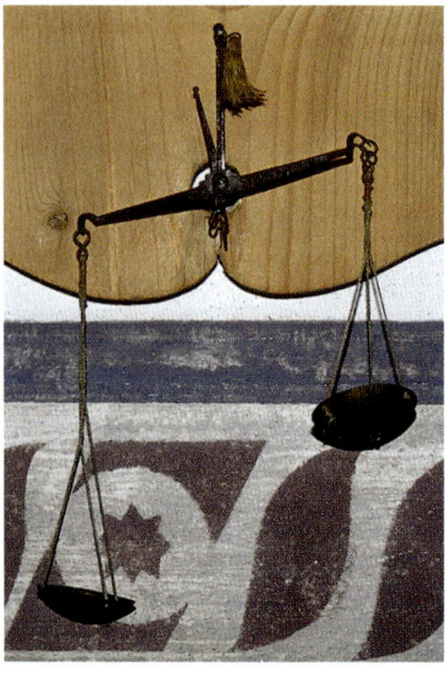

Allerlei kostbar verzierte Gerätschaften aus dem Sarntal

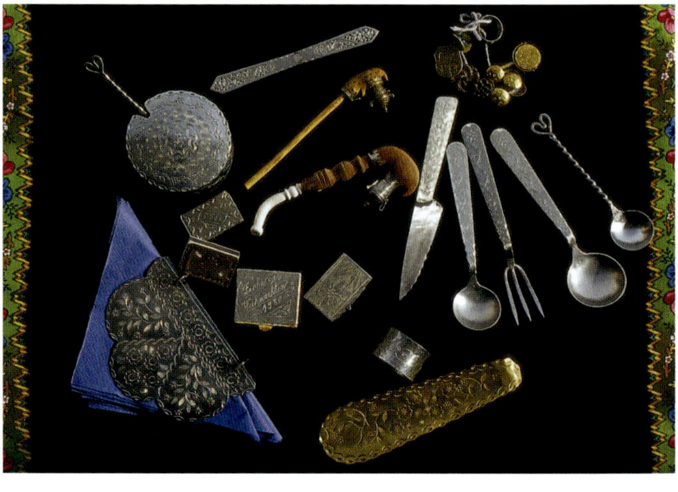

Da Joseph sich mehr und mehr zum geistlichen Beruf hingezogen fühlte und schließlich Priester wurde, übernahm sein jüngster Bruder Johann den Hof. Neben der kleinen Landwirtschaft betätigte sich auch dieser als Bauerndoktor und verarztete auch Haustiere. Die Kranken empfing er in der Stube und stellte seine Medizinen in der Küche her. Wenn er in großer Not gerufen wurde, ging er die weiten Wege zu den Kranken auf den entlegenen Höfen. Auch in seinen Rezepturen finden sich neben Pflanzen Substanzen tierischer Herkunft. Sämtliche ihm unbekannten, mit Fieber verbundenen Infektionskrankheiten nannte Johann Ragginer »Tisl« (Dieser Ausdruck ist heute noch in Südtirol für diffuse Krankheitszustände gebräuchlich). Er bekämpfte den »Tisl« mit Asche von Schneckenhäusern, Fuchsfleisch und gedörrtem Wolfs- oder pulverisiertem Hundefleisch.

Nach seinem Tod, 1873, übernahm der älteste Sohn Sebastian den Hof und reiste als Salben-, Öl- und Wasserkramer zu Märkten und kirchlichen Festen, auf denen er nach Rezepten seiner Vorfahren, aber mit gekauften Rohstoffen hergestellte Arzneien verkaufte. Die Rezept- und Rechnungsbücher der Ragginer-Dynastie geben Aufschluss über das Leben im Allgemeinen und die Heilpraktiken im Besonderen in einem Südtiroler Dorf. Sebastian Ragginer starb 1899, seine Tochter Maria setzte die medizinische Tradition ihrer Vorfahren nicht mehr fort.

Neben den Schwalben war der Kreuzschnabel der Lieblingsvogel der Bergbauern. Man hängte die Tiere über den Betten leidender Menschen auf, denn man nahm an, sie könnten alle Krankheiten aus dem Körper ziehen. Die Legende, der Vogel hätte seinen gekreuzten Schnabel daher, weil er dem gekreuzigten Heiland aus Mitleid die Nägel herausziehen wollte, hat sogar zu der Meinung geführt, Sterbende könnten im äußersten Notfall ihre Beichte auch vor einem Kreuzschnabel ablegen.

Beim Schwarzschmied in Lana arbeitete noch bis vor wenigen Jahrzehnten ein Nonsberger, der half Ischiaskranken – sehr oft mit Erfolg –, indem er sie zwischen den Zehen mit einem glühenden Eisenstab brannte. Man kann diesen Vorgang als eine etwas grobe Art der Kauterisation ansehen, eine sonst in China angewandte Therapiemethode, bei der durch Verursachung von Mikrotraumen durch glühende Arzneikegel auf die dem jeweiligen Organ zugeordneten Hautstellen Heilungserfolge erzielt werden.

Wasser ist der Urbegriff alles Seienden. Der Glaube an die Kräfte des Wassers ist wahrscheinlich so alt wie die Menschheit. Der griechische Philosoph und Mathematiker Thales von Milet (625–547 v. Chr.) nahm als Seinsgrund des Kosmos nicht mythische Kräfte, sondern das Wasser an:

Das Prinzip aller Dinge ist das Wasser.
Aus Wasser ist alles, und ins Wasser kehrt alles zurück.

Die lebenspendende Funktion des Wassers, seine reinigende und heilende Wirkung, ist gerade in Südtirol, einem Land, das über große und verschiedenartige Wasservorkommen verfügt, bis in die heutige Zeit mit Traditionen verbunden.

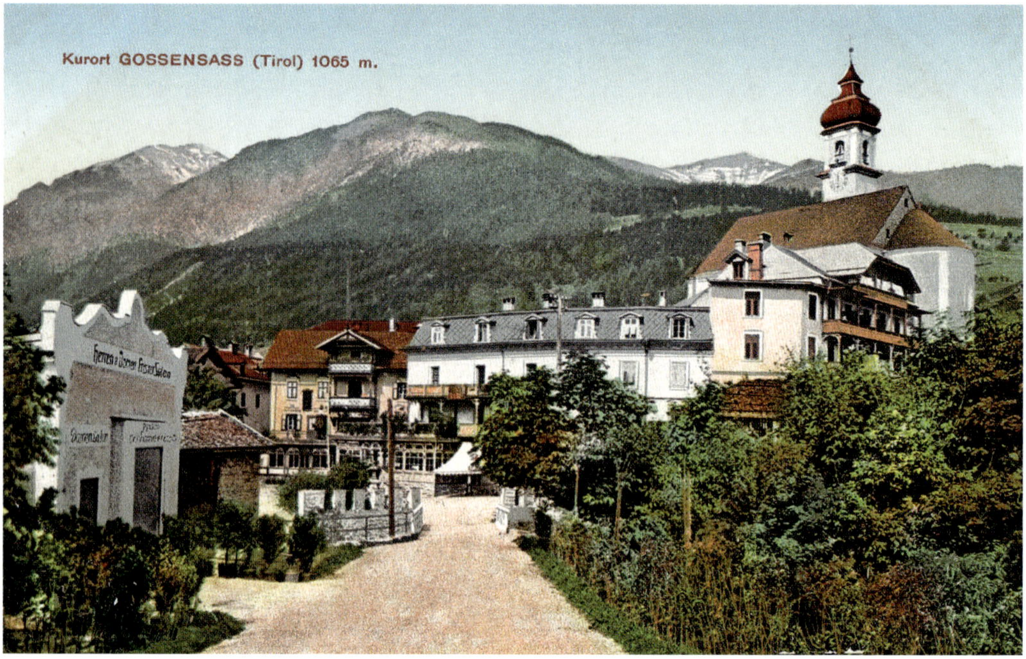

Der Begriff der Reinheit hat seit jeher eine geistige und eine körperliche Dimension und stellt folglich das vereinigende Element zwischen Religion und Heilpraxis dar. Die heilenden Kräfte des Wassers scheinen nicht nur auf seiner jeweiligen chemischen Zusammensetzung und seinen physikalischen Wirkungen in den zahllosen Anwendungsmöglichkeiten zu beruhen, sondern es scheinen auch metaphysische Kräfte ihren Einfluss auszuüben. Überlieferungen aus heidnischer Zeit belegen ebenso wie Bibeltexte das Wissen um die leben- und gesundheitspendende Funktion der Quellen und Heilwässer. Das überwältigende Niveau der antiken römischen Badekultur blieb bis zum heutigen Tag unerreicht. Auch die Germanen kannten das religiöse Reinigungsbad, das sie nicht in ungewaschenem Zustand nehmen durften.

Mit der Christianisierung Mitteleuropas entstanden an Quellen, die als heilmächtig erfahren wurden, Quellheiligtümer, die sich oftmals zu Wallfahrtsorten oder Heilbädern entwickelten. In Südtirol sind derartige Bäder in Prags mit der Magdalenenkapelle, in Ilstern mit der Ulrichskirche und in Bad Dreikirchen zu finden, dessen älteste, der heiligen Gertraud geweihte Kapelle schon 1237 urkundlich erwähnt ist. Die Verwendung einer natürlichen Quelle zum Baden wurde als »Wildbad« bezeichnet. Der Ausdruck »Badl« oder »Bauernbadl« bezieht sich auf Bäder mit ganz bestimmten Einrichtungen und weist auf den Besuch der bäuerlichen Bevölkerung hin. Mit dem kulturellen Fortschritt entwickelte sich immer mehr der Gebrauch des Bades, nicht nur zum Zweck der körperlichen Reinigung, sondern zu dem der Heilung oder auch nur dem des Genusses.

Öffentliche Badehäuser hatte man, wie das alemannische Rechtsbuch belegt, schon im 6.–8. Jahrhundert. Mit Ausnahme der Benediktiner, die Badeeinrichtungen förderten, war der Klerus des Mittelalters dem Badewesen eher abgeneigt. Der Adels- und Ritterstand schätzte das Baden in Zubern und transportablen Wannen, und im 15. Jahrhundert sind Badstuben in behaglich eingerichteten Bürgerhäusern, aber auch schon in großen Bauernhöfen zu finden. Das Baden hatte einen hohen Prestigewert, gestattete es doch einem Gastgeber, seine badenden Gäste mit Festmählern und Vergnügungen aller Art zu unterhalten. Auch zu Heilzwecken wurden schon im Mittelalter Schwitz- und Dampfbäder, Sitz- und Fußbäder angewendet.

Mit dem Aufblühen des Badelebens in den »Badln« setzte der Verfall der öffentlichen Badstuben ein. Durch gravierenden Holzmangel infolge ausgedehnter Waldrodungen stiegen die Holzpreise und damit auch die Preise in den Badstuben. Außerdem setzten wiederholte Seuchenepidemien dem Badevergnügen in trauter Gemeinsamkeit ein Ende. Die Bauernbadln hatten eine primitive Einrichtung. Das Badhäusl war meist ein Holzbau, in dem die »Badstubn« untergebracht war. Hölzerne Wannen, voneinander durch hölzerne Zwischenwände oder Stoffbahnen getrennt, Bretter zum Zudecken der Wannen, Schaffeln, Bottiche, Wasserzuber, Decken und Leintücher – mehr gabs da nicht. Der Badwirt und die »Badmoidl« kümmerten sich um die Badenden. Im Wohnhaus konnten die Gäste in spartanisch ausgestatteten Zimmern übernachten, fehlte ein Gasthaus beim Bad, wurde in der Küche ein einfaches Mahl serviert. Meistens stand bei den Badln auch eine kleine Kirche oder

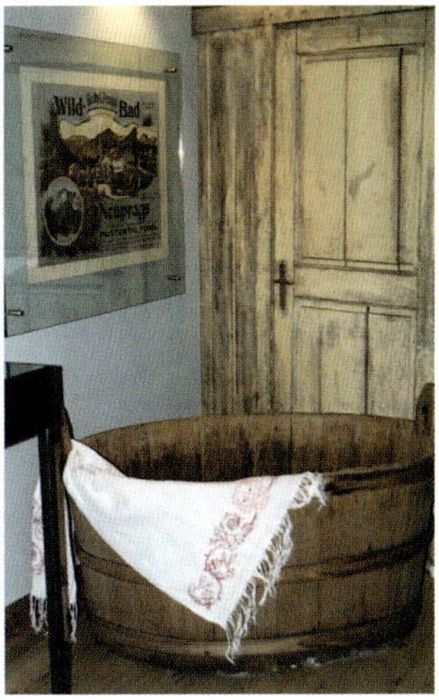

Die »Badmoidl« steht wahrscheinlich hinter der Türe, aber schon allein das hölzerne Schaff verheißt ungewöhnlichen Badegenuss ...

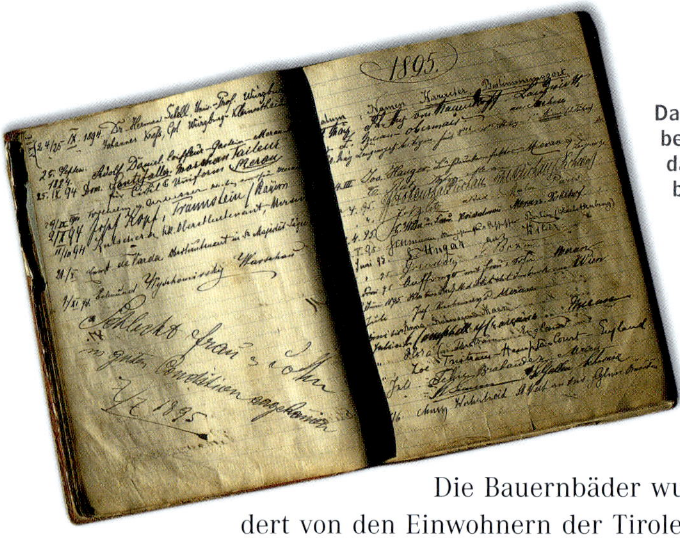

Das Talmuseum in St. Nikolaus beherbergt als besonderen Schatz das Gästebuch des einstmals sehr bekannten Ultner Kurbades Mitterbad.

eine Kapelle, denn die Erholung sollte nicht nur dem Leib, sondern auch der Seele gelten.

Die Bauernbäder wurden schon ab dem 15. Jahrhundert von den Einwohnern der Tiroler Täler besucht, aber im 18. und 19. Jahrhundert erlebten sie einen großen Aufschwung und damit verbunden auch etwas komfortablere Ausstattungen. Die »Sommerfrische« war in Mode gekommen, so dass die Badln auch in bürgerlichen Kreisen bekannt und beliebt wurden. Die Ultner Bäder Bad Lad, Lotterbad, Mitterbad, Bad Kuppelwies, das Tauferer Badl oberhalb von Tscherms, Bad Ratzes, Bad Burgstall, das Bozner Badl, Bad Maistatt oder das Wildbad Innichen im Pustertal, Bad Schalders bei Brixen sind nur einige der Bäder, die hier erwähnt werden sollen.

Die Geschichte des leider ganz dem Verfall preisgegebenen Mitterbads in Ulten ist in besonderer Weise zu erwähnen. Dreimal weilte die österreichische Kaiserin Elisabeth hier zur Kur, ihre Schuhe können noch im Ultner Talmuseum bewundert werden. Der junge Otto von Bismarck, späterer deutscher Reichskanzler, machte in Mitterbad eine Arsen-Wasserkur und verliebte sich so sehr in die Tochter des Badwirtes, dass er um ihre Hand anhielt. Da Bismarck evangelisch war, bekam er vom gestrengen Vater eine abschlägige Antwort.

Im Jahre 1901 hielten sich die Brüder Thomas und Heinrich Mann im Mitterbad auf, das während der Sommermonate von ihrem Freund, dem berühmten Kur- und Badearzt Dr. Hartung von Hartungen, geleitet wurde. Das kleine, abgelegene und verhältnismäßig einfache Mitterbad war Ende des 19. Jahrhunderts ein Geheimtipp für die verwöhnte Hautevolee, die hier einerseits Erholung von der luxuriösen Eintönigkeit, anderseits aber wirklich Heilung verschiedener Leiden suchte.

Adel und Großbürgertum fanden sich in Scharen in den komfortablen »Kurbädern« ein, die damals dort entstanden, wo nicht nur heilkräftiges Wasser vorhanden war, sondern auch der Anschluss an das Verkehrsnetz, die Errichtung geeigneter Infrastrukturen und das Ambiente für ein kulturelles und gesellschaftliches Leben geschaffen werden konnten. Meran gehörte mit Bad Ischl, Bad Gastein und Karlsbad zu den beliebtesten Kurorten der österreichisch-ungarischen Monarchie. Tuberkulose war Ende des 19., Anfang des 20. Jahrhunderts eine sehr verbreitete Krankheit und das milde Klima Merans verschaffte den daran Leidenden Linderung.

Sehr viel Volksglaube ist mit den Themen Schwangerschaft und Geburt verbunden. Heute stellt die diesbezügliche Aufklärung für die meisten Erwachsenen kein Problem dar, aber noch bis vor einigen Jahrzehnten wurde die Frage der Kinder nach dem »Woher« von den Eltern mit einer Verleugnung ihrer eigenen Beteiligung beantwortet. In Südtirol mussten demnach früher die Kinder von der Hebamme aus dem Wasser gefischt werden, zum Beispiel in Tramin aus dem Schmiedbach, in Bruneck aus dem Kresswasserle, und die Kurtatscher fischten die Kinderlen, die ein Baum bei Bozen eigens zu diesem Zweck ins Wasser geworfen hatte, mit einer Angel aus der Etsch. In vielen Orten hieß es, die Hebammen würden die Kinder von besonderen Bäumen pflücken, so die Meraner Kinder von den Bäumen auf der Mut. Aus einem hohlen Baum oder von einer Tanne kamen angeblich die Kinder in Proveis und Laurein. Allgemein galt auch der Storch als Kinderbringer.

Immerhin ist dies alles weniger haarsträubend als Theorien aus Lusern und Tarrenzen und Zirl in Nordtirol. In Lusern holt »Frau Klafter« die Kinder aus dem Bach Üasn und bewahrt sie in einem großen Wasserfass auf. In Tarrenzen und Zirl fischt sie der Pfarrer aus dem Bach und bewahrt sie in einem Krautzuber im Keller des Widums auf. Damit die Kleinen nicht verderben, muss sie die Häuserin wöchentlich einmal mit Suppe übergießen. In der Zeit, in der man außer in Gottes Ratschluss noch nirgends existierte, »is ma no mit die Muggn gflogn«.

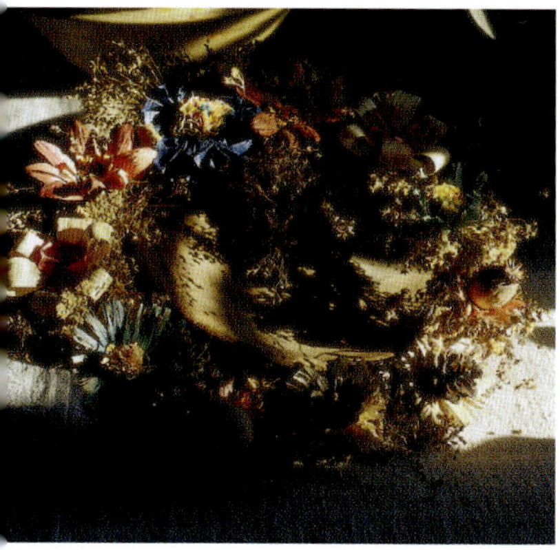

In Rodeneck werden solche Kränze aus Maisstroh in Heimarbeit hergestellt.

Früher wurde ein Kind schnell nach der Geburt getauft, damit es ja in den Himmel käme, wenn ihm etwas zustieße. Der Tod eines ungetauften Kindes war für die Familie das größte Unglück, meinte man doch, es könne der himmlischen Seligkeit nicht in vollem Maße teilhaftig werden. Fast überall in Tirol ist das »Weisen« üblich. Verwandte und Bekannte besuchen die Mutter und bringen kleine Geschenke, Kränze, »Loabelen« und Brot mit. In Rodeneck wurden extra zu diesem Zweck Zisten, das sind geflochtene Körbchen, hergestellt. Im Pustertal kennt man die aus besonders weißem Mehl hergestellten »Weisatlabilan«. Mit einem Fläschchen Eierlikör können die Besucher der Wöchnerin eine besondere Freude machen. Die Weisenden werden vom Kindsvater mit einer guten Jause bewirtet.

Noch bis in die Mitte des 20. Jahrhunderts war das »Aussegnen« oder »Aufsegnen« einer Wöchnerin üblich. Es herrschte die Meinung, die Frauen seien durch ihre Mutterschaft »unrein« geworden. Bevor eine Wöchnerin nicht ausgesegnet war, sollte sie die Dachtraufengrenze nicht überschreiten. Sie durfte weder das Wasser vom Dorfbrunnen noch Feuerholz von draußen holen, sogar der Kirchenbesuch war ihr untersagt. Zum Aussegnen durfte die Mutter nicht alleine in die Kirche oder, wie es in manchen Gegenden üblich war, ins Widum gehen, der Ehemann oder die Hebamme musste sie begleiten. Auch war es üblich, dass sie sich mit dem Hut und der Jacke des Bauern bekleidete, um von den bösen Geistern, die sie bedrohten, nicht erkannt zu werden. Pfarrer und Mesner bekamen für die Aufsegnung ein Geschenk, im Pustertal mussten es drei Gaben in weißer Farbe sein, zum Beispiel Eier, weiße Brote oder ein weißes Tüchl. Der Brauch des Aussegnens uferte manchmal in Missverständnisse aus, indem Mutterschaft mit Sünde und in der Folge Schwangerschaft und Geburt mit frömmlerischem Abscheu belegt wurden. Ursprünglich hatte diese Gepflogenheit aber wohl einerseits etwas mit der Furcht vor bösen Geistern zu tun, die sich der gebärfähigen Frau und des Kindes bemächtigen könnten, anderseits mit den alttestamentarischen Gesetzen. Diese Sitte hatte aber auch eine gute Seite, ermög-

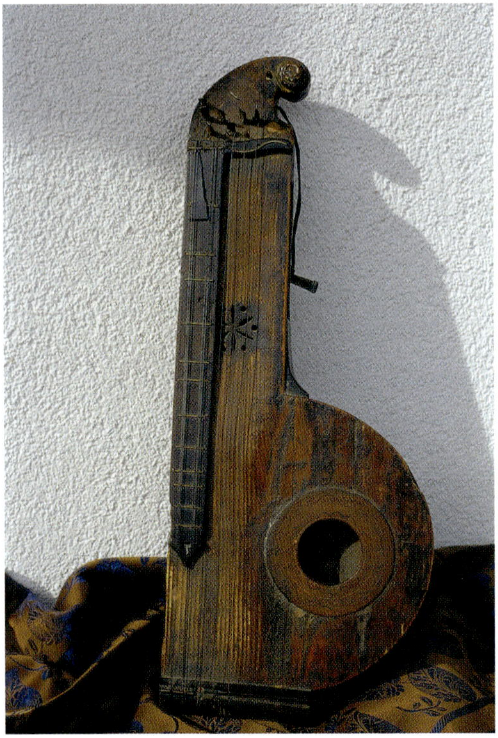

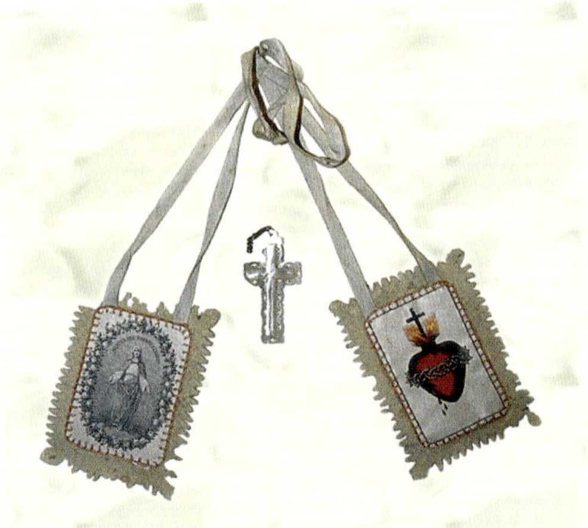

Geweihte Skapuliere sollen alles Böse abwehren und den Träger oder die Trägerin dem Schutz himmlischer Mächte anvertrauen.

Mit Musik lassen sich auch heute noch böse Geister vertreiben. Im Bild ein mit der Jahreszahl 1769 versehenes 5-saitiges »Raffele«. Die »Kratzzither« stammt aus dem Sarntal.

lichte sie doch der Mutter Schonung vor schwerer Haus- und Feldarbeit. Alte Wiegen sind oft mit christlichen Symbolen, aber auch mit dem hexenabwehrenden Drudenfuß verziert. Immer wurde dem Kind etwas Geweihtes ins Bettchen gelegt, damit es vor Unheil geschützt war.

Bis in die heutige Zeit werden gerne Halsketten mit einem geweihten Kreuzlein oder einer Muttergottes- oder Schutzengelmedaille getragen. Zur Taufe, Firmung oder Erstkommunion wird so etwas gerne von der Patin oder dem Paten geschenkt. Früher waren auch offen oder versteckt am Körper getragene Amulette gebräuchlich, die Schaden und Gefahren durch böse Mächte abwehren sollten. Dabei wurden Haare, Zähne, Knochenstückchen von Tieren, aber auch bestimmte Holzspäne oder Steine verwendet. Fromme Menschen ersetzten das Amulett durch ein Skapulier, ein geweihtes Stoffstück, das wie das große Skapulier der Mönche und Nonnen gegen die Anfechtungen des Teufels gedacht war.

Sehr oft mussten die heidnischen Geister und Hexen mittels christlicher Bräuche und Sitten abgewehrt werden. Das beweist, dass die Menschen in Tirol neben ihrer tiefen und ehrlichen Christ-Gläubigkeit auch die Existenz der heidnischen Dämonen nicht anzweifelten.

Jetzt ist auch in den entlegensten Winkeln Südtirols die Bevölkerung über den heutigen Stand der Wissenschaft und Technik aufgeklärt. Das ganze Land ist straßenbaulich erschlossen, jedes Kind erhält eine ordentliche Schulausbildung, Radio und Fernsehen bringen die neuesten Nachrichten ins Haus. So ist vielerorts die alte Tiroler Lebensart im Abbröckeln begriffen. Bis vor kurzem noch waren es die überlieferten Erfahrungen, der Hausverstand, die christliche Religion und ein Nachklang des heidnischen Glaubens aus uralten Zeiten, die das Leben der Menschen im Land im Gebirge bestimmten. Nicht durch das Christentum, sondern durch Wissenschaft und Technik werden die alten Geister und Hexen nach und nach vertrieben. An ihre Stelle treten neue, teils importierte Dämonen – noch viel gruseligere als die alten –, gegen die wahrscheinlich kein Kraut gewachsen ist.

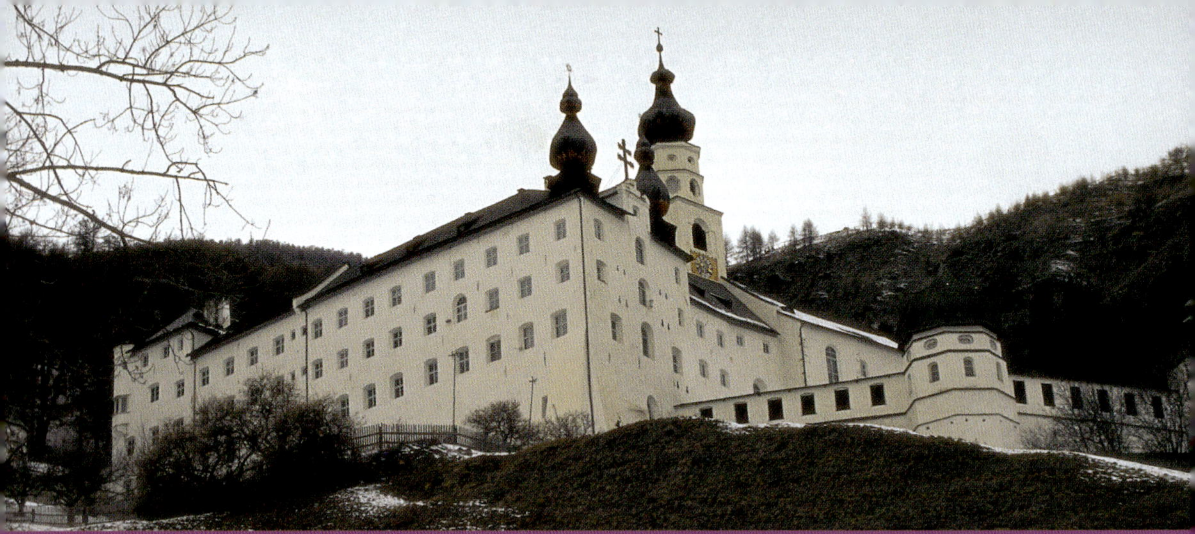

Klöster
Orte der Stille

Im frühen und hohen Mittelalter wurde in Tirol das politische wie auch das geistig-kulturelle Leben von Adel und Kirche bestimmt. Insbesondere Klöster und bischöfliche Residenzen waren Träger des kulturellen Lebens, denn während von rein weltlicher Kulturpflege aus dem frühen Mittelalter sehr wenig überliefert ist, sind in Südtirol aus fernen Epochen der Landesgeschichte, aus der bajuwarischen, langobardischen, fränkischen Zeit, beeindruckende Kunst- und Kulturschätze kirchlichen Ursprungs erhalten. Zum Beispiel stammen die Fresken der Vinschgauer Kirchen St. Prokulus und St. Benedikt aus der Regierungszeit Karls des Großen um 800. Ebenfalls in karolingischer Zeit entstand das erste lateinisch-deutsche Lexikon, angeregt von Arbeo von Meran, geboren 724 in Mais, Bischof von Freising.

Kirchen und Klöster wurden oftmals an Stellen errichtet, die vordem schon Kultstätten waren und vom Volk als Orte der Kraft erspürt wurden. In unmittelbarer Nähe der ältesten und bedeutendsten Klöster in Südtirol wurden Funde aus vorchristlicher Zeit ans Tageslicht gefördert. Ganz bewusst wurden viele Klöster fernab des Trubels angesiedelt, um den Mönchen und Nonnen durch die weltliche Abgeschiedenheit Besinnlichkeit und Konzentration auf Gebet und Arbeit zu ermöglichen. Trotzdem kamen, dies gilt für nahezu ganz Europa, gerade aus den Klöstern die wichtigsten Impulse für die Urbanisierung und Zivilisierung der in den betreffenden Gebieten ansässigen Bevölkerungsgruppen. Die Mönche machten das Land urbar, betrieben Ackerbau und Viehzucht und belebten die Wirtschaft. Die Kunst in all ihren Formen wurde gefördert und gepflegt, in den Klosterschulen wurde gelehrt und in den handgeschriebenen Folianten der Klosterbibliotheken ist das Wissen der damaligen Zeit konserviert. Die wichtigsten Aufgaben der Mönche aber waren – und sind – die Verkündigung des Evangeliums und die Seelsorge, aber auch die Betreuung von Armen und Kranken als Ausdruck tätiger Nächstenliebe.

In unserer mit Hektik und Lärm überladenen Zeit sind viele Klöster Oasen der Stille und der Besinnung geblieben. Überaus reich und vielfältig wie seine Naturschönheiten präsentieren sich auch die Kulturlandschaften Südtirols dem Interessierten. Kirchen und Klöster bergen in diesem Land schier unerschöpfliche Mengen an Kunstschätzen. Ruhe und innere Einkehr stellen sich freilich weder im Zuge von geführten Klosterbesichtigungen beim oberflächlichen Betrachten von Kunstwerken ein, noch bei durchaus empfehlenswerten Besuchen von Klosterkellereien und -läden. Denn haben Klöster und Stifte auch für leibliches Wohlergehen und kulturelle Ansprüche einiges zu bieten, erfordert geistliches Auftanken mehr, nämlich innere Bereitschaft, Zeit für das Nachdenken – und Stille. Dabei sollte nicht vergessen werden, dass all die wunderbaren Werke der Malerei und Bildhauerei, die wir in Kirchen und Klöstern finden, von ihren Schöpfern zum Zwecke der Meditation geschaffen wurden. Viele Klöster in Südtirol und anderswo haben ihre Pforten für Menschen geöffnet, die – ausgelaugt und müde vom hektischen Alltagsleben – Ruhe und Besinnung suchen und vielleicht auch die Wiederherstellung ihres seelischen Gleichgewichtes erhoffen. Konfession spielt keine Rolle, das Angebot der Spiritualität gilt für alle; der Besucher kann auf unbedingte Diskretion bauen.

Es ist unmöglich, im Rahmen dieser Ausführungen alle Klöster zu beschreiben, die es in Südtirol gibt; sie alle waren und sind in historischer wie sozialer Hinsicht von großer Wichtigkeit für das Land. Die geschichtliche Entwicklung Tirols ist aufs engste verbunden mit religiösen Traditionen, wobei die Klöster und Stifte eine bedeutende Rolle spielten. Das Bildungswesen ist in Südtirol in entscheidender Weise von Ordensmännern und -frauen geprägt worden. Bis zum heutigen Tag sind die Schulen und Heime der Franziskaner in Bozen, der Englischen Fräulein in Meran und Brixen, der Tertiarschwestern des hl. Franziskus in Brixen, Bozen und Mühlbach, der Zisterzienserinnen im Kloster Mariengarten in Pauls und der Ursulinen in Bruneck für ihre gediegene Erziehung weitum bekannt. Auch in der Kranken- und Altenpflege arbeiten viele Ordensfrauen mit viel Liebe und Geduld. Die folgend angeführten Beispiele mögen einen kurzen Blick hinter altersgraue Mauern ermöglichen und das stille Wirken der Mönche und Nonnen aufzeigen.

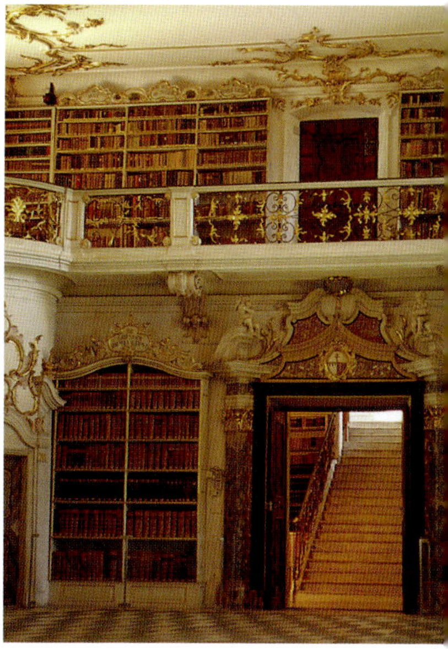

In Klosterbibliotheken, wie hier in der von Neustift bei Brixen, ist das Wissen vergangener Epochen gehortet.

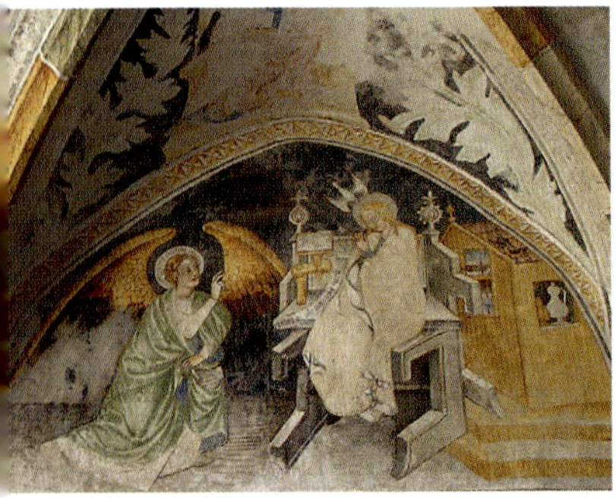

Ein mit Fresken aus dem 15. Jh. geschmückter Kreuzgang ist im Augustiner-Chorherrenstift Neustift zu bewundern.

Die meisten Klöster in Südtirol wurden schon im Mittelalter gegründet. Das Benediktinerstift Innichen wurde bereits 769 von Bayernherzog Tassilo III. gestiftet und 1140 in ein Kollegiatsstift umgewandelt. Das unter Joseph II. aufgelassene Frauenkloster von Sonnenburg im Pustertal geht auf die erste Hälfte des 11. Jahrhunderts zurück. Viele der heute noch bestehenden Klöster, deren Mönche nach der Regel der Heiligen Benedikt und Augustinus leben, wurden im 12. Jahrhundert errichtet. Schon in der ersten Hälfte des 13. Jahrhunderts ließen sich der Deutsche Orden in Bozen und Mönche und Nonnen der damals noch jungen Bettelorden in Südtirol nieder, um 1230 die Klarissen in Brixen, in Bozen 1242 die Franziskaner und 1272 die Dominikaner. 1326 wurde die später von Joseph II. säkularisierte Kartause im Schnalstal von Kartäusern aus Mauerbach bei Wien auf Geheiß des Landesfürsten Heinrich errichtet.

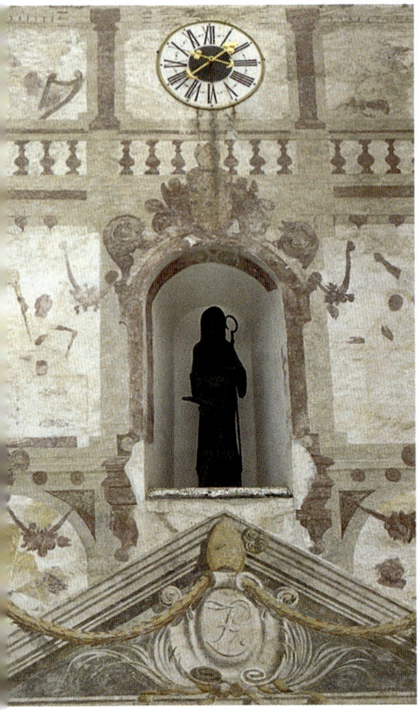

Statue des hl. Benedikt von Nursia an der Fassade des Klosters Marienberg

Es mag vielerlei Beweggründe geben, die einen Menschen veranlassen, Mönch oder Nonne zu werden. Ein Leben hinter Klostermauern kann aber einzig unter der Voraussetzung glücklich verlaufen, wenn die Überzeugung vorhanden ist, von Gott für diese Lebensweise berufen zu sein. Letztendlich ist es das Mysterium der Liebe: Die Bereitschaft, sich selbst, seine Zeit und seine Arbeit ohne Einschränkung Gott zu weihen und in den Dienst der Kirche und der Mitmenschen zu stellen, kann nur aus dem Bewusstsein entstehen, nichts auf der Welt Christus vorziehen zu wollen. Dieses Verlangen nach der Nähe Gottes ist die Triebfeder für diese außergewöhnliche Lebensplanung.

Der Orden der Benediktiner geht auf den heiligen Benedikt von Nursia zurück, der 529, nach drei Jahren Einsiedlerleben in Subiaco, auf dem Monte Cassino ein Kloster gründete und dort seine Mönchsregel verfasste. Die Bibel und die Ordensregel sind bis heute die wichtigsten Grundlagen benediktinischer Spiritualität. Etymologisch geht das Wort »Orden« auf »Ordnung« zurück. Das Geheimnis eines spirituellen Lebens liegt in der Tat in einem geordneten Tagesablauf und in immer wiederkehrenden Tagesrhythmen. Nicht die Beliebigkeit, sondern die gleichmäßige Wiederkehr von Tagesabläufen ist entscheidend. Gebet und Arbeit – dieses Prinzip hat auch in der Gegenwart seinen Stellenwert im klösterlichen Leben behalten, doch lässt sich eine ausgewogene Zeit- und Arbeitsteilung heute schwerer verwirklichen wie ehedem. Der religiöse Bezug der Arbeit innerhalb und außerhalb des Klosters darf niemals vernachlässigt werden, sei es in der Seelsorge, der Lehrtätigkeit innerhalb der Jugend- und Erwachsenenbildung oder in der Land- und Forstwirtschaft, welche auch heute noch für die meisten Klöster die materielle Existenzgrundlage bilden. Das Tagewerk eines Mönches oder einer Nonne sollte der Ehre Gottes, dem Wohle der Gemeinschaft und der Nächstenliebe dienen.

Die Einteilung des Tages unterliegt den klösterlichen Gegebenheiten und kann selbstverständlich den Bedürfnissen der Gemeinschaft angepasst werden. Freundlich erklärt Abt Bruno im Kloster Marienberg im Vinschga den zur Zeit gebräuchlichen Tagesablauf der Mönche anhand einer selbst gefertigten Schautafel:

5.45 Uhr	**Chorgebet, Meditation**
7 Uhr	**Laudes (Morgengebet)**
7.20 Uhr	**Konventgottesdienst**
8 Uhr	**Frühstück**
8.15 Uhr	**Arbeit**
12 Uhr	**Mittagshore, anschließend Mittagessen und Erholungspause**
14 Uhr	**Arbeit**
18 Uhr	**Vesper**
18.30 Uhr	**Abendessen**
19.30 Uhr	**Complet (Abendgebet)**
20 Uhr	**Die Abendstunden verbringen die Mönche mit geistigen Lesungen, Studium usw.**

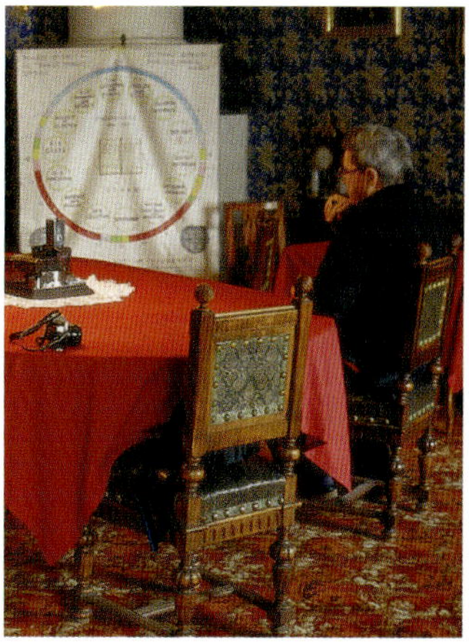

Der Entschluss der Ordensleute, sich mit Leib und Seele Gott und einer Ordensgemeinschaft zu weihen, manifestiert sich in dem Gelübde, bis zum Tod in Armut, Gehorsam und Ehelosigkeit zu leben. Dieses Versprechen beinhaltet klösterlichen Lebenswandel, bewusste Einordnung in die klösterliche Disziplin und Beständigkeit in der Gemeinschaft. Körper, Geist und Seele sollten in allen ihren Äußerungen letztlich die Liebe zu Gott bezeugen: U. I. O. G. D. – Damit in allem Gott verherrlicht werde:

- im Gebet;
- in der Meditation und in der Stille, in denen der Mensch den göttlichen Atem verspüren kann, der Adam eingehaucht wurde;
- beim Hören: ein offenes Ohr für die Nöte und Bedürfnisse der Mitmenschen;
- in der Gemeinschaft, in der von innen heraus Frieden und Freude wächst;
- in Freizeit, geistlicher Lesung und Bildung;
- in dem Bestreben, Wichtiges von Nebensächlichem zu unterscheiden, über den Dingen zu stehen und folglich zu einem ausgewogenen Lebensstil zu gelangen;
- in der Ehrfurcht vor Gott, den Mitmenschen und der Schöpfung;
- in der Herzensweite: Ordensleute sollten ein verengtes Blickfeld vermeiden. Nicht nur im Gebet, sondern weltoffen in allem Tun und Denken sollte die Verbindung zu Gott gesucht werden.

Auch spätere Ordensgründer übernahmen die Ordensregel des heiligen Benedikt in vielen Punkten. Benediktinische Männer- und Frauenklöster sind weltweit zu finden, in Südtirol die Benediktinerabteien Marienberg im Oberen Vinschgau, Muri Gries in Bozen und das Nonnenkloster der Benediktinerinnen auf dem Felshügel von Säben.

MARIENBERG

Aus dem steilen Berghang über Burgeis im oberen Vinschgau ragen mächtig und unübersehbar die bleichen Mauern der Abtei Marienberg. 1336 Meter ü. d. M. liegt die Klosteranlage, die seit 1150 von Benediktinermönchen bewohnt wird und auf eine bewegte Geschichte zurückblickt.

Im Mittelalter beschränkte sich die äußere Tätigkeit der Mönche auf die Seelsorge, und schon im 14. Jahrhundert bestand in Marienberg eine Klosterschule. Aus dieser Zeit stammen die Schriften des Mönches Prior Goswin. Seine Chronik des Stiftes Marienberg, die bis 1394 reicht, ist für das Kloster, aber auch für die Geschichte Südtirols von unschätzbarem Wert. Der Leser erfährt über das Wirken und Walten der Äbte und Mönche, aber auch über Erdbeben, Heuschreckenplagen, Schneelawinen und die große Pestnot, die den sechsten Teil der Bevölkerung dahinraffte und auch im Kloster nur vier Männer verschonte.

Auch in den folgenden Jahrhunderten musste Marienberg schwere Schicksalsschläge erdulden: 1418 ein verheerender Brand, 1499 Verteidigungsburg im Kampf gegen die Schweizer, Plünderungen und Zerstörungen im Bauernaufstand von 1525, Absinken der klösterlichen Disziplin im 16. Jahrhundert durch die Einflüsse der Wiedertäufer und der Anhänger Zwinglis. Unter Abt Matthias Lang (1615–1640) aus dem schwäbischen Stift Weingarten wurde das Stift in geistigem wie in materiellem Sinn restauriert. 1642–1646 bekommt die ehemals romanische, dreischiffige Basilika ihre heutige barocke Prägung. 1807 wurde das Kloster von der bayrischen Regierung aufgehoben und sein Eigentum beschlagnahmt. Erst 1816 konnten die Mönche wieder nach Marienberg zurückkehren.

Seit den Anfängen des Klosters übten die Mönche neben der Seelsorge schulische Tätigkeiten aus. Im Mittelalter wurde vor allem Musik und Latein unterrichtet, ab dem 17. Jahrhundert wurde die Schule vergrößert und erweitert und 1724 kam es zur Gründung des Meraner Gymnasiums. Berühmte Gelehrte aus dem Kloster Marienberg unterrichteten in Meran, so zum Beispiel der Orientalist Pater Pius Zingerle (1801–1881), der Historiker Pater Albert Jäger (1801–1891) und schließlich Pater Beda Weber (1798–1858). Der Letztgenannte setzte sich als gewählter Abgeordneter des Kreises Meran in der Frankfurter Nationalversammlung für eine großdeutsche Lösung ein. Später wurde er Stadtpfarrer von Frankfurt und dort durch verschiedene, damals völlig neue Initiativen, zum Bahnbrecher in der Großstadtseelsorge. Marienberg beherbergt bedeutende Kunstschätze von seiner Gründung bis zur Gegenwart. Am beeindruckendsten sind wohl die Fresken in der Krypta unterhalb der Stiftskirche, die in ihrer Farbenpracht einen Höhepunkt der romanischen Malerei in Tirol darstellen. Auch eine Kasel und eine Stola aus dieser fernen Epoche, laut Überlieferung ein Geschenk der Stifterin Uta von Tarasp, sind in der Krypta ausgestellt. Ebenfalls aus der Romanik stammt das Portal mit seinem ungewöhnlichen Nebeneinander von Granit und weißem Marmor.

MURI-GRIES

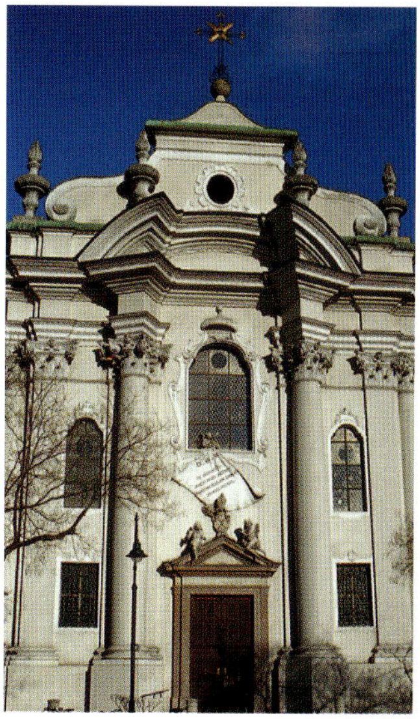

Im Jahre 1160 gründeten Graf Arnold von Greifenstein und seine Frau Mathilde das Augustiner-Chorherrenstift St. Maria in der Au bei Bozen. Durch Überschwemmungen wurde das Kloster um 1400 derart verwüstet, dass es unbewohnbar wurde, und so schenkte Herzog Leopold von Österreich den Chorherren seine als Wehranlage im 12. Jahrhundert erbaute Burg in Gries. Das Chorherrenstift, durch welches viele Pfarreien in der Umgebung seelsorglich betreut wurden, wurde 1807 unter bayrischer Regierung aufgehoben. Erst 1845 besiedelten Benediktinermönche aus Muri im Kanton Aargau in der Schweiz wieder die alten Gemäuer. Kirche und Kloster beherbergen wertvolle Kunstschätze und unter großem Einsatz wurden die uralten Baulichkeiten sachgemäß und liebevoll renoviert. Nach dem

Grundsatz des heiligen Benedikt: »Dem Gottesdienst soll nichts vorgezogen werden«, ist die Pflege des feierlichen liturgischen Gottesdienstes ein besonderes Anliegen des Klosters Muri-Gries. Viele Menschen nützen das Angebot der Mönche und nehmen an meditativen Veranstaltungen teil. Abt Benno Malfér leitet die Gemeinschaft der Mönche, die zur Zeit aus 13 Mitgliedern besteht. Weit über die Grenzen des Landes ist Muri-Gries als ein Zentrum für Kirchenmusik bekannt.

SÄBEN

Funde beweisen, dass der Felshügel von Säben schon in der Jungsteinzeit besiedelt war. Im 4. Jahrhundert n. Chr. wurde aus der urzeitlichen Siedlung auf Säben eine christliche Gemeinde; diese Epoche des frühen Christentums (von ca. 350 bis 700) ist durch archäologische Grabungen und Funde sehr gut dokumentiert. Um 550, in der Zeit der Völkerwanderung, wurde Säben ein zum Patriarchat von Aquileja gehörender Bischofssitz, mit dessen Gründung die Missionierung der heidnischen Alpenbewohner ermöglicht werden sollte. 798 erfolgte die Lostrennung Säbens von Aquileja und der Anschluss an die bayrische Kirchenprovinz Salzburg. Schenkungen von Ländereien im Brixner Talkessel und politische Überlegungen erforderten eine Verlegung des Bischofssitzes kurz vor dem Jahre 1000 nach Brixen. Die Brixner Oberhirten setzten auf Säben Burggrafen ein, die dort bis 1533 hausten und im Laufe der Jahrhunderte des öfteren Machtkämpfe mit den Fürstbischöfen zu Brixen vom Zaun brachen. 1533 fiel die bischöfliche Burg auf Säben einem durch Blitzschlag ausgelösten Brand zum Opfer und blieb 150 Jahre lang eine Brandruine. Lediglich die Kreuzkirche blieb das Ziel von Wallfahrern und Pilgern.

1680 begann der Wiederaufbau der Baulichkeiten auf Säben. Pfarrer Matthias Jenner verwirklichte mit Eigenwilligkeit und großem Einsatz seinen Plan, auf dem Säbener Berg ein Nonnenkloster zu errichten. 1685 bezogen fünf Klosterfrauen aus der altehrwürdigen Salzburger Benediktinerinnenabtei Nonnberg die renovierten Gemäuer auf Säben und dreizehn Jahre später wurde das Kloster zur Abtei erhoben. Während der Zeit der Napoleonischen Kriege wurde das Kloster geplündert und für kurze Zeit von den bayrischen Verbündeten Napoleons aufgehoben, doch 1814 wiederhergestellt und ohne Unterbrechung bis heute weitergeführt.

Von den Kunstdenkmälern, die auf Säben zu finden sind, sei die Heiligkreuzkirche, die wegen ihrer großen religiösen und kirchengeschichtlichen Bedeutung zu den ehrwürdigsten Gotteshäusern des Landes zählt, besonders hervorgehoben. Der Kassiansturm, ehemaliger Wehrturm der bischöflichen Burg, beherbergt in seinem Erdgeschoss eine gotische Kapelle. Die 1687 von Giovanni Battista Delai errichtete Klosterkirche steht etwas tiefer als die Kreuzkirche, oberhalb ihres Portals befindet sich eine

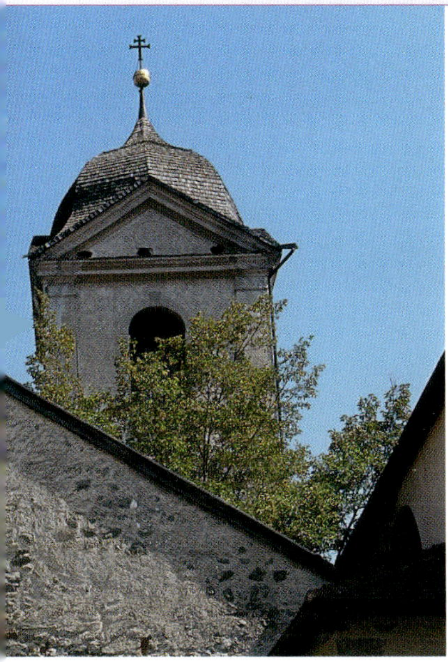

Hoch über dem Eisacktal thront die Klosterburg Säben mit ihren Kirchen, Türmen und geheimnisumwobenen Baulichkeiten.

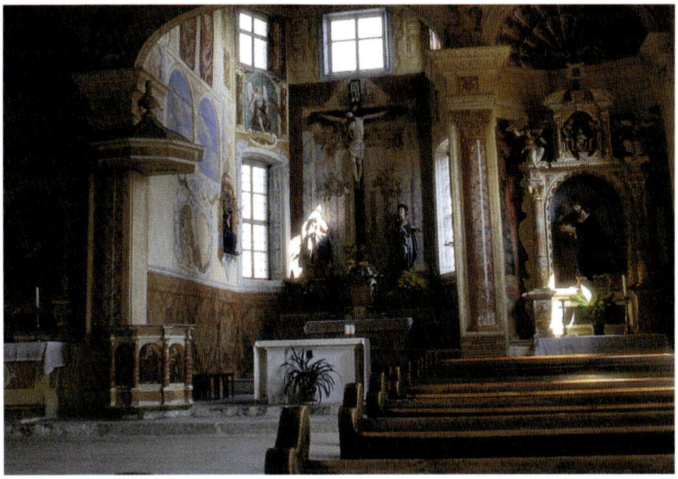

Die Mauersubstanz der Heiligkreuzkirche stammt aus frühromanischer Zeit (um 1000), 1679 wurde sie jedoch durchgreifend neu gestaltet.

Skulptur des Erzengels Michael mit der Seelenwaage. Die künstlerisch wertvolle Liebfrauenkirche wurde 1652 von den von der Pest verschonten Klausener Bürgern als Dank errichtet. Rechts vom Altar führen ein paar Stufen hinunter zum frühchristlichen Immersions-Taufbecken aus der zweiten Hälfte des 4. Jahrhunderts, in dem das Sakrament an Erwachsene durch Untertauchen gespendet wurde. Die Gnadenkapelle stammt in ihren Grundzügen aus romanischer Zeit. Die Gottesmutter, die dem Kind eine Birne als Zeichen der Erlösung reicht, wird von der Bevölkerung Südtirols besonders verehrt.

Seit vielen Jahrhunderten ist Säben das Ziel von Wallfahrern. Wie seit mindestens 500 Jahren pilgern die Gadertaler Männer auch heute noch alle drei Jahre in einem dreitägigen Fußmarsch nach Säben. Im Jahr 2000 waren es ungefähr 1100 Wallfahrer. Auch die Grödner ziehen alle fünf Jahre nach Säben, um den Segen Gottes zu erflehen. Unzählige Besucher scheuen nicht den steilen Aufstieg, um an den Gnadenstätten des Säbener Berges zu beten. Wer das Bedürfnis verspürt, in Bescheidenheit zu sich selbst zu finden, dem bietet das Gästehaus der Schwestern alljährlich von Palmsonntag bis Ende Oktober dazu die Möglichkeit.

Nach wie vor wird die Botschaft des Heiligen Berges von den Menschen verstanden: dem Himmel ein bisschen näher sein als drunten im Tal. Wer nach dem Aufstieg in die Tiefe blickt, aus der der Lärm des Alltagslebens brandet, und dann seine Augen hinaufwendet, erst zu den Berggipfeln und dann zu unermesslichen Weiten, den überkommt unweigerlich ein Ahnen von der Relation zwischen irdischen und ewigen Dimensionen.

NEUSTIFT

Im Jahre 1142 gründete Bischof Hartmann von Brixen unter Mitwirkung seines Ministerialen Reginbert von Säben und dessen Frau Christina das Augustiner-Chorherrenstift Neustift. Der heilige Augustinus, Bischof von Hippo/Karthago (im heutigen Tunesien), hatte bereits im frühen 5. Jahrhundert eine Ordensregel verfasst, die das gemeinsame Leben des Klerus nach dem Vorbild der Urkirche zum Inhalt hatte. Im Mittelalter wurden Priester, die in die Liste einer bischöflichen Domkirche oder an einer nichtbischöflichen Kollegiatskirche eingetragen waren, »Kanoniker« genannt. Diese Priester hielten sich seit der Karolingerzeit an die so genannte »Aachener Regel« von 816, welche auch das Privateigentum gestattete. Unter Papst Urban II. (1088–1099) empfahl die Lateransynode im Zuge der so genannten Gregorianischen Reform diesen regulierten Kanonikern, sich der Ordensregel des heiligen Augustinus anzuschließen. Dabei wurde weiterhin die Eigenständigkeit gegenüber dem Mönchtum betont. Generell kann man seit dem Anfang des 12. Jahrhunderts von »Augustiner-Chorherren« sprechen. Übrigens: Der wohl berühmteste Augustiner-Chorherr war der Reformator Martin Luther. Die Pflege der feierlichen Liturgie, das gemeinsame Chorgebet nach Art der Mönche und die Tätigkeit in der Seelsorge sind bis heute die Hauptaufgaben der Chorherren.

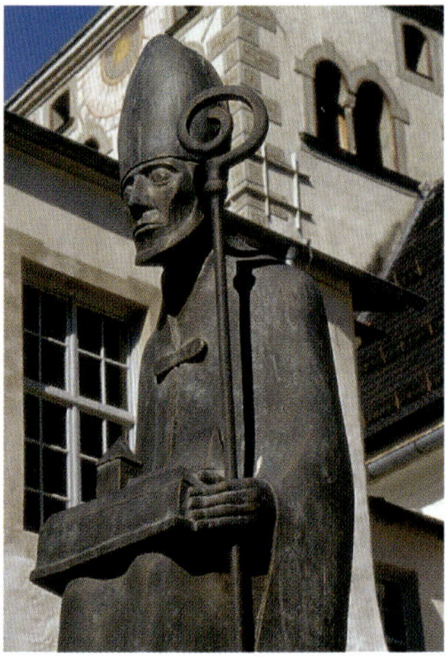

Bischof Hartmann von Brixen, eine Plastik des Südtiroler Künstlers Martin Rainer

Der Kräutergarten des Klosters ist nach altem, historischem Muster angelegt und in vier Teile gegliedert, deren Bepflanzung verschiedenen Zeitepochen zugeordnet ist.

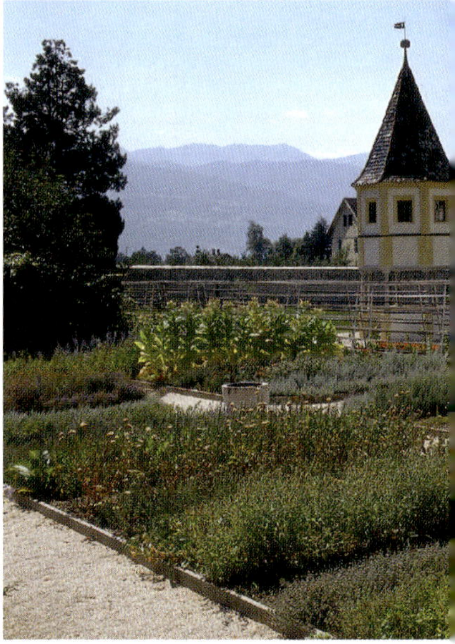

Vor Erfindung des Buchdruckes entstanden handgeschriebene Bibeln, Mess-, Brevier- und Choralbücher, die teilweise mit kunstvollen Bildern versehen wurden. Die Fertigstellung solch großer Codices erforderte jahrelange mühselige Arbeit. In der Neustifter Bibliothek sind viele dieser Werke zu bewundern; besonders zu erwähnen sind zwei mit herrlichen Miniaturen versehene Gradualien, Werke des 1449 verstorbenen Chorherren Friedrich Golner, und das Missale des Abtes Augustin Posch, eine der bedeutendsten Schöpfungen deutscher Miniaturmalerei aus der ersten Hälfte des 16. Jahrhunderts. Wie die meisten Klöster unterhielt auch Neustift

Karl der Große war der Erste, der anregte, bislang nur wildwachsende Kräuter zu kultivieren. Kräuter, die schon in karolingischer Zeit genutzt wurden, wie zum Beispiel Schnittlauch, Petersilie, Eberraute, Eibisch, Kümmel, Kamille, Rosmarin, Fenchel, Salbei, Weinraute, Anis und Dille, wachsen im ersten Abschnitt des Neustifter Kräutergartens. Weiter geht es im Uhrzeigersinn zu den im Mittelalter bevorzugten Kräutern Basilikum, Isop, Distel, Majoran, Bohnenkraut, Rotklee, Zitronenmelisse, Benedikten- und Balsamkraut, dann zu den Kräutern, die ab dem 17. Jahrhundert beliebt wurden, wie z. B. Spitzwegerich, Alant, Heilziest, Ringelblume, Porretsch und schließlich zum vierten Teil, in dem die »modernen« Kräuter wachsen, wie Apfelminze, Türkische Melisse, Sibirischer Hauspaprika, Melonensalbei, Lemongras, Jamaikaminzkraut, Tabak, Hilaryminze, Austernpflanze, Honigblatt-Süßkraut und viele mehr.

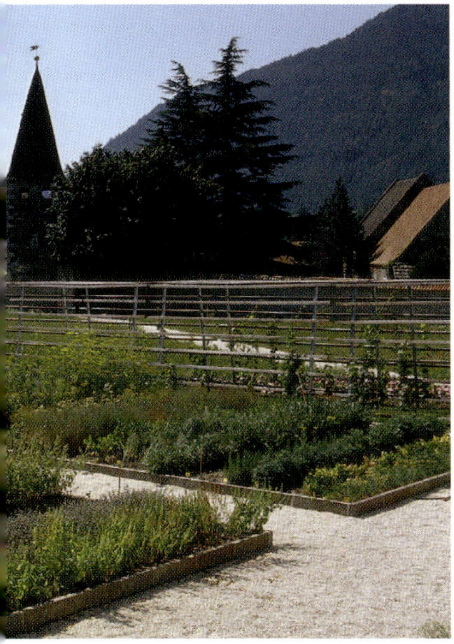

eine Schule, in der Latein und Chormusik gelehrt wurden, später sogar eine eigene theologische Lehranstalt, die bis zur zeitweiligen Klosteraufhebung unter bayrischer Herrschaft bestand. Großer Wert wurde in Neustift stets auf die Pflege der bildenden Künste gelegt. Mit ihren Schulen und ihrem Interesse für Kunst und Wissenschaft wurden die Chorherren bedeutende Träger des kulturellen Lebens im Eisacktal.

Die spätbarocke Stiftskirche Mariä Himmelfahrt, das Kloster mit seinem freskengeschmückten, gotischen Kreuzgang, der Wunderbrunnen, die schon erwähnte Bibliothek mit ihren 65.000 Druckwerken und Handschriften und die berühmte Gemäldegalerie mit ihren gotischen Tafelbildern und Werken von Michael Pacher (1435–1498) locken jährlich tausende von Besuchern nach Neustift. Auch eine der ältesten Krippen Tirols befindet sich in Neustift.

Heute betreuen die Augustiner-Chorherren von Neustift zwanzig Pfarrgemeinden in Süd- und Osttirol, ein vorbildlich geführtes Schülerheim bietet Studenten Wohnmöglichkeit, in einem Tageszentrum, Bibel- und Ökozentrum werden Kurse, Seminare, Lesungen veranstaltet. Das Stift bietet Aus- und Weiterbildung in einem Computerzentrum und einem Ökozentrum an und nicht zuletzt praktische Bibelarbeit und religiöse Orientierungshilfe.

Wer von Neustift spricht, kann nicht umhin, den wunderbaren Wein zu erwähnen, der hier auf einer Anbaufläche von 18 Hektar Moränenboden wächst: Sylvaner, Müller-Thurgau, Gewürztraminer, Vernatsch, Blauburgunder und Roter Lagrein ...
Der barocke Blumengarten mit den beiden Brunnen sonnt sich still und friedlich hinter dem Kloster, unzählige Rosen verströmen hier im Sommer ihre feinen Düfte. In einem Klosterladen kann der Besucher Weine, Schnäpse, Honig und die vielfältigen Erzeugnisse aus dem Klostergarten erstehen.

DIE FRANZISKANER UND KAPUZINER IN SÜDTIROL

Der heilige Franz von Assisi wurde um das Jahr 1181 als Sohn eines wohlhabenden Kaufmanns geboren. Nach schwerer Krankheit hatte er als junger Mann Bekehrungserlebnisse, die in bewogen, Aussätzige zu pflegen und ein Bettlerleben zu führen. Den Gefährten, die sich ihm anschlossen, gab er Texte des Neuen Testaments als Lebensnorm und verpflichtete sie als »Mindere Brüder« zum Dienst an Menschheit und Kirche in Armut und Buße.

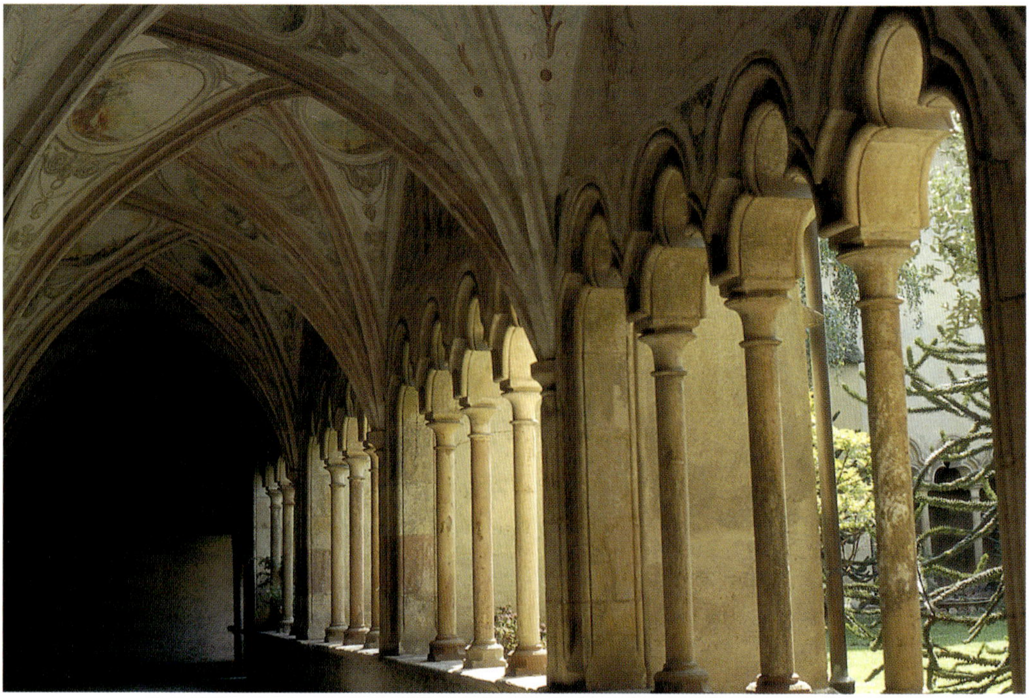

Kreuzgang im Bozner Franziskanerkloster

Aus noch vorhandenen Urkunden ist ersichtlich, dass sich Gefährten des heiligen Franziskus schon um 1221 in Bozen niederließen. Das erste Kloster der Minderbrüder befand sich außerhalb der Stadtmauern, am Nordtor, bei der Kapelle zum heiligen Ingenuin, die in späteren Urkunden als Kapelle zum heiligen Erhard aufscheint und zugleich mit einem Stück des romanischen Kreuzgangflügels als einziger Rest der alten Klosterniederlassung erhalten ist. In den folgenden Jahrhunderten entstand um dieses Kernstück ein großzügiger Klosterbau. Während die älteren Mönchsorden aus einzelnen Stiften bestehen, die ein in sich abgeschlossenes Leben führen, schließt der Orden der Minderbrüder seine Klöster und Niederlassungen in Provinzen zusammen, die innerlich und äußerlich eng miteinander verbunden sind. Schon 1245 ließen sich Franziskaner in Brixen und 1309 in Meran nieder. In diesen beiden Städten waren sie neben ihrer Tätigkeit als Seelsorger und Prediger auch als Seelenführer der Nonnen in den Klarissenklöstern tätig. Noch bevor Tirol im 13. Jahrhundert an die Habsburger überging, wurden die Südtiroler Franziskanerklöster der österreichischen Ordensprovinz zugeteilt, was als wichtiger Beweis für den deutschen Charakter des Etschlandes zur damaligen Zeit zu werten ist.

Reiche Schenkungen brachten dem Franziskanerkloster ansehnlichen Besitz und Vermögen, was im Gegensatz zu franziskanischem Geist und dem Ideal der Armut stand und im 15. Jahrhundert zur Erschlaffung des religiösen Lebens führte. Doch verhältnismäßig schnell bildete sich eine Reformströmung, die die Rückkehr zu den ursprünglichen Ideen des heiligen Franz zum Ziel hatte. Im Laufe dieser Reformströmungen bildeten sich die Kapuziner zu einem eigenen Orden aus, der 1528 von Papst Klemens VII. offiziell anerkannt wurde. Im 17. Jahrhundert wurden Franziskanerklöster in Innichen und Kaltern gegründet. Durch die Abtrennung Südtirols von Österreich nach dem 1. Weltkrieg wurde das Südtiroler Ordensgebiet zur neuen »Bozner Ordensprovinz zum heiligen Vater Franziskus« erhoben. Die Franziskaner unterhalten das wohl berühmteste Gymnasium im ganzen Land und zudem das Studentenheim »Antonianum«. Nachdem die Missionstätigkeit in Süd-Hunan (China) durch die kommunistische Machtergreifung niedergeschlagen wurde, arbeiten jetzt die Südtiroler Missionare gemeinsam mit ihren Nordtiroler Mitbrüdern in Bolivien.

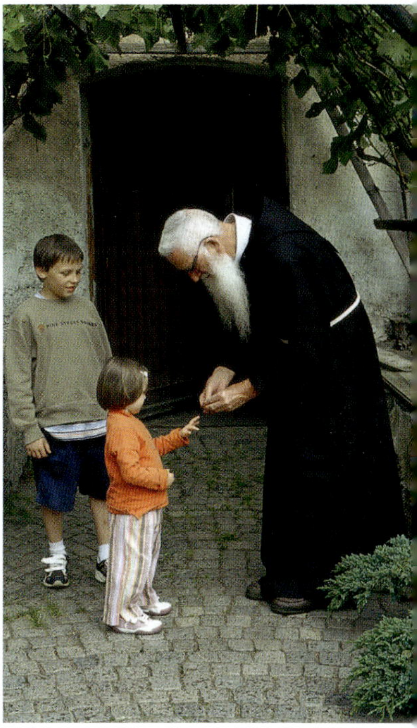

Gütig beschenkt der Kapuzinerpater Konstanz die kleine Karoline mit einem Ringele.

Die Söhne des heiligen Franz von Assisi, die Franziskaner und Kapuziner, genießen das Vertrauen der Menschen im ganzen Land. Die Hilfsbedürftigen, Kranken und Armen, die Entrechteten und Schwachen, sie alle fanden und finden Trost und Hilfe in deren Klöstern. Während der schrecklichen Epidemien des 15. und 16. Jahrhunderts pflegten und betreuten die Brüder furchtlos die Kranken und Sterbenden. In der 2. Hälfte des 18. Jahrhunderts wurde P. Romedius Knoll zum Pionier der großen Tiroler Taubstummenschule. Es gibt freilich auch Hilfsbedürftigkeit anderer Art, auch hierbei haben sich die Patres und Brüder bis heute als gütige Ratgeber in schweren Lebenslagen bewiesen.

In Bozen, Brixen, Meran, Neumarkt, Bruneck, Sterzing, Schlanders und Lana befinden sich einfache, sofort als Kapuzinerklöster erkennbare und durchwegs im 17. Jahrhundert errichtete Baulichkeiten, die, bis auf Eppan und Klausen, noch von den gütigen und stets hilfsbereiten Ordensleuten bewohnt werden.

Der Bettelorden der Kapuziner ist der strengste Ordenszweig der Brüder des heiligen Franz von Assisi. Die gesamte Lebenshaltung der Patres und Brüder ist auf Nächstenliebe ausgerichtet; sie lehnen jedes persönliche Eigentum ab, wohnen in einfachen, schmucklosen Zellen, widmen sich vor allem der Volksseelsorge und kümmern sich um Arme, Kranke, Gefangene und um alle Menschen mit körperlichen oder seelischen Nöten. In den meisten Kapuzinerklöstern ist es noch immer ein Glockenseil, an dem der Besucher ziehen muss, um den Pförtner zu rufen. Wegen ihrer Schlichtheit und Volksnähe erfreuen sich die Brüder des heiligen Franziskus großer Beliebtheit.

Insbesondere sei hier das Kloster in Neumarkt erwähnt, das eine fast lebensgroße spätgotische Madonnenstatue beherbergt, die von der Bevölkerung innig verehrt wird. Im 17. Jahrhundert war die Gegend sumpfig und malariaverseucht, so errichteten die Kapuziner in Gschnon, einem kleinen Weiler in den Bergen östlich des Marktes, eine Sommerfrischdependance, die wohl eines der originellsten klösterlichen Bauwerke Tirols ist. Das zweigeschossige Gebäude mit der kleinen, aber erstaunlich wertvoll ausgestatteten Kirche steht hoch über dem Tal inmitten von Wiesen und Wäldern. Bis auf die wenigen Veränderungen in der Küche und im sanitären Bereich ist das Klösterchen so schlicht wie vor vierhundert Jahren geblieben. Im Sommer werden in Gschnon Seminare und Kurse abgehalten und wer sich nicht scheut, einige Tage ohne Komfort in einer winzigen, primitiven Klosterzelle und abgeschieden von Lärm und Trubel zu leben, wird mit »Wellness« für Geist und Seele belohnt.

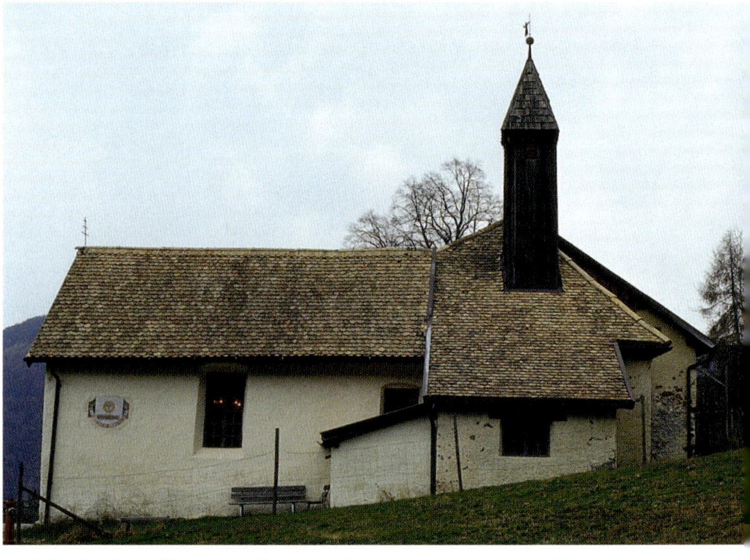

Gschnon, das Sommerkloster der Neumarkter Kapuziner

DAS KLARISSENKLOSTER IN BRIXEN

Klara von Assisi (1194–1253) entstammt einem einflussreichen umbrischen Adelsgeschlecht. Sie verließ als Achtzehnjährige das vornehme Elternhaus, um nach dem Armutsideal des heiligen Franz von Assisi zu leben. Schon 1230, noch zu Lebzeiten der Heiligen, entstand das Klarissenkloster in Brixen, wo die Nonnen unter strengster Klausur bis auf den heutigen Tag ein Leben des Gebetes und der Buße führen. Das Kloster liegt inmitten der Stadt. Es ist von einer hohen Mauer umgeben, in der es nur ein einziges Tor gibt. Der Innenhof wirkt unbelebt – wie ein Filter des weltlichen Getriebes. Wie viel irdisches Licht die kleinen vergitterten Fenster wohl in das Kloster einlassen mögen? Die Nonnen kommen kaum mit Menschen außerhalb der Klostermauern in Berührung, nur sehr selten ist es ihnen gestattet, Besuche zu empfangen. Die Verständigung erfolgt durch Gitter oder Winden, weder bei Familienfeiern noch bei Todesfällen von Familienangehörigen dürfen sie das Kloster verlassen. Selbst die Einsamkeit der Berge wirkt nicht so still, wie das Büßertum dieser Frauen, die freiwillig Bedingungen auf sich nehmen, die jene einer Kerkerhaft überschreiten. Das 1290 gegründete Klarissenkloster in Meran wurde 1782 im Zuge der josephinischen Reformen aufgelöst.

DER DEUTSCHE ORDEN

Die Gründung des Ordens der Brüder vom Deutschen Hause St. Mariens in Jerusalem erfolgte im Jahr 1190 im Heiligen Land zum Zwecke der Pflege von verwundeten und kranken Kreuzfahrern. Aus dem Spitalsorden wurde schon 1198 ein geistlicher Ritterorden, der bezüglich des Zusammenlebens seiner Mitglieder die Regeln der Templer und in Hinblick auf den Hospitaldienst die Regeln der Johanniter übernahm. Innerhalb von wenigen Jahren gelangte der Orden zu hohem Ansehen und erhielt eine erhebliche Zahl von urkundlich belegten Schenkungen im Westen bis Spanien und Frankreich, im Norden bis Holland und Preußen und im Osten bis Siebenbürgen. Bald spielte der Orden eine bedeutende politische Rolle in Europa, und im 13. Jahrhundert entstand der Deutschordensstaat Preußen, der zu den festgefügtesten und am besten verwalteten Staaten des Hochmittelalters gehörte.

Mit der Schenkung von St.-Johannes-Kirche und Hospiz in Bozen im Jahre 1202 beginnt die Geschichte der Ballei des Deutschen Ordens in Tirol. Noch in der ersten Hälfte des 13. Jahrhunderts bekam der Orden weitere Schenkungen in Göflan, Lana, Tarsch, St. Leonhard, Schlanders, Lengmoos und Sterzing. Schon unter der Herrschaft Meinhards II. war das Geschick des Landes eng mit dem des Ordens verbunden, sogar die Landesübergabe Tirols an die Habsburger im Jahre 1363 wurde vom Landkomtur des Deutschen Ordens mitgesiegelt. Wegen mehrfacher Überschwemmungsgefahr wurde der ursprüngliche Standort am linken Eisackufer Anfang des

15. Jahrhunderts aufgegeben und der Ansitz Weggenstein gekauft, in dem sich das Deutsche Haus mit der unverändert gebliebenen St.-Georgs-Kirche auch heute noch befindet. 1809 verfügte Napoleon die Auflösung des Deutschen Ordens in Tirol und erst 1835/36 erfolgte die Wiedererrichtung der Ballei durch den Hochmeister Erzherzog Maximilian Josef von Österreich-Este. Diesem ist auch die Realisierung der Reformbestrebungen P. Peter Riglers zu verdanken und die Reaktivierung des vor mehr als vierhundert Jahren aufgelassenen Institutes der Deutschordensschwestern. P. Peter Rigler, für den 1986 das Seligsprechungsverfahren eingeleitet wurde, erreichte, dass die Heranbildung eines von Jugend an mit dem Orden verbundenen Priestertums möglich wurde.

Der Deutsche Orden betreut seine über ganz Südtirol verstreuten Pfarreien und unterhält zudem noch das St.-Georgs-Schülerheim in Bozen, welches seit 1957 Schülern und Lehrlingen aus dem ganzen Land während ihrer Ausbildungszeit als Heimstätte dient. Drei Altenheime werden in Südtirol von den Schwestern des Deutschen Ordens betreut. Zudem befindet sich im Besitz des Deutschen Ordens St. Anna in Niederlana ein vorbildlich geführtes Langzeit-Krankenhaus, in dem die Kranken die liebevolle und aufopfernde Pflege der Schwestern erfahren.

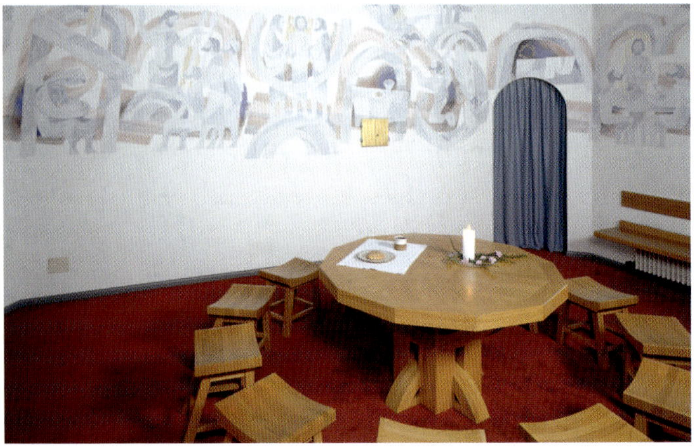

Turmkapelle in der Kommende Weggenstein. Wandgemälde von Heiner Gschwendt

Im Turm des Deutschen Hauses in der Weggensteinstraße nimmt sich die weltoffene Sr. Reinhilde Platter Zeit für die großen und kleinen Nöte der Menschen – eine kleine Frau mit einem großen Herzen.

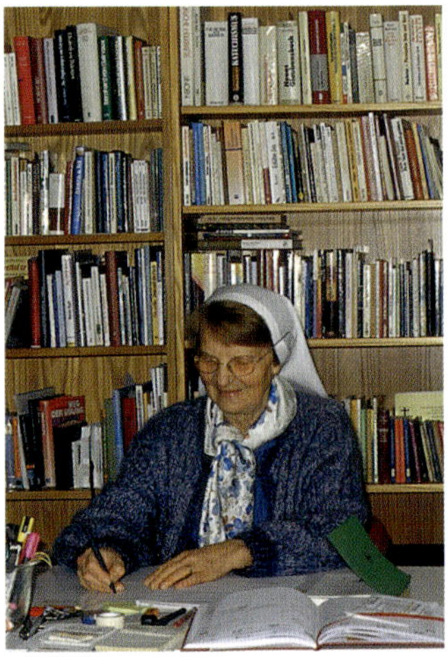

MARIENGARTEN IN ST. PAULS

Dieses Kloster verdankt seine Entstehung dem »Kulturkampf«, der im Deutschland des 19. Jahrhunderts viele Klöster in ihrem Bestand gefährdete. Die Nonnen der Zisterzienserabtei von Lichtental erwarben deshalb 1883 in Südtirol einen ehemals den Prämonstratensern von Wilten gehörenden Adelssitz in St. Pauls bei Bozen, um im Falle einer Aufhebung den Fortbestand der Gemeinschaft zu sichern. Mit der Wiederherstellung des Friedens für die Kirche in Deutschland ging gleichen Schrittes die Entwicklung Mariengartens vom Zufluchtsort zur selbständigen Abtei vor sich. Der Cistercienserorden befolgt die Ordensregeln des heiligen Benedikt. Da es sich um keinen Bettelorden handelt, werden die Klöster durch die vielfältigen Arbeiten ihrer Mitglieder erhalten. Die Schwestern der Frauenabtei Mariengarten leiten seit 1890 eine Schule mit Internatsbetrieb, an der sich selbstverständlich im Laufe von fast 120 Jahren einiges, sei es an den äußeren Gegebenheiten, sei es in baulicher Hinsicht, verändert hat. Geblieben sind die große Liebe und Gewissenhaftigkeit, mit der die Zöglinge betreut und unterrichtet werden.

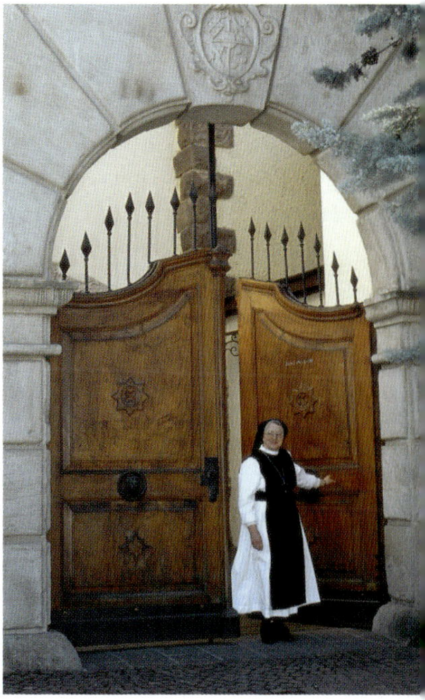

Wer ins Kloster eintreten will, wird von der ehrw. Frau Äbtissin, Schwester Irmengard, herzlich willkommen geheißen.

Der Name »Mariengarten« hat etwas mit der »minniglichen« Muttergottesverehrung zu tun, wie wir sie aus der Ritterzeit kennen: Maria, die Gärtnerin, möge ihren Segen über die Ordensgemeinschaft gießen, damit dieser »Seelengarten« viele Blüten und Früchte tragen könne. Auch ein irdischer Garten gehört zu diesem Kloster. Oder ist dieser in all seiner Schönheit doch schon ein Stück vom Paradies?

DER DOMINIKANERORDEN IN SÜDTIROL

Der Spanier Dominikus (1170–1221) stammte aus einer angesehenen altkastilischen Adelsfamilie. Als junger Priester kam er 1206 durch Südfrankreich, wo die häretischen Sekten der Albigenser und Waldenser Verwirrung stifteten, und gewann mit aufrüttelnden Predigten die Herzen der Menschen. In Toulouse gründete er eine Gemeinschaft von Priestern, aus der 1216 der sich rasch über ganz Europa verbreitende Prediger- und Bettelorden der Dominikaner hervorging. Dominikus bezeichnete die apostolische Tätigkeit als oberstes Ziel für seinen Orden und führte das Rosenkranzgebet ein. Ein dunkles Kapitel in der Ordensgeschichte ist die mittelalterliche Zeit der Inquisition, in der die Dominikaner eine führende Rolle spielten und dadurch zu Einfluss und Macht gelangten. Berühmte Männer wie Albertus Magnus, Thomas von Aquin und Savonarola gingen aus dieser Ordensgemeinschaft hervor.

Schon 1272 kamen die ersten Dominikaner nach Bozen. Die dortige Dominikanerkirche ist das früheste rein gotische Bauwerk dieser Stadt und stellt einen Meilenstein in der Tiroler Kunstgeschichte dar. Zwar dient das alte Dominikanerkloster, das bedauerlicherweise 1785 unter Joseph II. aufgehoben wurde, heute nur mehr kulturellen Zwecken, doch wird der Besucher dieses altehrwürdigen Baues nicht nur mit der Ansicht einer Fülle künstlerischer Kostbarkeiten beschenkt, sondern kann sich in diesem außerordentlichen Ambiente, sofern er sich Zeit und Muße nimmt, in Meditationen versenken. Seit 1939 setzen die Dominikaner in bescheidenem Rahmen die lange Tradition ihres Ordens am Christ-Königs-Platz in Bozen fort.

DAS KLOSTER MARIA STEINACH IN ALGUND

Früher noch als das Dominikanerkloster in Bozen wurde 1241 das Frauenkloster in Steinach bei Algund gegründet. Gräfin Adelheid von Tirol, die Gemahlin Meinhards IV., und deren Schwester Elisabeth stifteten das Kloster anlässlich der gelobten Kreuzfahrt ihres Vaters Albert von Tirol gegen die Tataren. In seinen Anfängen wurde das Kloster durch zahlreiche Privilegien und Schenkungen unterstützt, so dass sich eine blühende Ordensgemeinschaft entwickeln konnte, doch im Laufe der Jahrhunderte musste es auch böse Zeiten erleben: Plünderung während der Bauernkriege, Pestnot und schließlich 1782 Aufhebung des Klosters unter Joseph II. samt Veräußerung des Besitzes. Über vier Jahrzehnte stand das all seiner Kunstschätze beraubte Kloster leer, dann wurde es von Lienz aus, wohin sich einige Nonnen nach der Auflassung gewandt hatten, neu besiedelt.

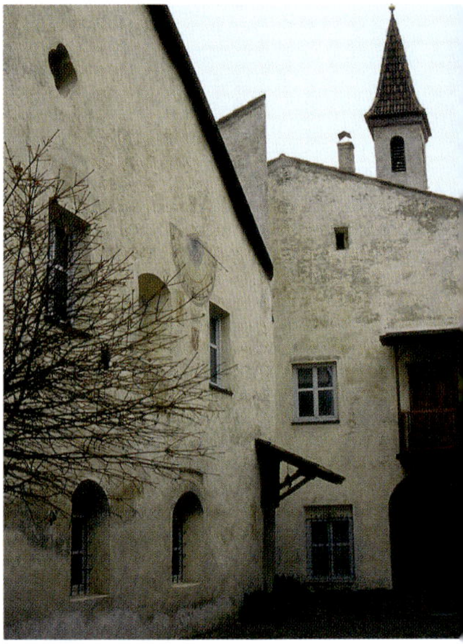

Der Innenhof des Klosters Steinach in Algund

Nun verfügte das Kloster über keine Stiftungen und anderwärtige Einkommen mehr, so dass die Nonnen in bitterster Armut leben mussten. Mit Nähen und Sticken von liturgischen Gewändern, Spitzenklöppelarbeiten, dem Anfertigen von künstlichen Blumen und spagatbesohlten Schuhen verdiente sich die Schwesterngemeinschaft das Geld zum Überleben. Viele Hilfesuchenden wandten sich an die streng klausurierten Klosterfrauen mit der Bitte um Gebet und vergalten es ihnen mit Spenden in Form von Geld oder Naturalien. Die Schenkung des Leitenwein-Gutes in Gratsch im Jahre 1854 linderte die ärgste Armut der Nonnen. An die Neugründung des Klosters war laut eines Dekrets von 1847 die Bedingung geknüpft, dass die Schwestern ohne Anspruch auf einen öffentlichen Fonds eine Schule eröffnen müssten.

Mittlerweile ist aber das einstige Schulhaus in ein bescheidenes Gästehaus umgewandelt worden. Der Baubestand des Klosters und weitgehend auch seine Funktionen reichen in das 13. Jahrhundert zurück. Da seit etwa 600 Jahren Frau Armut als Dauergast in den uralten Gemäuern logiert, wurde das Kloster vor allzugroßen Umbauten bewahrt. Ist die Kirche der Mittelpunkt des klösterlichen Tagesablaufes schlechthin, so bildet der Kreuzgang den Ausgangspunkt für alles, was zum Arbeitsalltag der Nonnen gehört: Vom Kreuzgang aus sind Küche und Keller, Refektorium und Vorratsräume zu erreichen; hier stehen auch die langen Tische, auf denen die Früchte ausgebreitet liegen, die am Eingang durch die Drehwinde verkauft werden.

Das beschauliche Leben der Ordensfrauen ist ganz auf Gott ausgerichtet. Das Innere des Klosters ist für Außenstehende unzugänglich, die Nonnen leben in Klausur. Im Sprechzimmer scheidet eine Trennungswand den Raum des Besuchers von dem der Klosterfrauen und auch in der Kirche ist der Schwesternchor vom Besucherraum getrennt. Das Leben in Stillschweigen, Demut und Verborgenheit, das die Dominikanerinnen in Steinach führen, mögen oberflächliche Augen nutzlos finden, doch widmen die Nonnen ihre Gebete und Werke der Buße dem Dienst an den Menschen, das ist ihre apostolische Mission.

Bischof Wilhelm Egger schreibt:

»... Ordensleute gestalten ihr Leben nach den Anliegen, um die es dem irdischen Jesus und seinen Jüngern ging: Vorrang des Reiches Gottes, Friede, neue Gemeinschaft, Freude am Wort Gottes, bescheidener Lebensstil, Sorge für die Armen ...
... Auch heutige Menschen können das geweihte Leben als sinnvoll erkennen, wenn sie sehen, dass diese Lebensform auf Fragen und Sehnsüchte unserer Zeit eine gute, wenn auch schwierig zu lebende Antwort gibt.«

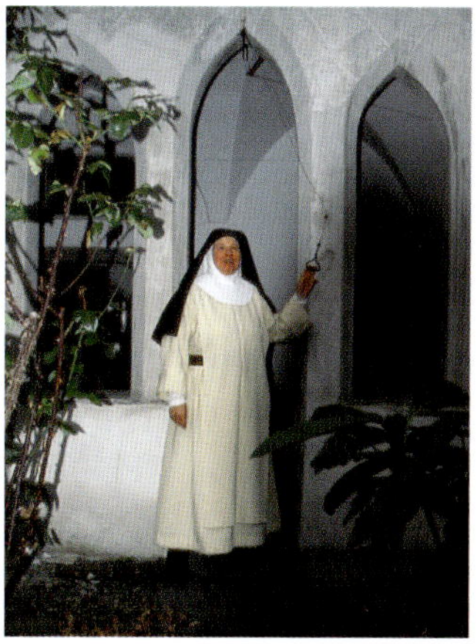

Die fröhliche Schwester Benvenuta führt durch den gotischen Kreuzgang.

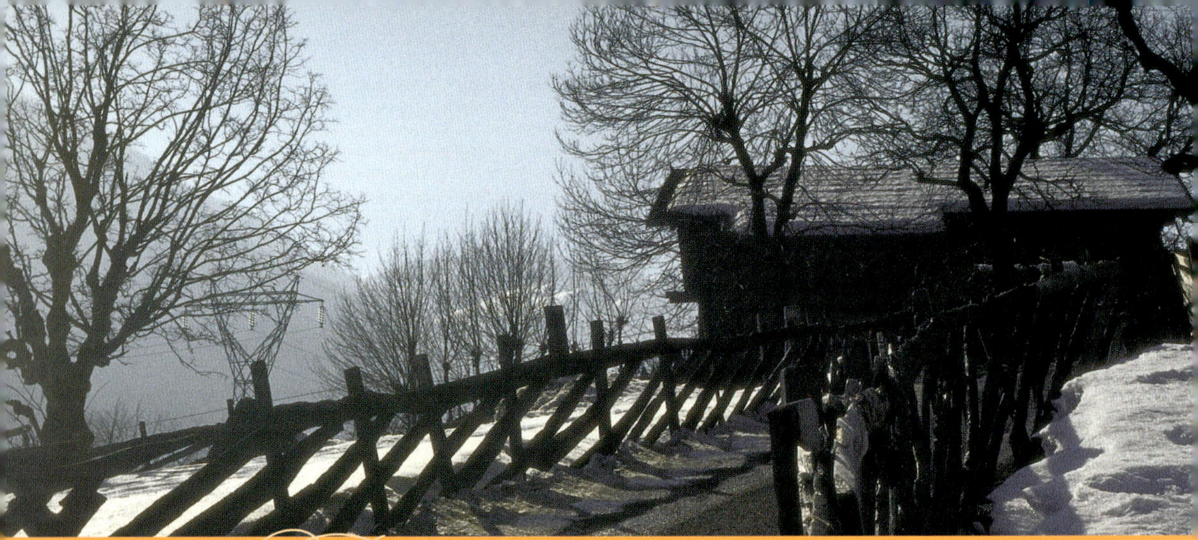

Begrenzungen

Das Ziel meiner Sehnsucht liegt hinter Grenzen ...

Grenze – das ist die Linie, die zwei Bereiche voneinander trennt. Begrenzungen prägen das Landschaftsbild wie kaum ein anderes Element. Begrenzungen tragen wir in uns, von ihnen sind unsere zwischenmenschlichen Beziehungen geprägt; das Errichten und das Überwinden von Begrenzungen ist ein bestimmender Faktor in unserem Leben.

Menschen im Gebirge leben mit mehr sichtbaren Begrenzungen als die in den Ebenen oder an den Ufern der Meere: Dort ist die Grenze optische Täuschung, ein durch die Wölbung der Erdoberfläche die Sicht begrenzender Horizont. Gebirge aber trennen Täler voneinander, sie verkleinern und zerstückeln durch ihre Beschaffenheit die nutzbare Bodenfläche in ungleiche Parzellen. Im Tal verwehren sie den Blick in die Weite, und diese begrenzte Sicht der Dinge ist es, die die Menschen zu den Gipfeln streben lässt. Dort oben sind nicht nur die Wetter- und Wasserscheiden und nicht nur die imaginären Trennlinien zwischen den verschiedenartigen Lebensräumen einzelner Täler, dort oben wird auch die transzendente Grenze zwischen Himmel und Erde fühlbarer. Die Gipfelstürmer wissen es: Der mühsame Aufstieg lohnt sich, denn oben auf dem Gipfel kann sich die Seele wie der Blick in grenzenlose Weiten verlieren.

Südtirol ist die Heimat vieler weltberühmter Bergsteiger. Wer kennt nicht Namen wie Luis Trenker, Reinhold Messner, Hans Kammerlander und viele, viele mehr. Die Erzählungen dieser Männer belegen, dass sie alle in Situationen kamen, die die Auseinandersetzung mit ihren persönlichen Grenzen erforderten.

Reinhold Messner schreibt in einem Beitrag in dem Buch »Stimmen vom Gipfel«: »Sich nach monatelangen Expeditionsvorbereitungen kurz vor dem Gipfel zur Umkehr entschließen zu müssen, erfordert Überwindung, der ebenso Respekt gebührt wie ein Gipfelsieg«. Die Sehnsucht, Begrenzungen zu überwinden, erfüllt wohl die meisten Menschen. Freilich erfordert dieser Wunsch, die Beschaffenheit der Grenze, was immer darunter gemeint ist, richtig zu taxieren. Die Überschätzung der eigenen Möglichkeiten und Fähigkeiten bedingt nicht nur das Scheitern des Vorhabens, sondern kann mitunter sehr gefährlich werden.

Anderseits ist aber ein allgemeines Bestreben vorhanden, Grenzen zu schaffen, wenn es darum geht, Besitztümer zu markieren oder zu schützen. Südtirol ist ein Land, in dem Begrenzungen eine große Rolle spielen, in mancherlei Hinsicht ein »Grenzland«. Tirol, das Land im Gebirge, ist von einer politischen Grenze durchschnitten, die es seit 1919 in das österreichische Nord- und Osttirol und in das an Italien abgetretene Südtirol teilt. Seit Österreich und Italien zur Europäischen Union gehören, bleiben die Schlagbäume an den Grenzen offen, das ist ein Fortschritt. Aber die Sprachgrenze liegt hinter Salurn ...

In einem kleinen Land wie Südtirol, das von drei Volksgruppen mit verschiedenen Sprachen bewohnt wird, ist der gute Wille jedes einzelnen Bewohners gefordert, seine persönlichen Sprachbarrieren zu überwinden.

Gebirgslandschaften beinhalten eine Vielfalt von natürlichen Grenzen (Pfelders).

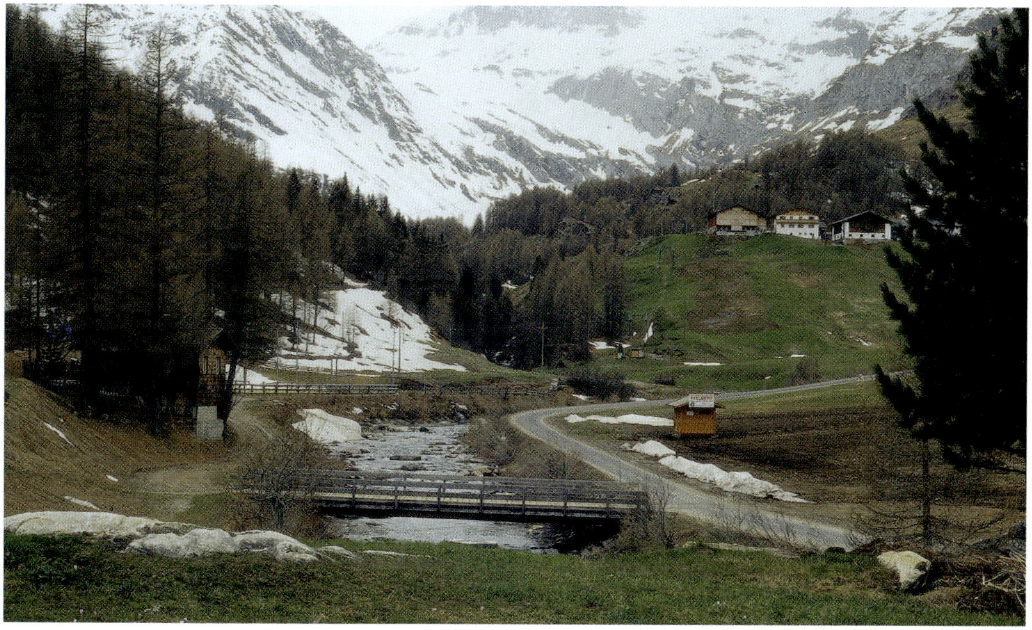

Begrenzungen finden wir auch dort, wo das Wasser den Menschen gefährlich werden kann oder in gestauter Form wirtschaftlichen Nutzen bringen soll. Weder Wildbachverbauungen noch Staudämme sind unumstritten, denn es handelt sich um schwerwiegende Eingriffe in die Natur, die für den Menschen nicht nur positive Folgen haben.

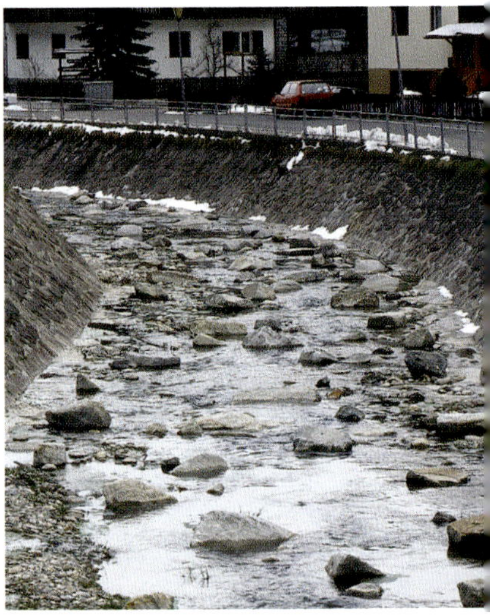

Begrenzungen »zähmen« den Wildbach.

Begrenzungen werden zur Markierung des Eigentums errichtet, haben aber sehr oft auch Schutzfunktionen. Wo zum Beispiel Vieh geweidet wird, sind Einzäunungen notwendig, um die Tiere am Weglaufen zu hindern und die Umgebung hinter den Begrenzungen vor Schaden zu schützen. In Südtirol sind es einerseits viele Arten von Holzzäunen, anderseits die Trockenmauern, die das Landschaftsbild prägen.

Die waagrechte Zaunlinie beruhigt alles Aufwärtsstrebende und gibt dem Blick in die Landschaft stärkere Tiefe, indes sie ihn ein Weilchen hemmt. Anderseits trägt der Zaun in das Landschaftsbild eine im Gelände entlang strebende rhythmische Bewegung und belebt sie dadurch. Aber die Zäune sind nicht nur allein deshalb bemerkenswert, weil sie die architektonische Gliederung der Natur sowie die Zusammenfügung der einzelnen Teile vermitteln helfen, sie sind auch für sich selbst bemerkenswert.

(Zitat von Dr. Richard Staffler)

Erfreulicherweise sind im ganzen Land noch Zäune zu finden, die nach uralten Traditionen gefertigt sind. Es sind beachtenswerte Zeugnisse uralter bäuerlicher Handwerkskunst.

Geräte und Einrichtungsgegenstände, ja sogar die Häuser selbst wurden meist von Grund auf erneuert, die Zäune kaum. Noch heute geschieht die Erhaltung eines Zaunes wenn möglich durch Ausbesserung oder Auswechslung der schadhaften Teilstücke, wodurch die alte Herstellungsweise beibehalten wird. Zwar hat die Verwendung von technischen Hilfsmitteln wie Metallnägel, Draht etc. an manchen Orten eine Änderung der Herstellungsweise mit sich gebracht, indem die mit der Maschine geschnittenen Bretter (»Flecken«) oder Staketten (»Lattln«) zu einfachen Zäunen zusammengenagelt werden, doch der Bergbauer macht auch heute noch gerne seine Zäune ohne Metallnägel und Draht.

Äußerst beeindruckend sind die verschiedenen Arten der Speltenzäune. Es ist ein sehr langwieriges Unterfangen, das Geduld und Geschick erfordert, eine derartige Begrenzung zu errichten. Verschiedene Flechtarten sind gebräuchlich, zum Beispiel die »Kreuzflechtung«, das »einfache Zopfen«, das »Kreuzweiszopfen«, der Ultner Latten- oder Ringzaun und einige mehr.

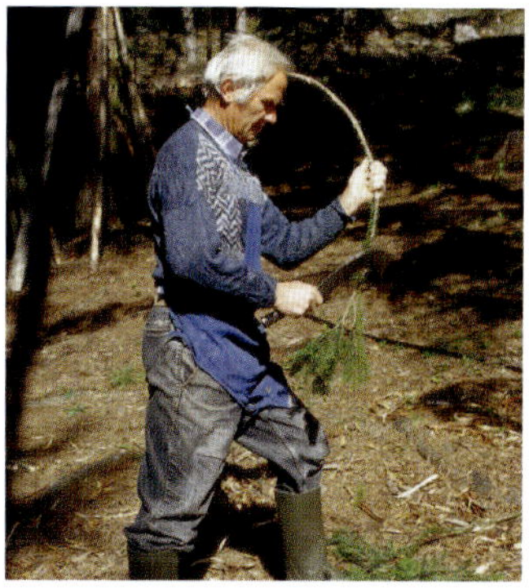

Der talentierte und fleißige Pircher Franz aus Vöran zeigt, wie er bei der Errichtung eines Speltenzaunes vorgeht:

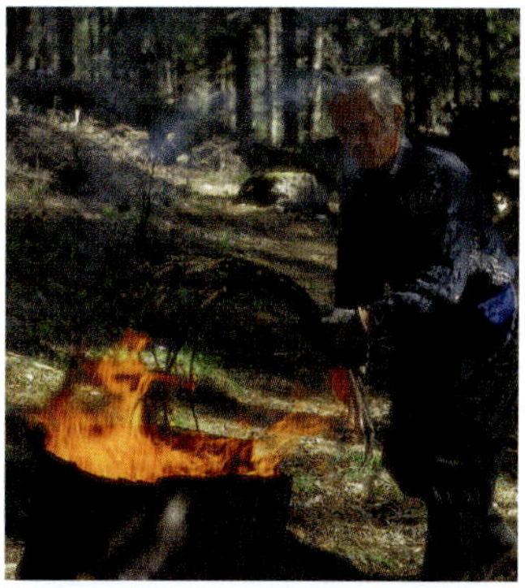

Zunächst müssen die Spelten aus dem Baum mit Schlägel und Keil herausgespalten werden. Am beliebtesten ist dabei das Lärchenholz, da es durch seinen hohen Harzanteil nicht so leicht verwittert. Die »Ranggn« (Querlatten) und auch die Säulen werden aus Eichen- oder Lärchenholz zugerichtet und mit zwei »Ohren« (Einschnitte, wo die Raunggen aufliegen können) versehen. Zuerst werden die starken Säulen in den Boden geschlagen und dann die »Ranggn« aufgelegt. Nun wird das untere Ende der Spelten im Feuer gebrannt, damit das Holz nicht fault. Für jede Spelte muss ein 70 cm tiefes Loch gegraben werden, denn sie soll einen festen Halt in der Erde haben.

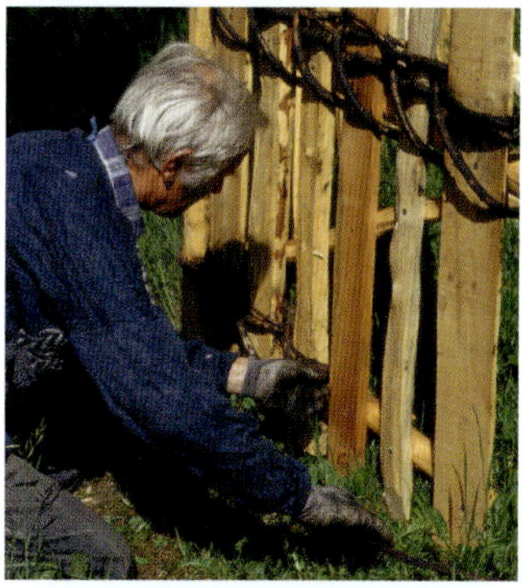

Nun steht da eine schöne Speltenreihe, ihre obere Kante ist unregelmäßig, auf und nieder geht das, wie eine Melodie. Aber noch ist der Zaun nicht fertig. Jetzt kommt noch die schönste Zierde, ein Geflecht, das dem Zaun Festigkeit und Halt verleiht. Junge Fichtenäste von ungefähr 1,20 m Länge werden frisch geschnitten, damit sie biegsam und nicht ausgetrocknet sind. In einer alten, rostigen Blechtonne raucht und knistert schon ein Feuerchen, über dem die vorbereiteten und zugeputzten Äste nun erwärmt und angesengt werden. Das Weitere erfordert schnelles Handeln, denn binnen kurzer Zeit werden die jetzt weichen Äste trocken und starr. Um die Spelten wird aus den gebähten Fichtenzweigen ein Geflecht gewunden, es entsteht ein Band mit gleichmäßigem aber sehr kompliziertem Muster – endlos ver-

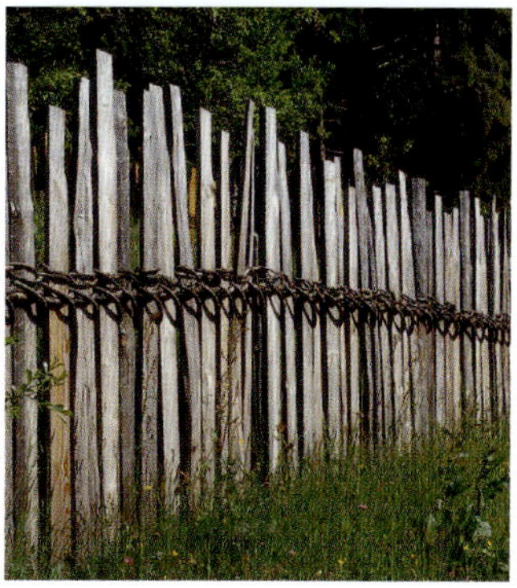

schlungen, aber dennoch zielgerichtet wie der Lauf des menschlichen Lebens. Da in alten Zeiten endlos verschlungene Knoten und Bänder (ähnlich wie die verwinkelten chinesischen Brücken) auch als Abwehr gegen böse Geister verstanden wurden, kann es sein, dass mit dem Geflecht dem Zaun noch zusätzlich eine magische Schutzfunktion gegeben werden sollte.

Geübte Hände können einen Meter Geflecht in etwa 15 Minuten herstellen, dann müssen aufs Neue Fichtenäste über dem Feuer behandelt werden. Bei der Anfertigung dieses Zaunes werden keine Nägel verwendet. Es ist wahrscheinlich, dass diese Zäune schon vor unserer Zeitrechnung in ähnlicher Weise geflochten wurden; sicher ist, dass sie schon im 15. Jahrhundert existierten, denn in den Bildern des Malers Multscher um 1456 (Glurns und Sterzing) ist der Speltenzaun zu sehen.

Malerisch und sehr urtümlich muten auch der Ranggnzaun, der Scharzaun, der Sterzinger Ringzaun und der Schrankzaun an, die wegen ihres großen Holzverbrauches und ihren zum Teil nicht geringen Platzansprüchen eher selten zu sehen sind.

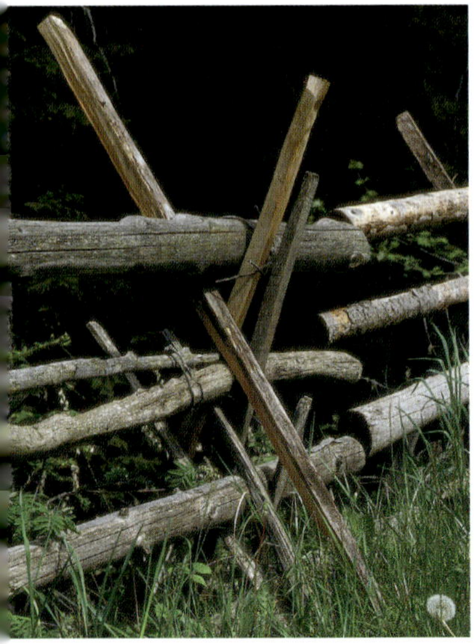

Alter Ranggnzaun in Vöran

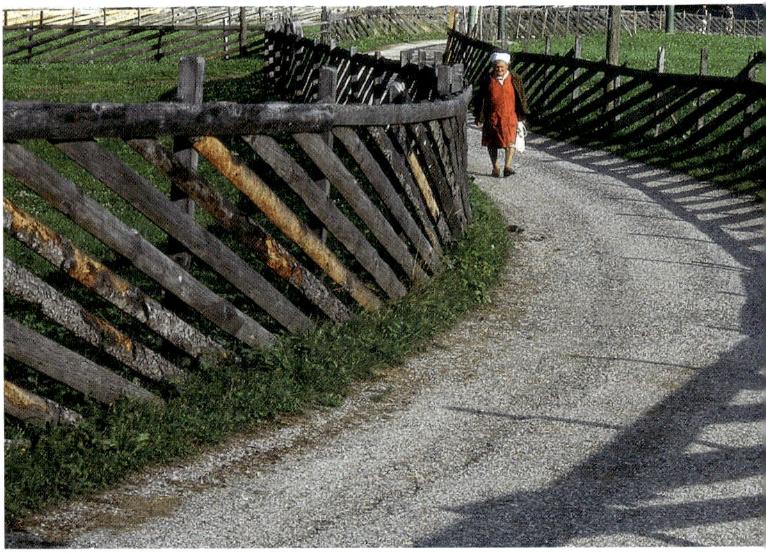

Die schräg befestigten Latten sind typisch für die Ultner Zäune.

Weit weniger Arbeitsaufwand erfordert der Bretterzaun. Alle eineinhalb bis zwei Meter eine Säule in den Boden rammen, vier Bretter übereinander im Abstand von 20 cm aufnageln – und schon ist dieser Zaun fertig. Das geht zwar schnell und ist billiger, aber weit weniger schön als die obgenannten Beispiele.

Alte Trockenmauern sind in ganz Südtirol zu finden. Die Steine, an Ort und Stelle der obersten Schicht des Erdreichs entnommen, passen, zu Mauern oder Wällen aufgeschichtet, in ihrer natürlichen Schönheit in unübertrefflicher Weise in die Landschaft und sind Lebensraum für eine Unzahl von Tieren und Pflanzen. Jede auch noch so kleine Ritze ist »bewohnt«. Das Errichten solcher Mauern ist eine völlig im Einklang mit der Natur stehende Nutzungsweise von vorhandenem Material.

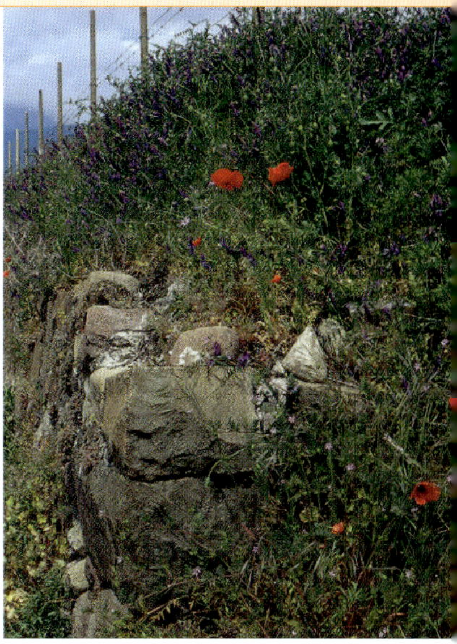

Eine erstaunliche Vielfalt von Pflanzen und Tieren bevölkert die steinernen Trockenmauern.

Auch die uralten Steinmauern, welche trutzig die vielen Burgen und Ansitze umgrenzen und den neugierigen Wanderern nur selten einen schmalen Einblick in das Zauberreich gewähren, das sie umschließen, lassen versunkene Schicksale und verwunschene Schätze erahnen.

In alten Zeiten wurden die Städte als Bollwerk gegen Feinde erbaut. Die Stadtmauer umgab einen Ort, der Schutz und sicheren Lebensraum bot und in dem sich das profane Alltagsleben abspielen konnte; sie umschloss wie ein magischer Bannkreis die Menschen und ihre Werke, innerhalb ihrer mächtigen Begrenzung konnte sich eine spezifische Aura entfalten. Straßen und Plätze, Häuser und Kirchen – alles Teil eines Ensembles, in dem sich die göttliche Weltordnung widerspiegelte. Der reale Mittelpunkt war identisch mit dem transzendenten: dem Gotteshaus, das mit seinem Turm das Irdische mit dem Himmlischen verbinden sollte. Die Menschen innerhalb der Stadtmauer waren auf Gedeih und Verderb aufeinander angewiesen, insbesondere in Not- und Kriegszeiten musste sich der Gemeinschaftssinn bewähren. Nur durch wenige Tore konnte die Stadt betreten oder verlassen werden, und diese waren streng bewacht und wurden bei Einbruch der Dunkelheit geschlossen. Die Stadtmauern umgrenzten Finsteres und Helles, Orte des Vergnügens und Orte des Schreckens, Tugend und Laster, ein Areal, das eine unverwechselbare Physiognomie, ein »Lokalkolorit« entwickelte.

Die Städte von heute kennen keine Stadtmauern mehr, eine Nivellierung der urbanen Räume ist eingetreten. Hochhäuser, Fabriken, Einkaufszentren, perfekt funktionierende Strukturen wachsen gesichts- und seelenlos in unbegrenzte Landschaften. Hie und da sind noch alte Stadtmauern oder Teile davon erhalten, in Südtirol zum Beispiel in Meran, in Klausen oder in Glurns. Wer von Außen kommend durch ein Stadttor nach innen schreitet, wird auch heute noch von der individuellen Wesenheit der Stadt verzaubert und trotz enger Gassen und düsterer Gänge und Winkel ein Gefühl der Geborgenheit verspüren.

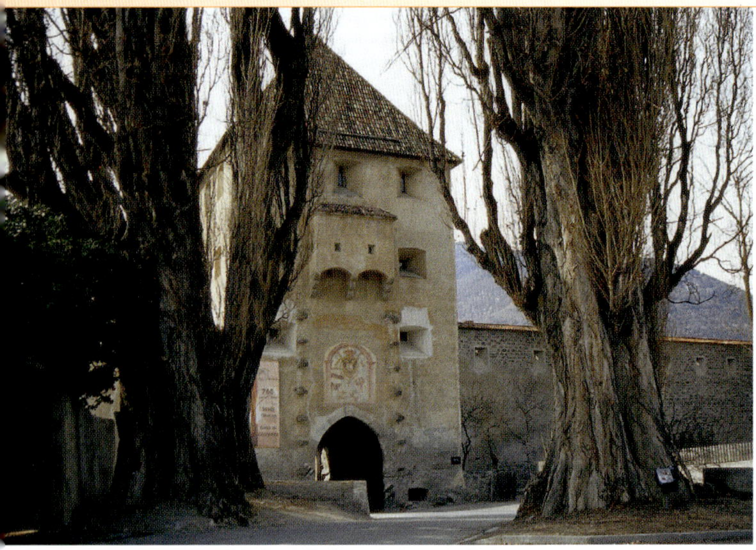

Schützend umschließt eine Stadtmauer Glurns, die kleinste Stadt Südtirols.

Die simpelste Art der Begrenzung ist wohl der Stolperstein. Er setzt unserer Fortbewegung Grenzen, erzwingt ein Innehalten. Wie ein Netz durchziehen alte Pilgerwege den europäischen Kontinent, auch durch Südtirol führen alte Pilgerwege nach Santiago de Compostela in Spanien. Einige wunderschöne, freskengeschmückte Jakobskirchen, zum Beispiel St. Jakob in Grissian bei Tisens oder St. Jakob in Kastellaz bei Tramin, erinnern noch heute an diese grandiose Pilgerbewegung des Mittelalters.

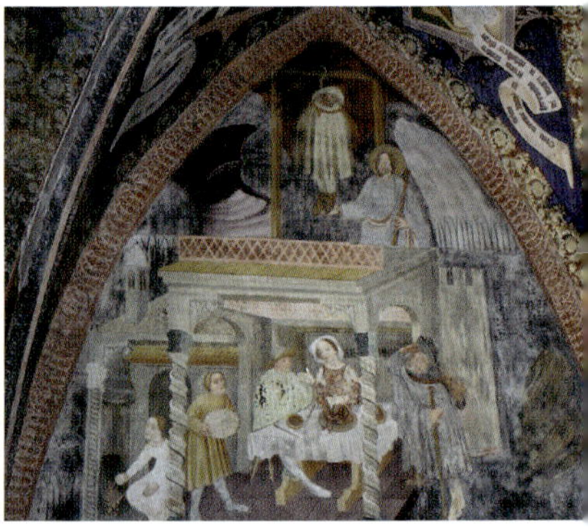

Fresko in St. Jakob in Kastellaz

Wer sich auf Pilgerreise begab, musste seine häuslichen Angelegenheiten regeln, sein Reisegepäck auf das absolut Notwendigste beschränken und sich auf engste Begrenzung der Lebensumstände einstellen, nämlich nicht einmal die Sicherheit zu haben, Nahrung oder einen Schlafplatz zu finden. Diese freiwillige, äußerste Bedürnisbegrenzung auf einer räumlich und zeitlich sehr langen Wegstrecke musste innere Einkehr und Besinnung erwecken. Es gab einen Brauch, nach dem die Wallfahrer irgendwo auf ihrer Reise einen Stein, sozusagen den Stolperstein ihres Lebens, aufhoben, um ihn dann vor einem Kreuz, das sich knapp vor dem Ziel befand, niederzulegen. Ja, die Stolpersteine – es gibt sie noch heute. Jede Menge! Und auf den alten Wegen nach Santiago sind wieder Menschen unterwegs mit der Jakobsmuschel am Hut und dem Pilgerstab in der Hand.

Das hochalpine und mit außerordentlicher Schönheit begnadete Südtirol erfüllt unweigerlich den Betrachter mit einem Gefühl der Bewunderung und Liebe für dieses Land im Besonderen und für die Erde im Allgemeinen. Wie wunderbar ist unser kleiner Blauer Planet!

Und doch – wer richtet nicht voll des Staunens und der Ergriffenheit in sternklaren Nächten den Blick nach oben? Angesichts des Firmaments wird uns Erdgebundenheit und damit Begrenzung bewusst. Einige Mutige haben mit Raketen die Anziehungskraft der Erde überwunden; unser Trabant, der Mond, und unsere Nachbarplaneten konnten von Menschen, oder zumindest von Geräten, schon etwas näher erkundet werden. Doch von dem überwältigenden Geschehen da draußen trennen uns Zeit und Raum.

Im Jahr 2000 wurde in Gummer, in 1350 m Meereshöhe, auf einer kahlen Bergkuppe mit dem Bau eines astronomischen Observatoriums begonnen. Träger der Initiative war die Gemeinde Karneid, das Projekt wurde mit öffentlichen Geldern und mit Hilfe der Sparkasse Bozen finanziert. Anlässlich der Sommersonnenwende 2001 konnte die größte Sternwarte des Zentralalpenraumes in Betrieb genommen werden. Ein interessantes Detail: Die Satellitenmessung für Ortsbestimmung hat ergeben, dass das Observatorium auf 46° 27' 11" nördlicher Breite und 11° 27' 46" östlicher Länge steht.

Acht Meter tief reicht die Fundamentsäule des Kuppelbaues in den Felsen. Der Hohlspiegel des Teleskopes hat einen Durchmesser von 80 cm und sammelt die Lichtstrahlen ferner Himmelskörper. Er ermöglicht den Amateurastronomen des Vereines »Max Valier« Beobachtung und Erforschung der Gestirne. Insbesondere auf drei Gebiete konzentriert sich die Tätigkeit der begeisterten Himmelsbeobachter in Zusammenarbeit mit Universitäten und anderen Observatorien: Supernovasuche, Kometensuche und Fotometrie (Helligkeitsmessung).

Ein Mal in der Woche können auch Besucher einen Blick über die Grenzen unserer Sphäre auf ferne Welten werfen. Bei Sonnen- und Mondfinsternissen und anderen spektakuläre Himmelsereignissen veranstalten die freundlichen Vereinsmitglieder einen »Tag der offenen Tür« und erklären geduldig dem staunenden Laien die Wunder des Universums.

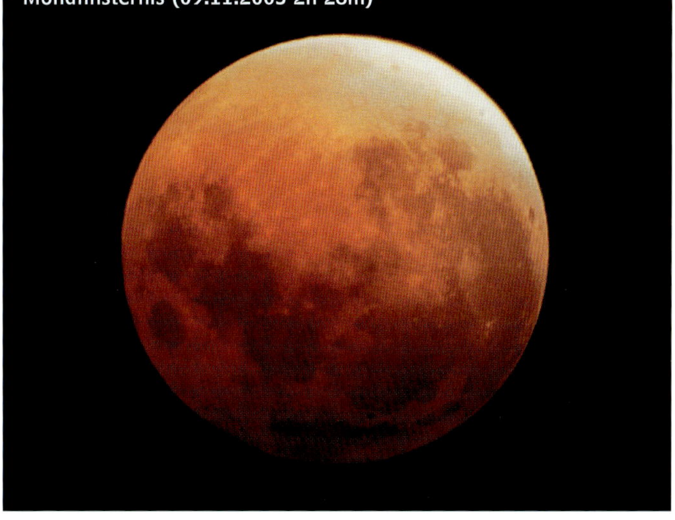
Mondfinsternis (09.11.2003 2h 28m)

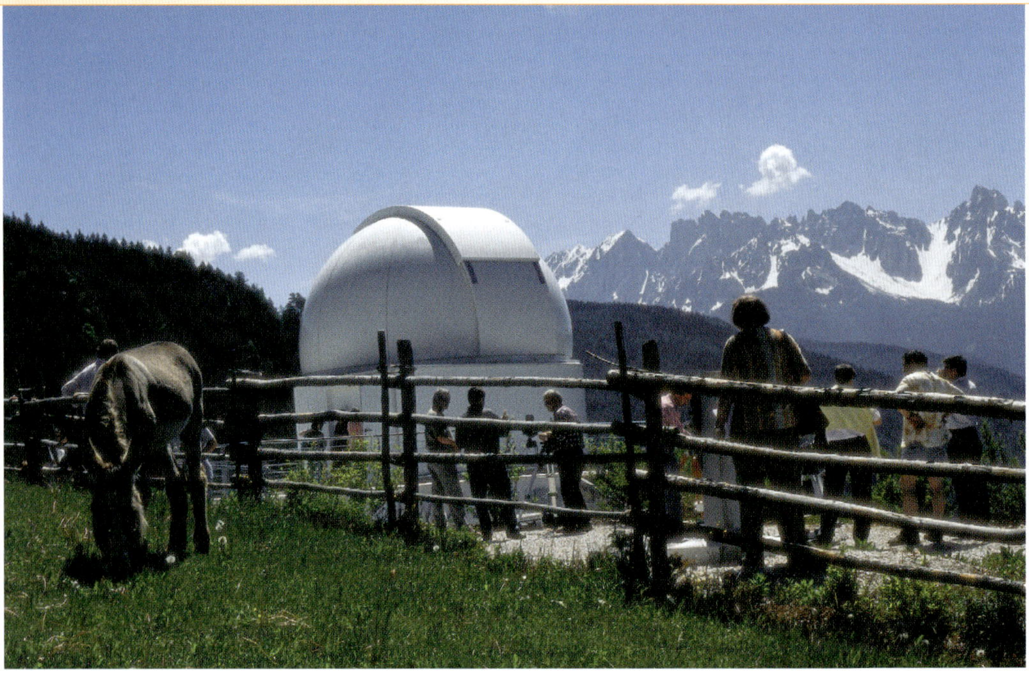

Observatorium Gummer

Mit dem Begriff »Begrenzung« kann so vieles assoziiert werden: Abgrenzung, Ausgrenzung, Eingrenzung, Schutz, Stütze, Bollwerk, Geborgenheit, Abwehr, Herausforderung ... Unwillkürlich findet der Betrachter von materiellen Begrenzungen auch Analogien zu physischen und psychischen Begrenzungen.

Manchmal gibt es Zäune und Mauern, die sind so hoch, und Gräben, die sind so tief, dass sie gar nicht überwunden werden können; hier ist das »Sich-Zurechtfinden« innerhalb der Grenzen die große Herausforderung. In diesem Sinne soll auf Begrenzungen anderer Art hingewiesen werden.

Wie überall auf der Welt, gibt es auch in Südtirol Menschen, die das Schicksal einer Behinderung tragen müssen. Die Grenzen physischer und psychischer Art, die ein Mensch mit körperlicher Behinderung zu überwinden hat, sind gewaltig und für den Nichtbetroffenen fast unvorstellbar. Die Leistungen, die von Körperbehinderten und den körperbehinderten Sportlern in Südtirol erbracht werden, sind sensationell, finden aber leider in der Öffentlichkeit noch immer nur ein ziemlich leises Echo. Auch noch Jahre nach dem Zweiten Weltkrieg waren Blinde und Sehbehinderte, aber auch Gelähmte und Amputierte weitgehend isoliert und in die Arbeits- und Sporttätigkeiten der Menschen ohne Behinderung nicht integriert. Der Zugang zu Sportvereinen war ihnen nicht möglich, weil die Probleme und Bedürfnisse von der Gesellschaft noch nicht erkannt wurden. Erst Ende der sechziger Jahre des vergangenen Jahrhunderts setzte ein Umdenken ein.

In Südtirol kam die Wende aus den Reihen der Blinden. 1968 brachte der seit seiner Jugendzeit blinde Nikolaus Fischnaller von einem Aufenthalt in der Schweiz einen 2 kg schweren Ball mit nach Südtirol, der, wenn er sich bewegte, klingende Signale von sich gab. Mit solch einem Ball können Blinde und Sehbehinderte in Mannschaften das »Torballspiel« ausüben und so einer sportlichen Tätigkeit nachgehen.

Bereits 1969 wurde die Blinden- und Sehbehindertensportgruppe Bozen (BSSG) gegründet, deren Leitung Nikolaus Fischnaller übernahm und deren Präsident er bis zum heutigen Tage ist. Die Blinden- und Sehbehindertensportgruppe Bozen ist eine der ersten offiziell gegründeten Behindertensportgruppen Italiens und die erste überhaupt in Südtirol.

Heute wird in der BSSG Leichtathletik mit Kugelstoßen, Diskuswerfen, Laufwettbewerben und Fünfkampf betrieben. Auch beim Schwimmsport war die BSSG die Gruppierung, die diesen Sport für Blinde und Sehbehinderte in Italien bekannt machte. Im Jahr 1988 war es so weit, dass Mitglieder der BSSG zum ersten Mal an Tandem-Wettbewerben teilnehmen konnten. Das ist eine Sportart, die in besonderem Maße eine Verbindung zu Sehenden herstellt, weil der blinde Fahrer einen »Piloten« braucht, der das Lenken und die Bedienung der Gangschaltung übernimmt.

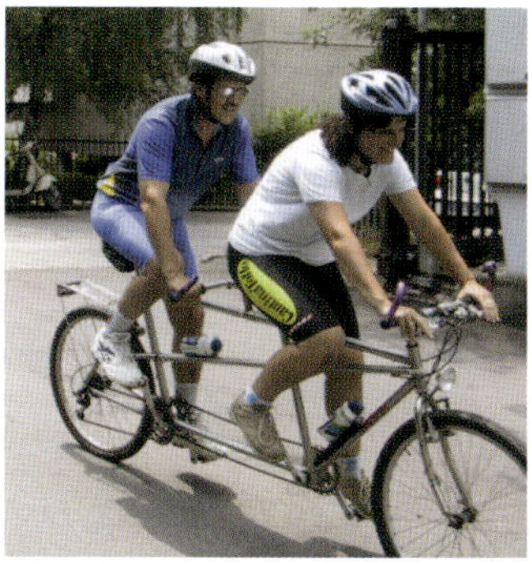

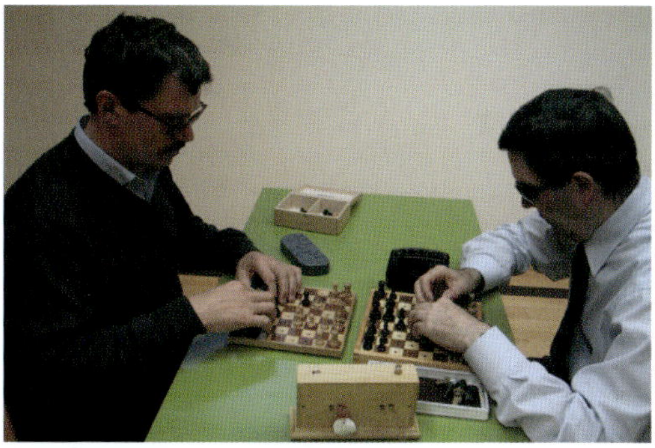

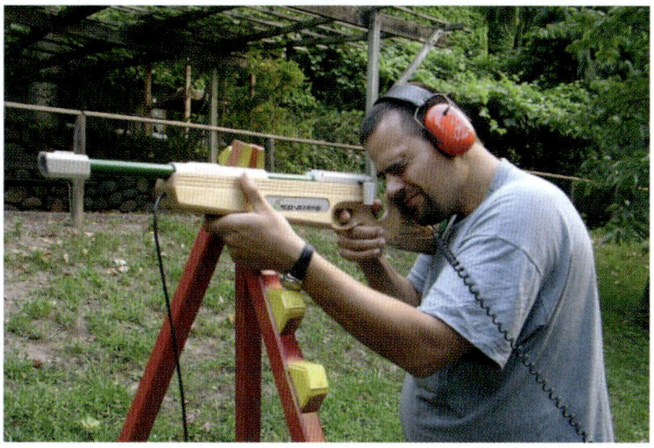

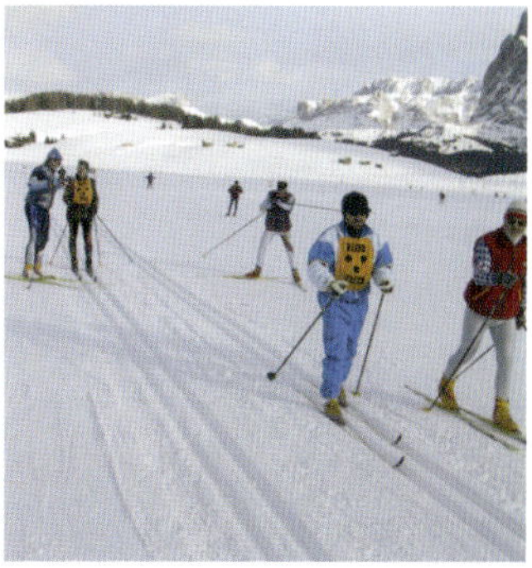

Besonderer Beliebtheit erfreuen sich Judo, Scheibenschießen und natürlich der Skilanglauf im Winter. Nach seiner Erblindung versuchte Karl Schmuck wieder Ski zu laufen und hatte damit so viel Erfolg und Freude, dass er sich vornahm, diese Sportart auch anderen Blinden zugänglich zu machen. Damit führte er den Langlauf- und Alpinskisport für Blinde in Südtirol ein.

In all den angeführten Sportarten haben die Südtiroler bei nationalen und internationalen Wettbewerben Titel und Medaillen erworben. Bei Europa- und Weltmeisterschaften sowie bei den Paralympics setzt sich die italienische Mannschaft hauptsächlich aus Südtirolern zusammen, die dann schwerbeladen mit Edelmetallen von den Wettkämpfen heimkehren.

Seit 1990 gibt es in Südtirol eine Sportgruppe für Körperbehinderte. Derzeit zählt der Verein 88 Mitglieder aus allen Teilen des Landes. Zielsetzung der Sportgruppe ist es, neben dem Spitzensport auch den Breitensport aktiv zu unterstützen und zu fördern. Die sportliche Betätigung ist für den Menschen mit körperlicher Behinderung nicht nur aus gesundheitlichen Gründen wichtig, durch sie findet der Betroffene wieder Selbstvertrauen, Freunde mit ähnlichen Problemen und Lebensfreude. Den sportlichen Tätigkeiten kommt damit ein großer Resozialisierungswert zu. Selbständigkeit und Unabhängigkeit sind Ziele, die vielen nicht nur im Sport, sondern vor allem im Alltag zugute kommen.

Das Programm der Sportgruppe ist breit gefächert, neben Ski alpin und Skilanglauf haben sich mittlerweile auch der Radsport, Tennis, Sitzball und Sledge Hockey als Sektionen etabliert. Allen Sektionen steht ein ehrenamtlicher Sektionsleiter vor, der für alle organisatorischen Angelegenheiten zuständig ist.

In den wenigen Jahren ihrer Tätigkeit haben die Körperbehinderten es vermocht, in mehreren Disziplinen Spitzensportler nationalen und internationalen Ranges zu stellen, was, gemessen an der Größe und Bevölkerungsdichte der einzelnen Länder, für Südtirol ein grandioser Erfolg ist. Zahlreiche Athleten erkämpften sich in den vergangenen Jahren mehrere Titel und trugen somit maßgeblich zum mehrfachen Sieg der Mannschaftswertung bei den Italienmeisterschaften bei.

Es ist leider nicht möglich, an dieser Stelle alle Sieger aufzuzählen. Roland Ruepp, Dorothea Agetle, Florian Planker, Marius Ganthaler, Andreas Gemassmer, Hermann Oberparleiter und Helmut Wolf sind nur einige jener Sportler, die in verschiedenen Disziplinen, bei Welt-, Europa-, Italien- und Landesmeisterschaften, während der Saison 2003/2004 den ersten Platz erreichten.

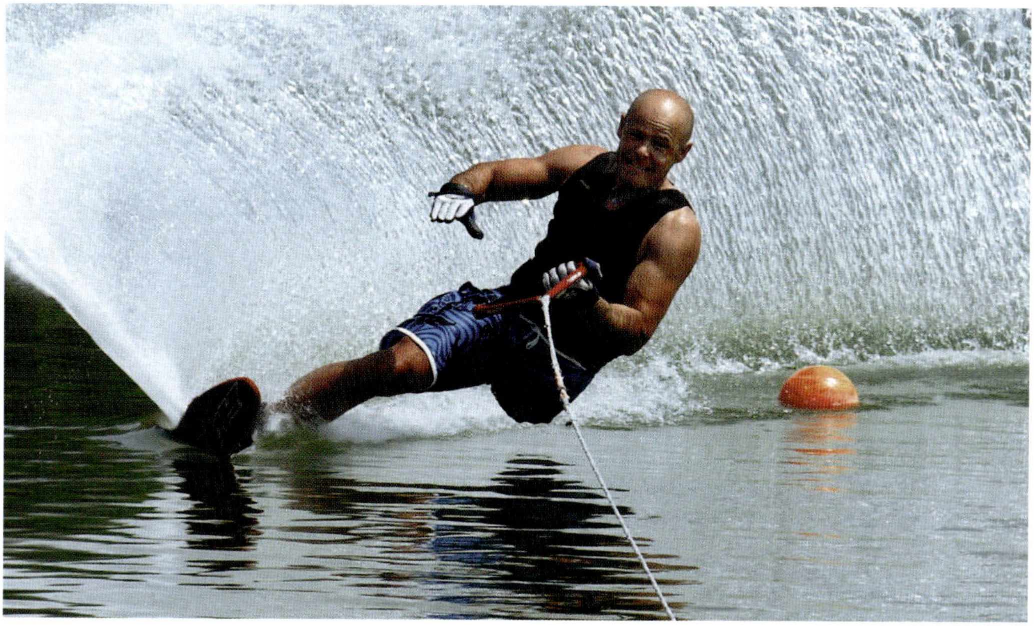

Der Ultner Christian Lanthaler wurde in Orlando/Florida Weltmeister im Wasserskifahren der Körperbehinderten.

Wer den Frauen und Männern zuschaut, wie sie trainieren und ohne Sentimentalität versuchen, ihre Grenzen zu überwinden, versteht: Diese Menschen brauchen kein Mitleid, sondern Respekt und ehrliche Anteilnahme, indem wir uns mit ihnen über ihre Leistung freuen und sie so in ihren Bemühungen ermutigen. Oft sind es die Menschen ohne Behinderung, die Grenzen zum Behinderten aufbauen, weil sie aus Scheu und Unbeholfenheit Kommunikation vermeiden. Dabei ist ja gerade die Isolation, das Herausgeworfensein aus der »Normalität« des Alltags, die schlimmste Begleiterscheinung einer körperlichen Behinderung.

Es müssen gar nicht Zäune oder Mauern sein, die Grenzen schaffen. Für viele aus unserer Mitte sind eine Treppe zu einer im Kellergeschoß liegenden Toilette oder auch nur ein Tor mit einem zu hoch angebrachten Türschloss unüberwindbare Barrieren.

Es ist natürlich schwer nachzuvollziehen, welche Kraft und welchen Mut es erfordert, mit schweren Begrenzungen der körperlichen Möglichkeiten sportliche Erfolge anzustreben. Es ist klar, dass im Behindertensport Erfolge nicht nur in Form von Medaillen und Pokalen zu messen sind, sondern dass in manchen Fällen auch scheinbar kleinste individuelle Fortschritte große Siege bedeuten. Eigentlich haben sie alle eine Goldmedaille verdient, unsere körperbehinderten Sportler in Südtirol.

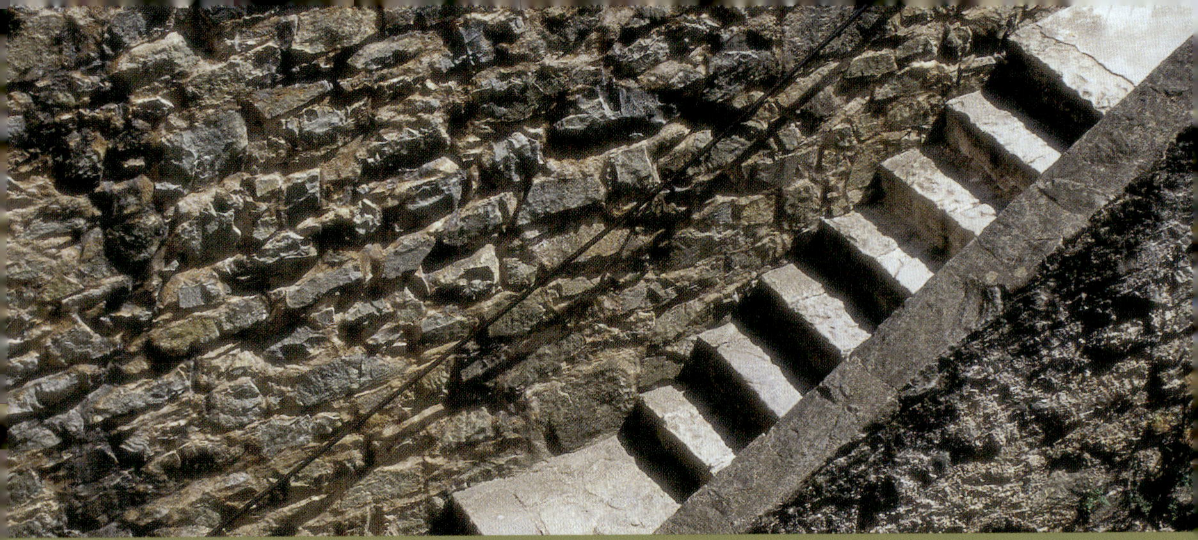

Hörst du, was die Steine erzählen?

Steine – sie waren das erste Werkzeug, die erste Waffe und das erste Baumaterial des Menschen. Die ersten Kultgegenstände wurden aus ihnen gefertigt und die ersten Schriftzeichen in sie geritzt. Ist es nicht das schöpferische Denken, die geniale Fähigkeit, Kunst zu schaffen, welche den Menschen im Besonderen auszeichnet? Jene Werke, die erstmals Menschen hervorbrachten, um ihre Erkenntnisse und ihre praktischen und sinnlichen Wahrnehmungen darzustellen und damit bedeutsame Sinnzusammenhänge begreiflich zu machen, waren aus Stein.

Weltweit sind steinerne Zeugen aus frühesten Zeiten erhalten, in Südtirol sind sie in besonders großer Anzahl und Vielfalt zu finden. Manche dieser uralten Steindenkmäler sprechen eine faszinierende Sprache, deren Botschaft wir heute leider nicht mehr entschlüsseln können. Jahrhunderte und Jahrtausende haben sie überdauert, umwoben von Geheimnissen und umraunt von Sagen und Vermutungen. Wer ihnen begegnet, gerät unweigerlich in den Zauberbann der Sehnsucht, einen Weg zu jenen fernen Seelen zu finden, die ihren natürlichen Zustand veränderten.

Von Menschenhand aufgeschichtete Steinhaufen sind auf allen Kontinenten der Erde zu finden und der Brauch, steinerne Monumente aufzubauen, lässt sich bis in die Anfänge der menschlichen Geschichte zurückverfolgen.

In Südtirol gibt es einige Plätze, an denen solche Steintürme anzutreffen sind, und wahrscheinlich gibt es verschiedene Gründe für ihr Entstehen. Das Entsteinen eines Weidegrundes mag zum Beispiel der simple Anlass gewesen sein, das lästige Material platzsparend und formschön aufzuhäufen – ein nützlicher Zeitvertreib für Hirten in der Bergeinsamkeit. Auch als Weg- und Grenzmarkierungen und als Erinnerungsstätten wurden diese Steinsetzungen errichtet, das ist erwiesen. Es gibt aber sehr viele dieser Steindenkmäler, deren Ursprung und Zweck im Dunkeln liegt und die schon viele hunderte, ja vielleicht sogar tausende Jahre alt sind.

Die »Stoanernen Mandlen« vom Auenjoch im Sarntal sind in besonderer Weise hervorzuheben. Aus einer Urkunde des Jahres 1540 ist zu ersehen, dass sich die Bäuerin Barbara Pachler, vulgo »Pachlerzottl«, in einem Hexenprozess vor Gericht verantworten musste. Unter der Folter soll sie gestanden haben, mit dem Teufel und anderen Hexen bei den »Stoanernen Mandlen« unheilbringende Gewitter gebraut zu haben. Bis in die heutige Zeit gilt die Anlage da oben auf dem Joch als »Hexentanzboden«. Sicher handelt es sich um einen uralten Kultplatz, denn die frühgeschichtlichen Funde aus dieser Gegend reichen bis ins 5. Jahrtausend v. Chr. zurück.

In allen Landesteilen Südtirols wurden Schalensteine gefunden, meist in der Nähe alter Siedlungsplätze. Die schalenartigen Vertiefungen stammen von Menschenhand und manche sind tausende Jahre alt. Die Rätsel, welche sich um die Schalensteine ranken, werden möglicherweise niemals gelöst werden. Waren es prähistorische Kultplätze, vielleicht sogar Altäre für Blutopfer? Es gibt Deutungen, die die Schälchen und

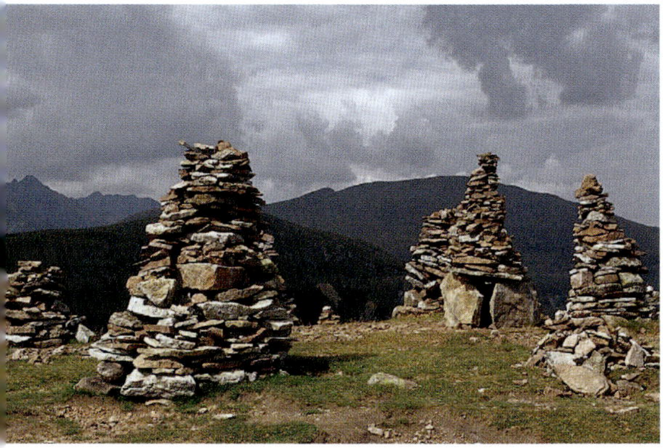

»Stoanerne Mandlen« (Sarntal)

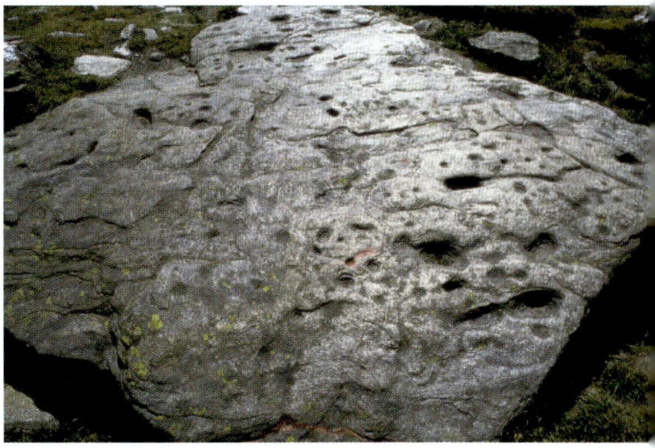

Im Vinschgau befinden sich besonders viele Schalensteine.

Rinnen mit grausigen Riten in Verbindung bringen. Sollte diese Annahme für einige Schalensteine zutreffen, so sicher nicht für alle, denn die Bohrungen und Näpfchen sind auch auf schrägen oder senkrecht gelagerten Flächen zu finden. Oder sollten die Schalensteine Fruchtbarkeits- oder Totenkulten dienen? Auch mit astronomischen Berechnungen wird versucht, die Schalen und geheimnisvollen Zeichen zu erklären. Geritzte Mühlespiele, in deren Mitte ein Loch eingebohrt ist, sind häufig anzutreffen,

Die Fußspur im Stein

Den geheimnisvollen
Stein
mit der tief
eingegrabenen Fußspur
streichelt der Bergwind.
Im steilen
Gehänge ein runder Platz:
da liegt
die seltsame Platte,
in die sich die Spur
eines kleinen Fußes
gedrückt hat –
so sagen die Alten.
Und meinen
Heiliges, heut noch.
Aber seit wann das Zeichen,
in den Felsengrund
gemeißelt,
sich schon mit Regenwasser
füllte,
wie lang es
Schnee und den Duft
der Almkräuter
kannte,
wer sagt es?
Ewig
fragen die einen,
und wenige tragen
noch das Erbe
unvordenklicher Zeit
wie die Spur
im Steine.

Gabriele Pidoll

nicht nur in Südtirol (zum Beispiel auf der Tschötscher Heide bei Brixen), sondern auch in vielen anderen Teilen der Welt. Besonders viele Schalensteine sind im Vinschgau bekannt. Seit der Auffindung der Gletschermumie »Ötzi« sind die Menschen aufmerksamer und sensibler beim Erkunden ihrer Umgebung geworden, und so werden immer neue Schalensteine gefunden.

In der Hallstatt-Zeit und der nachfolgenden La-Tène-Zeit wurde im venetisch-alpinen Raum die Muttergöttin Rethia verehrt: Aus dem Bauch der Erde quillt das lebenspendende Wasser und Gestein, das letztendlich zu fruchtbarem Boden verwittert, löst sich aus ihrem mütterlichen Leib. Die göttliche Erd-Mutter verschenkt Nahrung, Wohnung und Bekleidung; alles Leben verdankt seine Existenz ihrem Schoß und kehrt auch wieder dahin zurück. Magische Kräfte verwahrt sie in ihrem Herzen und zürnt, wenn ihre Kinder diese missbräuchlich verwenden. Die Menschen der damaligen Zeit sahen Rethia als die Spenderin von Fruchtbarkeit und Gesundheit für alle Lebewesen, als Hüterin des Wassers, der Gebirge samt ihren Schätzen, der verborgenen Zauberkräfte der Unterwelt und als Herrscherin über das Totenreich.

Quellen, bestimmte Steine, Bäume, Berge, Höhlen und viele andere Orte wurden von den Menschen als »heilige Plätze« empfunden, da sie an solchen Stellen den Pulsschlag der Erdmutter deutlicher zu verspüren vermeinten. Tatsächlich scheint diesen uralten Kultplätzen eine eigene Energie innezuwohnen, denn einige sind noch heute als christliche »Gnadenorte« vielbesuchte Kultstätten.

Ganz eindeutig sind die vielen Rutschplatten, Rutschfelsen, Durchkriechsteine und Berührungssteine Fruchtbarkeitskulten zuzuordnen. In der benachbarten Schweiz werden solche Felsen bezeichnenderweise »Kindlsteine« genannt und auf Castelfeder heißt eine dieser Rutschbahnen noch heute »Befruchtungsstein«.

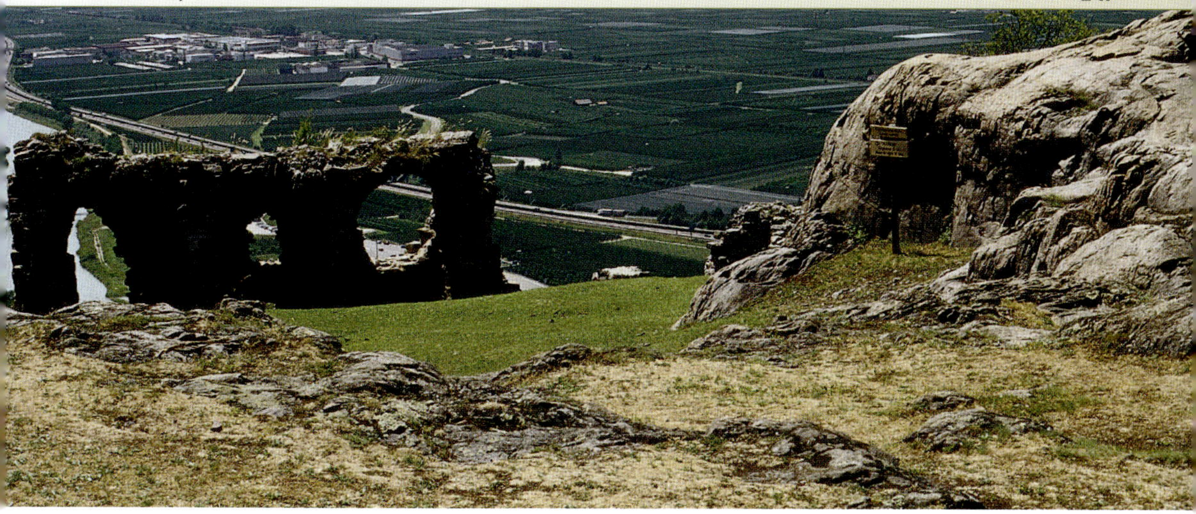

Mystische Kultplätze auf Castelfeder

Die Deutung liegt auf der Hand: Die Frauen hofften, durch das Rutschen über den Stein möge die Fruchtbarkeit der Erdmuttergöttin auf ihren eigenen Schoß übergehen. Gebräuche in manchen Gegenden, zum Beispiel das Berühren des Leibes schwangerer Frauen oder gewisser Heiligenstatuen, lassen noch heute auf die weit verbreitete Annahme schließen, Fruchtbarkeit sei »ansteckend«. Außer auf Castelfeder sind solche Rutschbahnen am Tartscher Bühel, im Gebiet von Völser Aicha und Seis, in Gufidaun, im Ahrntal, bei Hocheppan und auf Säben bekannt.

Geheimnisumwittert sind die Statuen-Stelen oder Menhire, die, wie in vielen anderen europäischen Ländern, auch in Südtirol gefunden wurden. Bei diesen rätselhaften, annähernd quaderförmigen Steinblöcken könnte es sich um Häuptlings- oder Heldenstandbilder handeln, auch mit Ahnen- und Totenkulten werden sie in Verbindung gebracht. In vielen Kulturen herrschte der Glaube, das Oberhaupt einer Gemeinschaft sei mit göttlicher Sendung und Eingebung begnadet, ja manche Könige hatten sogar den Status eines Gottes. So sind z. B. Königssalbungen oder die als gültige Wahrheit aufgestelle Lehrmeinung von der Unfehlbarkeit des Papstes Ausdrucksformen eines Glaubens an die göttliche Auserwähltheit bestimmter Personen. Das Bedürfnis der Menschen nach Vereinigung mit dem Göttlichen ist in allen Religionen und Kulturen in irgendeiner Form vorhanden. Die keltischen Druiden schlüpften bei kultischen Zeremonien in das Gewand des göttlichen Hirsches, die Christen empfangen in der heiligen Kommunion den Leib des Herrn, die Hindus baden im Ganges, die Moslems umwandern die Kaaba, den heiligen Stein in Mekka.

Menhire, aus erdentnommenen Steinen gefertigt, könnten in alten Zeiten dazu gedient haben, Häuptlinge, Helden oder besonders verehrte Menschen mit der obersten Göttin, der Erdmutter, spirituell zu verbinden und dadurch in besonderer Weise zu würdigen.

Heute klingen die Kirchenglocken und rufen die Gläubigen zum Gottesdienst. Vielleicht war es in uralten Zeiten der dumpfe Ton der »Klumperplatten«, der die heiligen Riten der damaligen Menschen begleitete.

(Diese Annahmen stammen von der Autorin und beruhen, wie alle Versuche, die Bedeutung der geheimnisumwitterten Steine zu erklären, auf Hypothesen.)

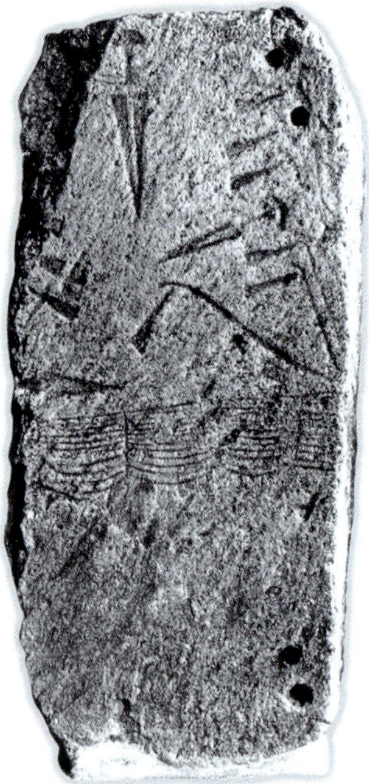

Statuen-Menhir,
St. Verena am Ritten

1866 wurde in Tramin erstmals in Südtirol ein über viertausend Jahre alter Statuen-Menhir entdeckt. Auch wurden 1952 in Tötschling oberhalb von Brixen, 1983 in Feldthurns und auf St. Verena am Ritten Stelen geborgen. Ein wahrer Glücksfall war die Auffindung der vier Algunder Menhire in den Jahren 1932 und 1942. Erst vor kurzer Zeit wurde bei Restaurierungsarbeiten in der Latscher Kirche »Unsere Liebe Frau auf dem Bichl« ein Menhir, eingemauert in den Altar, entdeckt und 2002 eine Statuen-Stele mit anthropomorphen Darstellungen in Lajen. Im Laufe der Jahrhunderte haben einige dieser interessanten Steine in religiösen oder profanen Bauwerken Verwendung gefunden.

Bis zum Ende der Jungsteinzeit behielten die Steinstelen ihre natürliche Form oder trugen nur angedeutet menschliche Züge. Mit der Entdeckung der Metalle wird auf den nun bearbeiteten Steinen die Ähnlichkeit mit menschlichen Wesen immer deutlicher. Während Waffen, Schmuckgegenstände und sogar Kleidungsstücke auf den Steinen ziemlich realistisch dargestellt sind, sind die menschlichen Züge nur stilisiert zu erkennen.

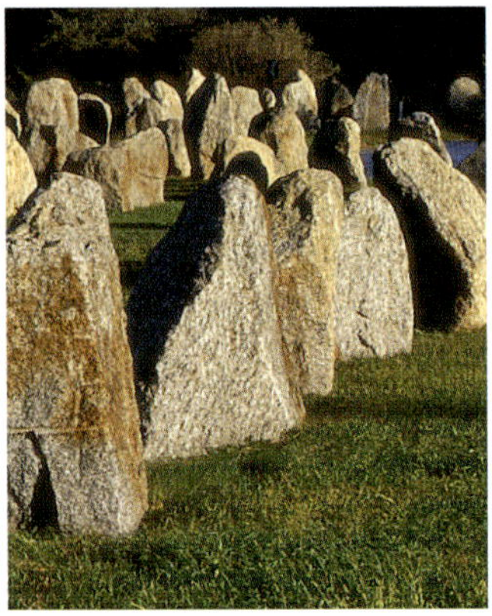

An der Schnellstraßenausfahrt von Algund ist eine große Zahl von aufrecht stehenden Felsbrocken zu sehen, die an Menhire erinnern. Diese Ansammlung von unbehauenen Steinen ist erst in jüngster Zeit als Augenweide für die Straßenbenützer aufgepflanzt worden und könnte in einigen hundert Jahren bei unseren Nachkommen bei der Frage nach ihrer Bedeutung für Kopfzerbrechen sorgen.

Meilensteine erzählen von der Zeit, in der die Römer das Land erschlossen und möglichst kurze und sichere Wegverbindungen durch das Gebiet der Alpen anlegten. Der zehnzeiligen Inschrift auf einem 1552 bei Rabland im Vinschgau aufgefundenen Meilenstein ist zu entnehmen, dass Drusus nach seinem Eroberungszug im Jahre 15 v. Chr. eine Straße anlegen ließ, die sein Sohn Claudius später zur »Via Claudia Augusta« ausbaute und im Jahre 46 n. Chr. vollendete. Im 1. Jahrhundert n. Chr. dürfte auch die wichtige Straßenverbindung von Aguntum bei Lienz durch das Pustertal und über den Brenner nach Augsburg ausgebaut worden sein. Ein römischer Meilenstein bei Ehrenburg im Pustertal kündet noch von diesem alten Weg.

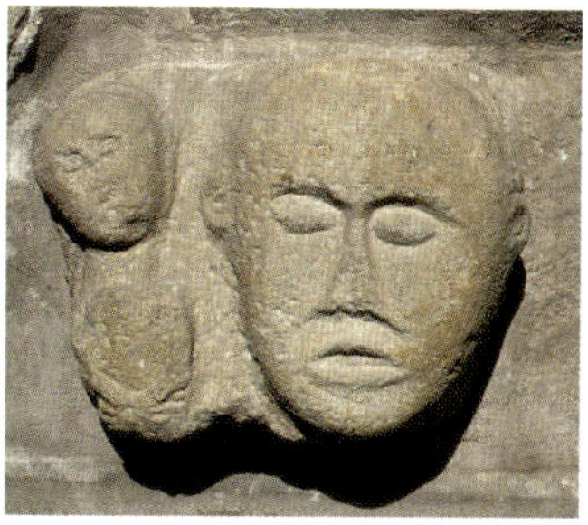

Rätselhafte Figuren an der Außenmauer der Pfarrkirche von Tramin

Beeindruckend sind in Südtirol die steinernen Zeugen mittelalterlicher Kunst, zum Beispiel die vielen romanischen Kirchen mit ihren steinernen Türmen.

Aus dem Stundenbuch von Rainer Maria Rilke stammt folgendes Gedicht:

Ich lebe mein Leben

Ich lebe mein Leben in wachsenden Ringen,
die sich über die Dinge ziehn.
Ich werde den letzten wohl nicht verbringen,
aber versuchen will ich ihn.

Ich kreise um Gott, den uralten Turm,
und ich kreise jahrtausendelang;
und ich weiß noch nicht: bin ich ein Falke,
ein Sturm oder ein großer Gesang.

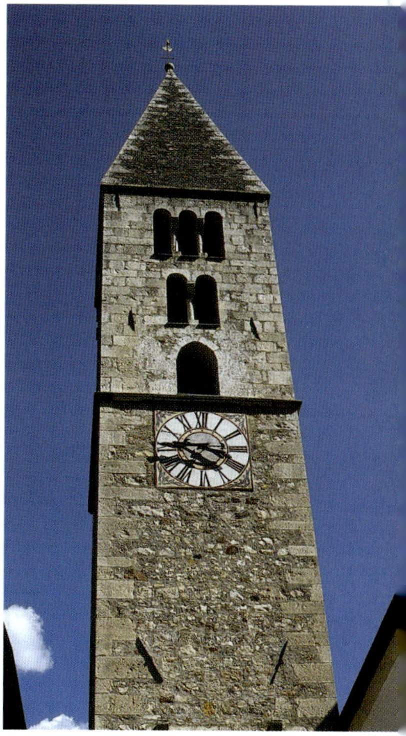

Turm in Kurtatsch

Eine Attraktion innerhalb der Südtiroler Steinwelt ist der Laaser Marmor. Dieser Marmor zeichnet sich durch besondere Reinheit und Schönheit aus und wird wegen seiner schneeweißen Farbe sehr geschätzt. Schon die Römer fertigten Statuen und Meilensteine aus diesem edlen Stein und auch im frühen Mittelalter wurde dieses Material verwendet. Ein Beispiel ist die Grabplatte

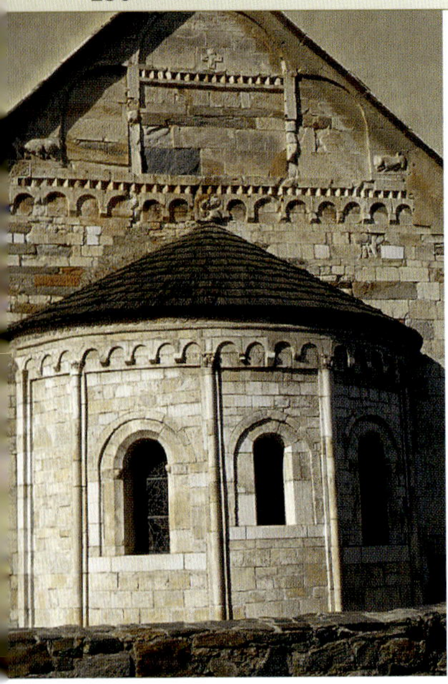

Die Apsis der Laaser Kirche aus dem 12. Jahrhundert besteht höchstwahrscheinlich schon aus abgebautem Marmor.

des Bischofs Viktor von Chur aus dem frühen 8. Jahrhundert. Damals wurde der Marmor nicht gebrochen, sondern es wurden Findlinge bearbeitet.

Überregionale Bedeutung erlangte der Marmor in der zweiten Hälfte des 17. Jahrhunderts, als ihn die Nonsberger Gebrüder Strudel nach Wien brachten. Paul Strudel ließ im Vinschgau den Marmor systematisch abbauen, seine Werke stehen heute in der Wiener Nationalbibliothek. Der Laaser Marmor wurde vom österreichischen Kaiserhof für Monumente und Denkmäler bevorzugt in Auftrag gegeben.

Gegen Ende des 19. Jahrhunderts begann der Laaser Josef Lechner in größerem Stil Marmor zu brechen, zu verarbeiten und in die halbe Welt zu verkaufen. Eine heute noch verwendete Schrägseilwinde wurde 1929 als modernes Transportmittel gebaut, und zu dieser Zeit wurden auch die meisten Marmor-Abbauanlagen errichtet, die praktisch ohne größere Veränderungen noch heute in Betrieb sind.

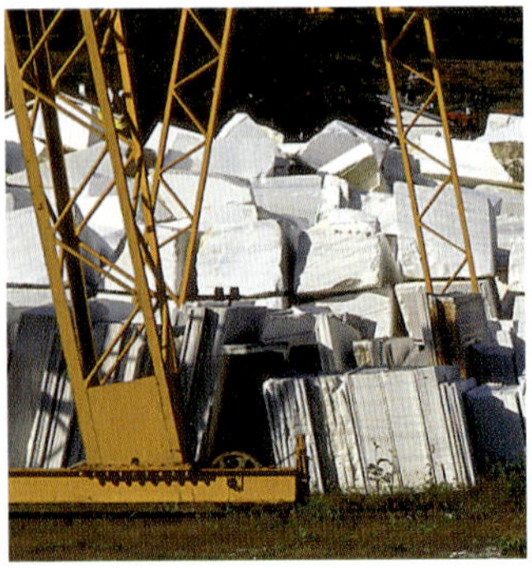

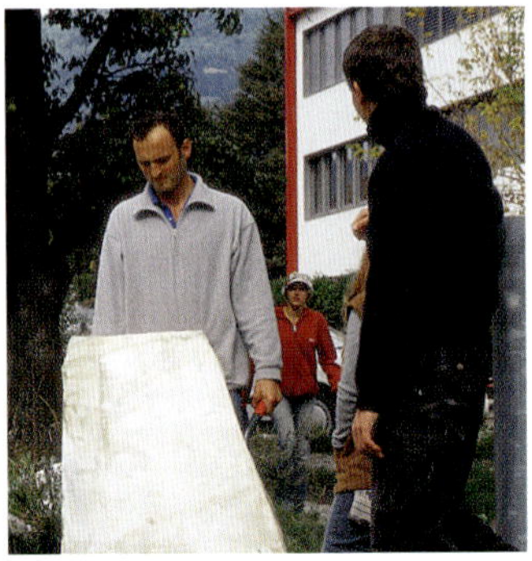

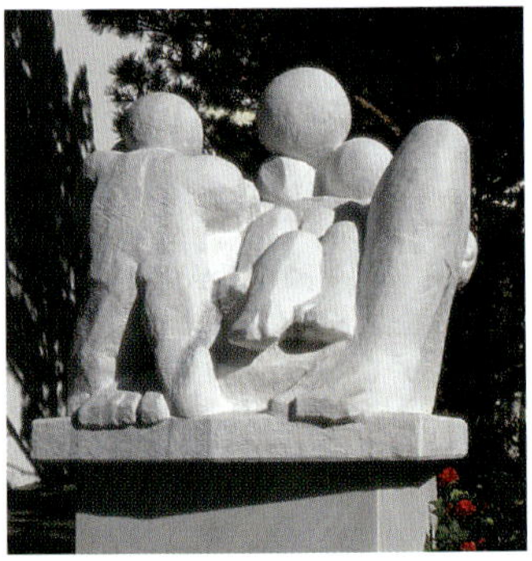

Alle Grabkreuze für die im Zweiten Weltkrieg in Europa gefallenen amerikanischen Soldaten wurden in den Laaser Werkstätten hergestellt. Beeindruckend ist der Dorffriedhof von Laas mit seinen durchwegs weißen Marmorgrabsteinen und seinem Kriegerdenkmal. Während früher der Laaser Marmor nur für künstlerische Zwecke verwendet wurde, werden die Marmorblöcke heute größtenteils zu Platten geschnitten, die im Außen- und Innenbereich von Bauten Verwendung finden.

Luis Stefan Stecher, der Vinschgauer Maler und Dichter, beschreibt die Atmosphäre seines Heimatortes, in dem sogar die Straßen mit Marmorwürfeln gepflastert sind, in treffender Weise:

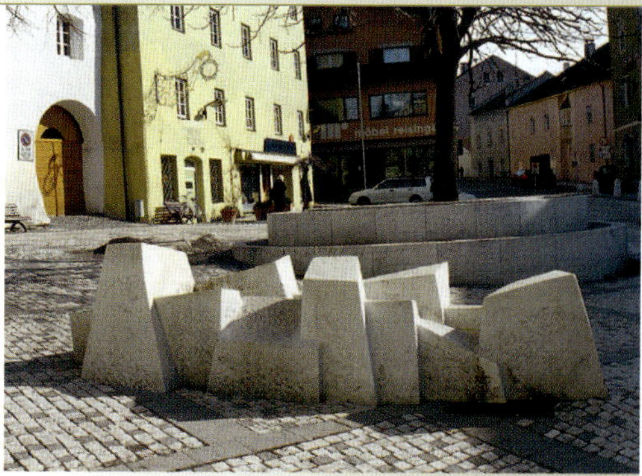

In den Bildern meiner Kindheit

In den Bildern meiner Kindheit sind alle Wege weiß.
Marmorweiß. Wie die geschotterten Radrinnen
auf den umschilften Wegen in die Laaser Möser.
Damals war für mich auch die Sonne aus Marmor,
und ich kann mich noch gut entsinnen,
im Vergleich zu heute, viel größer.

Sogar die Hennentröge im Dorf, im Halbdunkel einer Ladum,
waren aus diesem Stein, wie in alten Sagen.
Und weiße Hühner tranken kopfnickend daraus.
Nach dem Läuten ging unter den Palabirnbäumen der Avemariaputz um,
und wir schmuggelten so manches Gänsehautbehagen
über weiße Stiegenplatten heim ins Haus.

Noch im Schlaf baute ich aus polierten Marmorbrocken,
die ich aus dem Wegschotter sortierte,
unter den Weißpappeln an der Etsch schimmernde Paläste.
Und Götter flüsterten aus ihren Marmorlocken,
was auf ihren Thronen, den vergletscherten Bergen, passierte.
Das Ende dieser archemythischen Feste

läuteten meistens die Schellen der Geißen ein,
die zeitig am Morgen durch das Oberdorf lärmten.
Eine neue Morgensonne stieg in den Vintschgauer Himmel empor.
Manchmal fielen mir dann untertags wieder meine Träume ein,
besonders, wenn wir Buben zum Speisgitter schwärmten,
kam mir sein marmorner Glanz vertraut und heidnisch vor.

Wenn wir auf das Bugmoos oder gar auf die Santen
in Zwindelhäfen den Pflanzensetzern das Essen austrugen,
blickten wir auf zum Loch des Weißwasserbruches.
Und wir sprachen von den Männern, die wir kannten,
die im Bauch des Berges weißbestaubt Keile in Lassen schlugen,
und die nicht vorkamen in den Seiten unseres Lesebuches.

Mein Vater arbeitete, wie viele andere, draußen auf dem Lager,
als ich mit sieben Monaten auf diese schneeweiße Welt kam
und zum ersten Mal den mehlfeinen Marmorstaub roch.
Meine Erinnerung an diese Zeit ist verständlicherweise mager,
aber bestimmte Prägungen, die ich wohl damals geschenkt bekam,
tragen mich und viele meiner Farben heute noch.

Das Leben lockte mich in der Folge über viele Meere.
Aber die Bilder meiner Kindheit waren überall wie Kletten,
die mich, ich weiß nicht wie, an dieses Hochtal banden.
Ich denke da zum Beispiel an eine Begebenheit in Manhatten,
die Hitze lastete über der Schalterhalle in aller Schwere,
als meine Fingerspitzen unvermittelt – den kühlen, weißen Stein aus Laas erkannten.

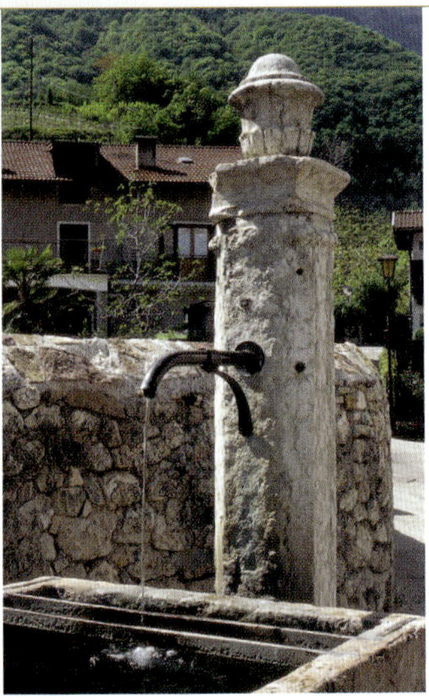

Malerisch sind die Brunnen, die in vielen Dörfern Südtirols anzutreffen sind. Längst verfügen alle Haushalte über Wasserleitungen, und so sind die ursprünglichen Funktionen der Brunnen außer Kraft gesetzt. Doch wie öde würden viele Plätze ohne das plätschernde Nass wirken? Und wie angenehm ist es an heißen Sommertagen, am Brunnenrand zu sitzen und die Hände ins kühle Wasser zu tauchen!

Rätselhafter Steinfund im Park des Klosters Mariengarten in St. Pauls/Eppan: Bei Aushubarbeiten wurden in einer Tiefe von ungefähr einem Meter diese durchlöcherten, quadratischen Steinsäulchen, hintereinander liegend, gefunden. Sie scheinen aus dem 16. Jahrhundert zu stammen, könnten Bauteile des alten Ansitzes, aber auch Fragmente einer uralten Wasserleitung sein.

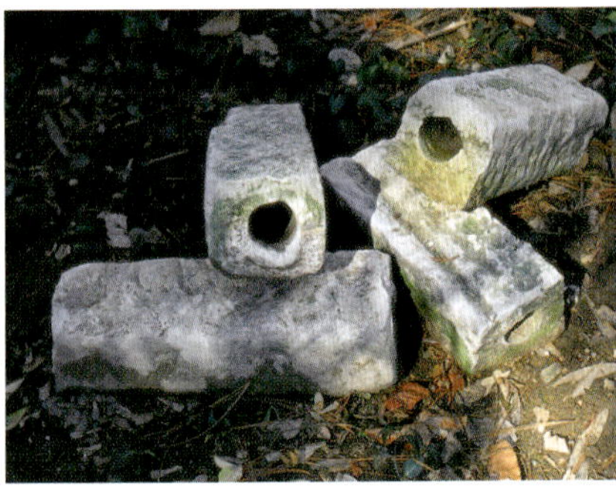

Rätselhafte Steine im Mariengarten

Beton ist ein aus Zuschlagstoffen (Kies, Sand oder Bims), Bindemitteln (Zement, Kalk oder Gips) und Wasser künstlich hergestelltes, steinartiges Material, das man schon im Altertum kannte. Zum Beispiel ruht die Kuppel des Pantheons in Rom auf einer kreisrunden Betonmauer. Ende des 15. Jahrhunderts beschrieb Leonardo da Vinci ein Verfahren zur Herstellung von Betonblöcken für eine Hafenmauer. Beton ist aus den Schöpfungen moderner Architektur nicht mehr wegzudenken. Als hässliche Relikte aus dem vergangenen Jahrhundert verunziert in Südtirol eine bedeutende Anzahl von Betonbunkern paradiesisch schöne Landschaften. Mit unheimlichen Löcheraugen blicken sie uns an und gemahnen an Kriege, in denen Soldaten gekämpft haben, verwundet wurden, gestorben sind. Nicht nur hier, auch anderswo – in allen Erdteilen. Kriegerdenkmäler erinnern mit gekünsteltem Pathos an die Gefallenen, verherrlichen das Heldentum mit mehr oder weniger geglückten Bildwerken. Aber sind es nicht diese trostlosen Bunker, die uns an das Elend, an die Entbehrungen, an Hunger, Kälte und Schmerzen, an den Mut der Verzweiflung, an die Todesangst der Männer an den Fronten gemahnen? Lassen wir die Bunker stehen, damit wir das alles niemals vergessen!

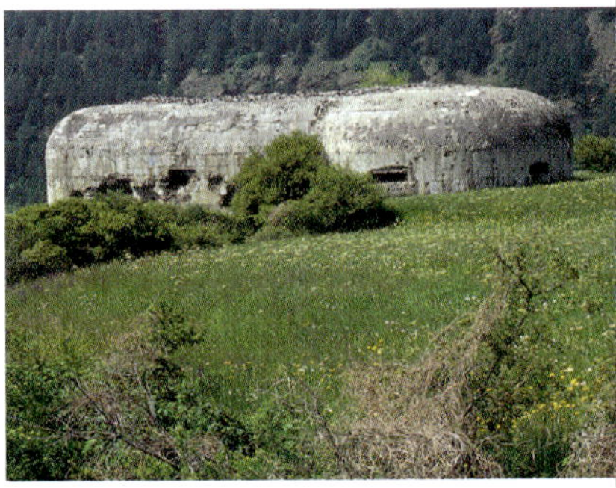

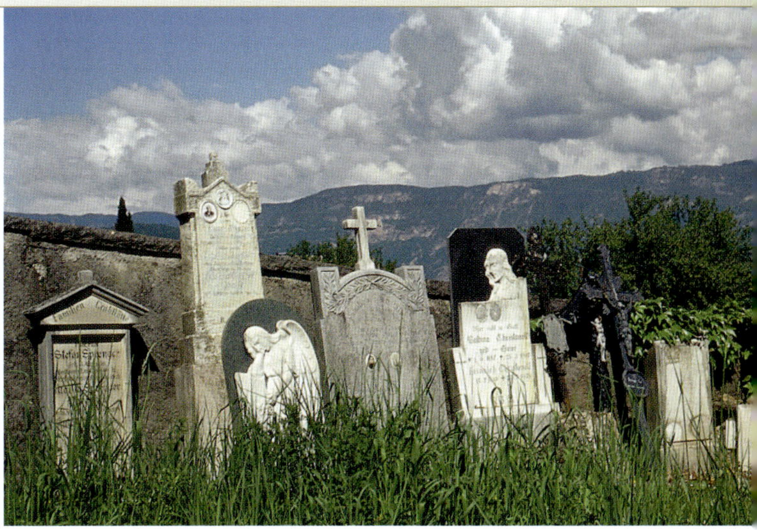

Die altertümliche Schrift, in der Name, Geburts- und Todestag eingraviert wurden, ist noch zu entziffern, aber die Toten, denen diese Steine galten, sind vergessen. Sie sind der menschlichen Liebe und auch allem irdischen Zank und Hader entglitten. Vielleicht ruhen sie erst jetzt, unbeschwert von den Steinen irdischer Leidenschaften, in Frieden ...

Grabsteine und Skulpturen können sehr berührend sein, auch wenn es sich nicht um die letzte Ruhestätte eines Angehörigen oder Freundes handelt. Von Liebe, Trauer, Glauben und Hoffen erzählen sie, manchmal auch von Machtstreben und Geltungsbedürfnis über den Tod hinaus – aber auf viele Fragen gibt es keine Antwort mehr.

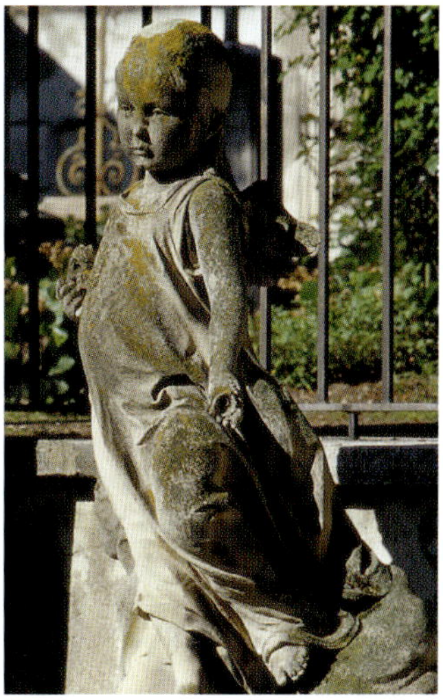

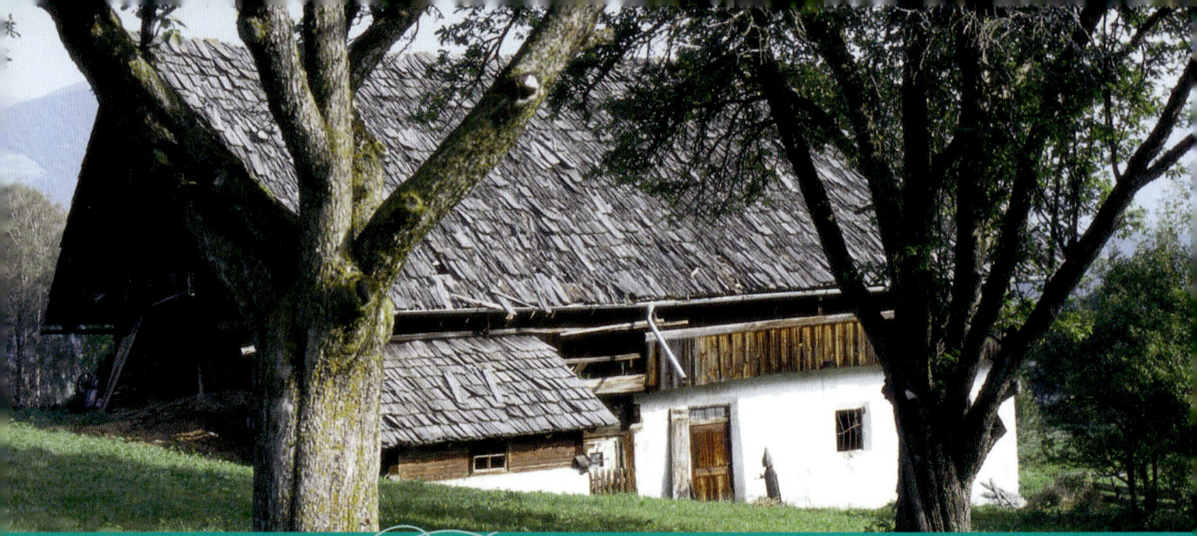

Behutsam

»Land im Gebirge« wird Südtirol in frühen Urkunden genannt. Während das Wort »Südtirol« nur über die geographische Lage dieses Tiroler Landesteils Auskunft gibt, erweckt die alte Bezeichnung Rückschlüsse auf Landschaft und Lebensumstände der Bewohner.

Heute wird Südtirols einzigartige Bergwelt meist mit Erholung und Fremdenverkehr in Verbindung gebracht, doch erfordert dieser Lebensraum wie seit Jahrtausenden zähen Kampf, harte Arbeit und Opferbereitschaft jener Menschen, die als Bergbauern dem Boden ihr tägliches Brot abringen. Eine breite Öffentlichkeit verbindet Bergbauerntum mit einer gewissen Hüttenromantik, mit musealer Alltagskultur, und bestaunt leicht gruselnd die Leistung von Menschen, die ihrer Meinung nach noch im finsteren Mittelalter leben. Aber das Bild des knorrigen Bergbauern, der kreuzbrav und wortkarg mit seiner Familie in Weltabgeschiedenheit, uraltes Werkzeug benützend, schuftet, ist ein Klischee. Denn leise und unauffällig haben sich unsere Bergbauern den Verhältnissen des 21. Jahrhunderts angepasst und sind Garanten für behutsame Gestaltung unserer Kulturlandschaften.

In Südtirol leben 440.000 Menschen auf 7400 km^2. Nur 4 Prozent der Gesamtfläche liegen unter 500 m Meereshöhe, etwa 10 Prozent der Gesamtfläche liegen zwischen 500 und 1000 m Meereshöhe. Ungefähr 40 Prozent liegen über 2000 m Meereshöhe und diese sind, bis auf einen geringen Teil, der als Sommerweide genutzt wird, landwirtschaftlich unproduktiv. 46 Prozent des Landes erstrecken sich in Höhenlagen zwischen 1000 und 2000 m, und in diesem Teil konzentriert sich die Bergbauernwirtschaft. 12 Prozent der Bevölkerung gehören noch immer dem Bauernstand an und 10 Prozent des gesamten Einkommens der Provinz stammt aus der Landwirtschaft. Freilich betreffen diese Zahlen auch den Apfel- und Weinanbau.

Über Südtirols Bergbauernhöfe gibt es unzählige Statistiken und Karteien, die über Erschließung, Produktion, Arbeitskräfte, Tätigkeiten usw. Auskunft geben. Aus diesen Daten geht hervor, dass es in Südtirol rund 9500 Bergbauernhöfe mit mindestens 1 ha Fläche gibt, die Vieh halten und im Vergleich zu tieferen Standorten unter erschwerten Bedingungen arbeiten. Diese Erschwernispunkte, wie zum Beispiel steile Hanglage, Abgelegenheit, verkehrsmäßige Unerschlossenheit und viele andere, sind es, die einen Bergbauernbetrieb als solchen ausweisen. So genannte »landwirtschaftliche Haupterwerbsbetriebe«, also Höfe, die ausschließlich von der Landwirtschaft leben, gibt es nur mehr etwa tausend. Die übrigen werden als Zuerwerbsbetriebe, deren Einkommen zu mehr als der Hälfte aus der Landwirtschaft stammt, oder als Nebenerwerbsbetriebe, bei denen die Landwirtschaft nur mehr einen Nebenerwerb darstellt, eingestuft. Bis auf einige Gebiete, in denen auch in höheren Lagen noch Obst- und Weinanbau betrieben werden kann, beziehen die Bergbauernhöfe durch Vieh- und Forstwirtschaft ihr Einkommen.

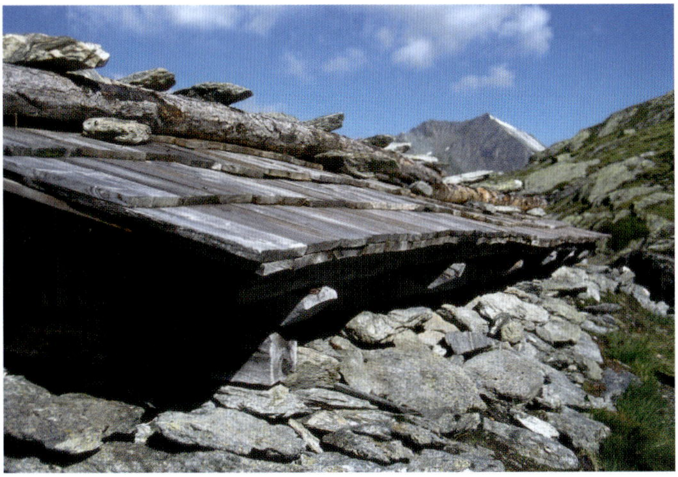

Karge Almböden können nur als Sommerweide genützt werden. Einfache Almhütten, wie vor hunderten Jahren aus Holz und Stein gebaut, bieten Schutz vor Wind und Wetter.

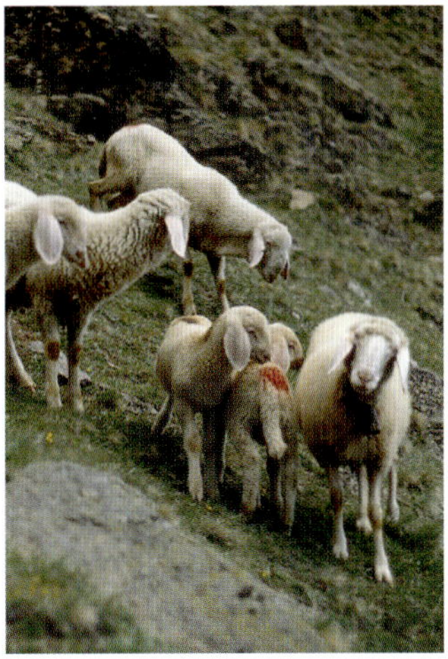

Die genügsamen Schafe geben sich mit magerer Kost zufrieden.

Das eigentliche Leben der Bergbauern, ihre Schicksale, ihre Geschichten, können aber keineswegs in Zahlen und Statistiken erfasst werden, sondern nur auf emotionale Weise. Noch bis vor kurzem hat nicht nur die örtliche Einsamkeit der Gehöfte die Bergbauern geprägt, sondern auch die oftmals spürbare innere Abgeschiedenheit. Die Genügsamkeit, die Kargheit der Worte, der Gesten und Gefühlsäußerungen hat die Menschen gekennzeichnet, die seit Generationen dem Boden das Lebensnotwendige abgerungen haben.

Ich zitiere Hartmann Gallmetzer, der in seinem Buch »Die Seele unseres Landes« berührende Worte über die Bergbauern findet:

Der Bergbauer ist das Gegenteil von Reichtum, Bequemlichkeit, Oberflächlichkeit, Ausgelassenheit. Er trägt Spuren des jahrtausendealten Ringens mit der Natur in seinem Gesicht, in seinen Augen, an seinen Händen, in seiner Gestalt. In seinen Augen erkennt man das Wissen um die Dinge, wie sie sind: Die Natur ist hart, die Natur ist gewaltig, die Natur ist erbarmungslos. In ihr zu leben, mit ihr zu ringen, in ihr Hoffnung zu hegen, ist eine dauernde Kraftprobe. Der Bauer ist wohl näher am Leben und am Tod als andere Teile der menschlichen Gesellschaft. Er ist näher an den absoluten Grundwerten des Menschseins, an der Religion, auch an der Not, an der Verzweiflung, an der Unabänderlichkeit des Schicksals.

Der Bauer ist Verwurzelung. Er weiß um den Wert des Bodens, ob es nun ein reicher oder ein karger, ein steiniger oder ein fruchtbarer Boden ist. Für ihn ist es der Boden der Freiheit, der Boden, auf dem er Herr seiner selbst, aber zugleich Diener der Natur ist. Es ist der Boden, auf dem der Stolz wächst, ein Stück Land in Händen zu haben. Es ist der Boden, auf dem starke Menschen wachsen, die hart und zugleich biegsam sind, denn sie müssen sich den Kräften und Gewalten der Natur beugen, aber sie lassen sich davon nicht zerbrechen.

Der Bauer ist das Urbild des Menschen. Er war zuerst, denn die Notwendigkeit, der Natur Nahrung abzutrotzen, stand vor allen anderen Erfordernissen des Menschen. Der Bauer ist eine lebendige Aussage des Lebens ...

Was da gesagt ist, gilt heute für den Bergbauern wie ehedem, doch mit der Erschließung der Höfe sind in dieses Bild neue Farbnuancen gekommen. Schule und Weiterbildung wirken der jahrhundertealten Introversion entgegen. Das zeigt sich vor allem in der sprachlichen Ausdrucksfähigkeit der jungen Generation – denn rechnen musste der Bergbauer schon immer können, um zu überleben. Das hat sich bis auf den heutigen Tag nicht geändert.

Das Zusammenwirken von Natur und menschlicher Arbeit erfordert – soll das Ergebnis harmonisch und ökologisch vertretbar sein – größte Behutsamkeit der Bergbauern, denn: Es gibt sie noch, die einsamen Landschaften mit Wäldern und Almen, Gletschern, Seen und Wildbächen, mit Pflanzen und Tieren in einer ungeheuren Vielfalt. Aber man darf nicht vergessen: Es gibt sie n o c h ! Wenn die ökologisch intakten Gebiete nicht mit allen zu Gebote stehenden Möglichkeiten geschützt werden, werden sie in kürzester Zeit verschwunden sein. Der wahre Sinn der Bibelworte: »Macht euch die Erde untertan ...« wurde leider allzu oft und allzu lange verkannt. Der Profitgier des Menschen verdanken wir gefällte Wälder, Monokulturen, von Straßen und Liftanlagen zerstückelte Forste, von Baggern und Planierraupen verwundete Almböden, ausgerottete Tier- und Pflanzenarten. Die von Menschenhand geformte Kultur-

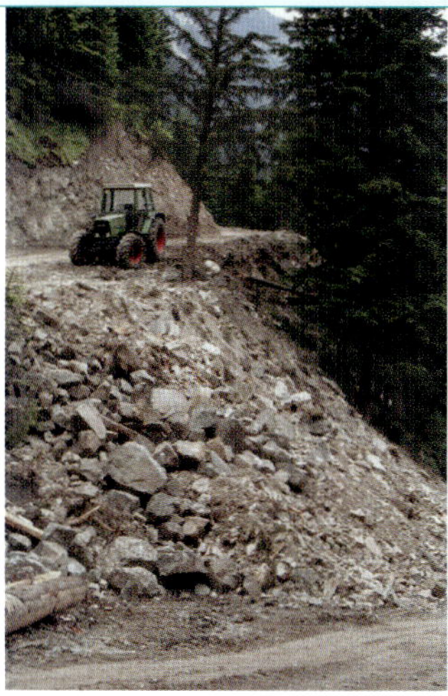

Der Bau einer Straße fügt der Natur tiefe Wunden zu.

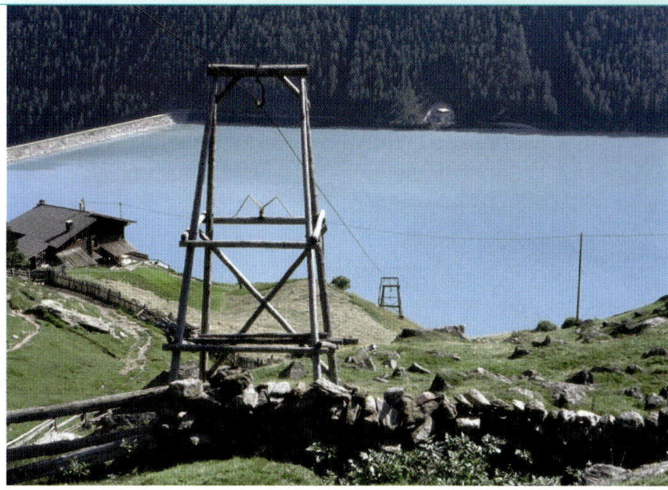

Die wirtschaftliche Nutzung der Gebirgsregionen ist sehr oft mit Umweltzerstörung verbunden.

landschaft fand früher dort ihre Grenzen, wo die Natur nur mehr Fels und Eis regieren lässt. Heute weiß der Mensch auch diese Gebiete für Freizeit und Sport wirtschaftlich zu nützen. Wie sehr sich diese Be- und Abnützung der Landschaft von der Nutzung des Bodens durch den Bergbauern unterscheidet, ist offensichtlich.

Um den Natur- und Landschaftsschutz effizienter gewährleisten zu können, erteilte die Südtiroler Landesregierung 1970 einer Expertengruppe den Auftrag, für unser Land repräsentative Natur- und Kulturlandschaftsbereiche als Naturparke auszuweisen. Ökologisch noch intakte Gebiete mit noch unberührtem ökologischen Gleichgewicht, von besonderem wissenschaftlichen Interesse, sollen für die Forschung und Umwelterziehung, aber auch als Erholungsraum für die Bevölkerung geschützt und erhalten werden.

Dem großen Erschließungsdruck, vor allem in den Wintersportgebieten, wurde mit der Naturparkidee entgegengesteuert. Die Auseinandersetzungen zwischen jenen, die für momentanen wirtschaftlichen Nutzen die Zerstörung der Natur in Kauf nehmen, und jenen, die retten wollen, was noch zu retten ist, finden bis zum heutigen Tag statt. Gigantische Wasserkraftprojekte, Skikarusselle und andere Umweltzerstörungen konnten verhindert werden. Freilich ist unser gesamter Lebensraum, auch der außerhalb der Naturparke, gefährdet und schützenswert, und leider hat manches, was außerhalb der geschützten Räume verwirklicht wurde, unserer Landschaft und Natur bleibenden Schaden zugefügt.

Während in Nationalparken, wie zum Beispiel im Nationalpark Stilfser Joch, die Natur weitgehend sich selber überlassen bleibt und ihr unabhängig von den Wertzuweisungen der jeweiligen menschlichen Gesellschaft ein Eigenwert zugestanden wird, präsentieren sich die Naturparke in Südtirol als geschützte Kulturlandschaften.

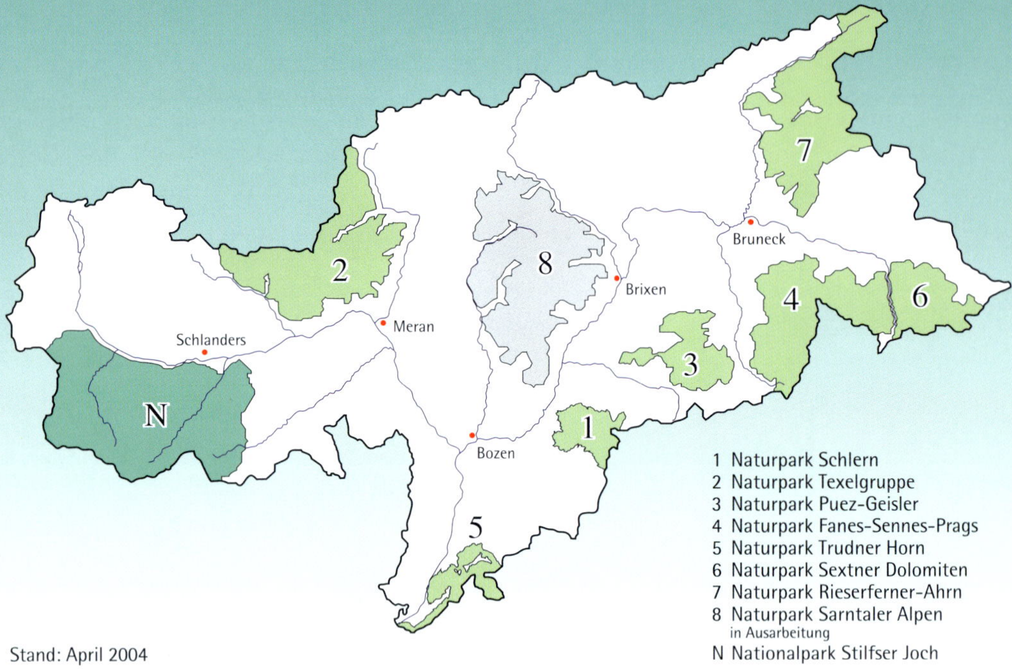

Das Südtiroler Naturparkkonzept beruht auf wenigen klaren Richtlinien, die hier zitiert werden sollen:

1. Dauersiedlungen und dazugehörige intensiv genutzte Wirtschaftsflächen werden vom Parkgebiet ausgegrenzt. Die Naturparkgebiete umfassen daher im Wesentlichen Wald- und Almgebiete und alpine bis hochalpine Naturlandschaftsbereiche, reichen aber auch hinab bis in die submediterrane Stufe, etwa im Naturpark Trudner Horn oder im Naturpark Texelgruppe.
2. Die traditionelle Bodennutzung wird in der bisherigen Form beibehalten, muss jedoch auf die Erfordernisse des Natur- und Landschaftsschutzes Rücksicht nehmen.
3. Grundsätzlich verboten ist jede Bautätigkeit, die nicht im Zusammenhang mit der land- und forstwirtschaftlichen Nutzung steht. Der Bau von Seilbahnen und Straßen, von Skiliften oder Skipisten, von Elektro- und Telefonfreileitungen, Bergbau und Schotterabbau, die Nutzung der Gewässer von übergemeindlicher Bedeutung zu hydroelektrischen oder industriellen Zwecken sind ausnahmslos verboten.
4. Relativ strenge Regeln gelten für den Naturparkbesucher: Sammelverbot für Pflanzen, Pilze, Mineralien und Fossilien; Fahr- und Campingverbote.

Durch diese nüchternen Regeln wurden paradiesische Gebiete in Südtirol vor »technologischer Aufrüstung« gerettet.

Leiser als anderswo ist es in den Naturparkgebieten. Hier wird Natur noch intensiv hör-, seh- und fühlbar. Der Straßenverkehr ist auf das notwendige Maß beschränkt, dafür haben die Besucher Verständnis. Es ist erfreulich, dass das Interesse für die Probleme des Natur- und Umweltschutzes in den letzten Jahren immer mehr gestiegen ist. So können wir uns in den acht Naturparken und im Nationalpark Stilfser Joch an der bunten Vielfalt der Bergblumen erfreuen, die scheuen Wildtiere beobachten und den Zauber der steinernen Bergwelt bestaunen.

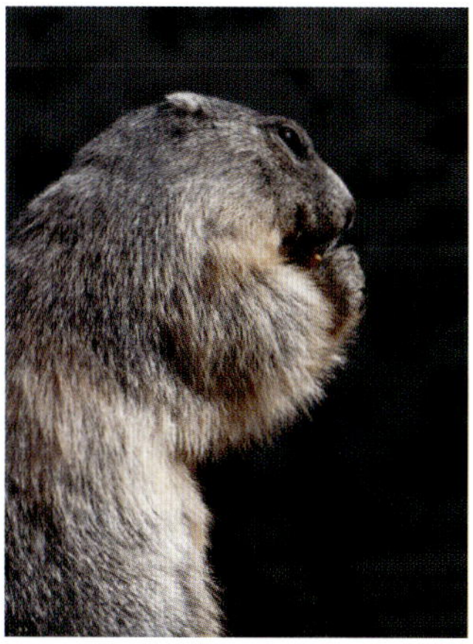

Scheu, aber dennoch neugierig sind die drolligen Murmeltiere.

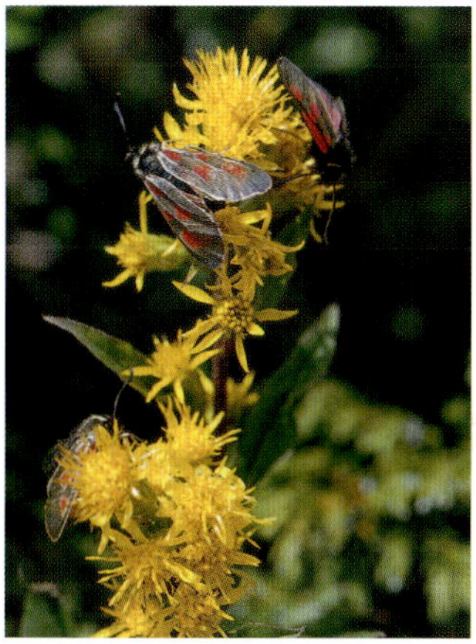

Für die Goldrute sind die Schmetterlinge (Widderchen) willkommene Gäste.

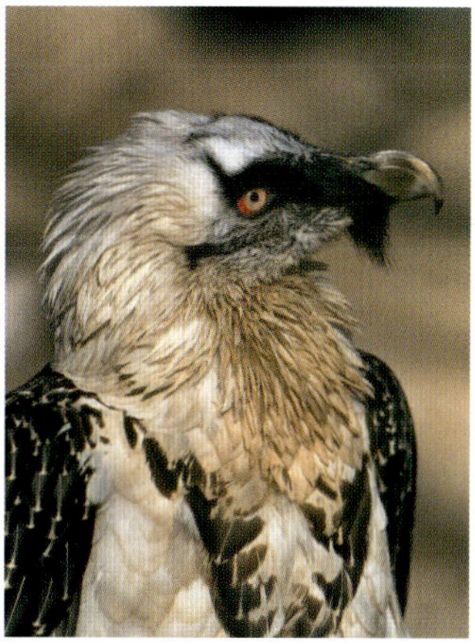

Noch größer als der Adler ist der majestätische Bartgeier.

Noch vor wenigen Jahrzehnten waren die Berggebiete Südtirols unterentwickelt. Heute ist jeder noch so abgelegene Hof mit Straße, Strom, Wasser und Telefon erschlossen. In den meisten Höfen steht auch ein Computer, der dem Hofbesitzer die auch hier immer komplizierter werdende Verwaltungsarbeit erleichtert. Die meisten der alten Bauernhäuser sind renoviert, Traktoren und landwirtschaftliche Maschinen erleichtern vieles an Arbeit. Längst haben die Politiker die Unersetzlichkeit der Bergbauern erkannt und versuchen, die drohende Abwanderung zu verhindern. Denn die Versuchung ist natürlich groß, sich sein Brot im Tal leichter, schneller und reichlicher zu verdienen, als da oben am Berg. Die Erträge aus der Milch- und Fleischproduktion sind durch die weltweite Konkurrenz mit Massenproduktionen stark gefallen.

Ohne die Beiträge des Landes könnten viele Vollerwerbsbauern nicht überleben, und so entsteht eine schiefe Optik: Wer mit den Verhältnissen nicht vertraut ist, könnte meinen, die Bergbauern bekämen etwas geschenkt. Dem ist natürlich nicht so. Unsere Bergbauern geben wesentlich mehr, als sie bekommen. Der Wert, den sie durch ihre Arbeitsleistung für die Umwelt erbringen, ist gar nicht hoch genug einzuschätzen.

Die Bedeutung des Bauernstandes in der Gesellschaft und in der Kultur Südtirols war immer groß und ist es, auf eine leider oft unerkannte Weise, heute mehr denn je. Der Arbeit und dem Fleiß des Bergbauern ist es zu verdanken, dass die Berggebiete nicht veröden, dass es fruchtbare Almen, Äcker und Wälder gibt. Wir leben schon seit Jahrhunderten nicht mehr in Naturlandschaften, die sich selbst überlassen werden könnten. In unseren Kulturlandschaften befindet sich »gezähmte« Natur, sie bedarf der Pflege und der Fürsorge, die von den Bergbauern seit Menschengedenken geleistet wird.

Der Josele-Hof in Pfelders wird von Hans und Rosa Gögele bewirtschaftet. Der Hof liegt auf 1600 m Meereshöhe, hat Gründe zum Teil im Naturpark Texelgruppe und ist seit dem 16. Jahrhundert als Erbhof nachgewiesen. Sechs Kinder hat das Ehepaar. Vier Töchter sind schon erwachsen und arbeiten in Meran und Umgebung: die Rita als Lehrerin, die Maria als Erzieherin, die Elisabeth als Sekretärin und die Johanna als Verkäuferin. Barbara und Martin gehen noch zur Schule.

Rosa, die Bäuerin, ist gerne bereit zu erzählen: »Auf einem Bergbauernhof ist das Zusammenleben enger als sonstwo. Bei Einheirat und Hofübernahme muss man schau'n, wo man hinkommt, denn die Menschen auf einem Bergbauernhof bilden eine ziemlich geschlossene Gesellschaft. Früher sind auf den Höfen viele Kinder herangewachsen, oft mehr als zehn, und der Kontakt mit den Nachbarn ist enger gewesen. Das vermisse ich jetzt. Als junge Bäuerin habe ich noch vier alte Leute versorgen müssen, aber die Schwiegermutter ist eine sehr liebe Frau gewesen.«

Zehn Kühe, also Großvieheinheiten, und einen Hühnerstall mit zehn Hühnern hat die Familie Gögele und auch Wiesen und Wald, aber ohne Landesbeiträge könnte der Hof, der früher eine 15-köpfige Familie ernährt hat, nicht überleben.

»Das Leben hat sich geändert. Früher hat ein Sohn den Hof geerbt und die Geschwister waren als Knechte und Mägde zu einem Sklavendasein verurteilt. Wir leben zwar immer noch sehr einfach, aber die Kinder sollen etwas lernen und ordentlich gekleidet zur Schule gehen. Aber selbst diese bescheidenen Ansprüche lassen sich aus dem Verkauf von Fleisch und Milch nicht erwirtschaften. Zwei steile Bergwiesen wurden bis jetzt jedes Jahr von meinem Mann gemäht. Ohne Steigeisen ist diese Arbeit nicht möglich und vor Jahren ist jemand beim Mähen dieser Wiesen abgestürzt und gestorben. Zwei Messen lasse ich deshalb jedesmal lesen, wenn diese gefährliche Arbeit beendet ist. Für dieses Mähen der Bergwiesen gibt es einen Landesbeitrag, aber mein Mann wird nicht mehr darum ansuchen, denn er fühlt sich dieser Arbeit körperlich nicht mehr gewachsen und der Sohn ist noch zu jung für diese Schinderei.

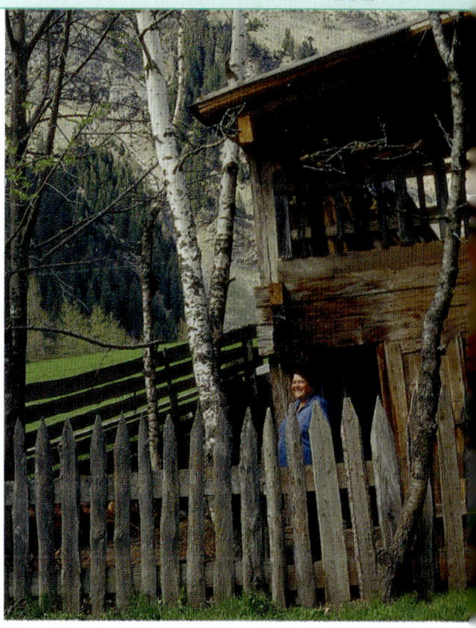

Das Leben in den Bergen ist gefährlich. Mein Großvater hat ein Tagebuch geführt und alles aufgeschrieben, was er erlebt hat. Als aber drei seiner Enkel unter einer Lawine erstickt sind, hat er damit aufgehört.
Die Wiesen in Innerhütt sind besser zu mähen, aber da müssen wir eineinhalb Stunden gehen, bis wir hinkommen. Wir haben sicher kein leichtes Leben, aber trotzdem sind mein Mann und ich zufrieden und wir hängen an unserem Hof. Ich konnte mich um die Kinder kümmern, als sie noch klein waren, und mir meine Zeit nach eigenem Ermessen einteilen.«

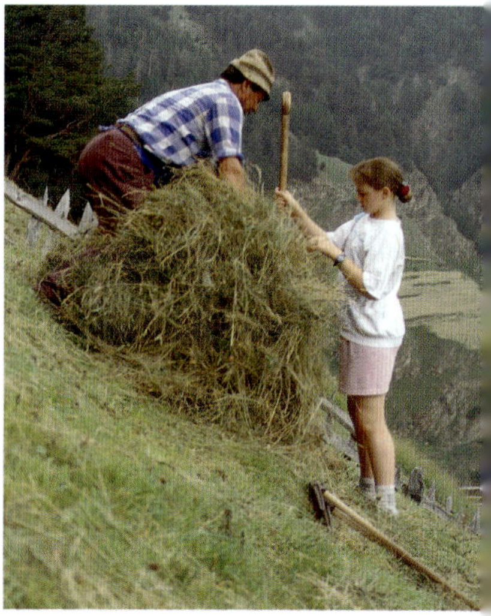

In höheren Lagen muss noch immer ein großer Teil der Arbeiten von Hand erledigt werden. Das Mähen auf steilen Hängen ist eine schweißtreibende und oft auch gefährliche Arbeit. Im Naturpark steht jedem Hof, der dort Waldbesitz hat, ein gewisser Schlag zu, doch kostet der Abtransport so viel, dass selten Holz geschlägert wird. Der Baumbestand, zwar gesund und vital, ist deshalb stellenweise überaltert. Die älteren Leute können sich noch erinnern, dass früher die Tagelöhner Bruchholz und Zapfen als Heizmaterial aufsammeln durften. Heute tut das niemand mehr, das Holz bleibt liegen.

Die Bewirtschaftung eines Hofes erfordert heutzutage nicht nur das althergebrachte Wissen um die bäuerlichen Arbeitsvorgänge, sondern, soll der Hof den Erfordernissen der Europäischen Union entsprechen, auch in vielerlei Hinsicht eine umfangreiche Ausbildung. Die jungen Bauern sind also sehr wohl im Stande, anderwärtig Arbeit zu finden, zumal sie als hervorragende Arbeitskräfte gelten.

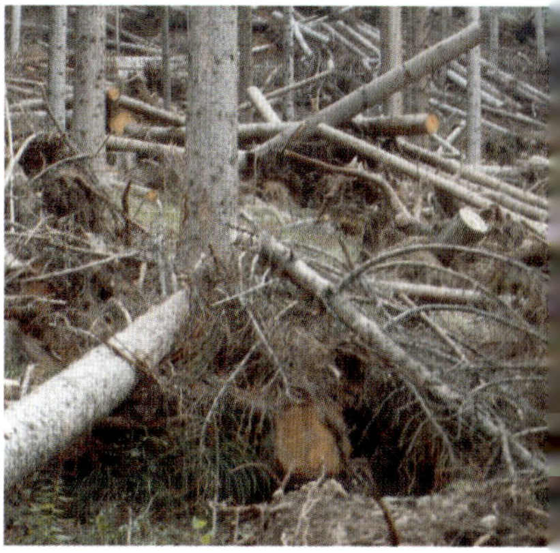

Hatten viele Bergbauernkinder in früheren Zeiten einen weiten, oft auch gefährlichen Schulweg, ist das heute nur mehr in seltenen Fällen so. Mit dem Schulbus werden die Kinder von Haltestellen abgeholt und zur Schule in größere Ortschaften gebracht. Dennoch gibt es derzeit in Südtirol noch 42 Zwergschulen.

Die zweiklassige Zwergschule in Pfelders, auf 1620 m Meereshöhe gelegen, wird von insgesamt 16 Schülern und Schülerinnen besucht, die in heimeliger Atmosphäre und sehr liebevoll von ihren Lehrerinnen unterrichtet werden. In jedem Raum steht ein Computer, an den Wänden hängen farbenfrohe und sehr originelle Zeichnungen der Kinder. Die Kleinen haben im Religionsunterricht einen Rosenkranz aus »Lärchen-Tschurtschelen« gebastelt, auch der hängt an der Wand.

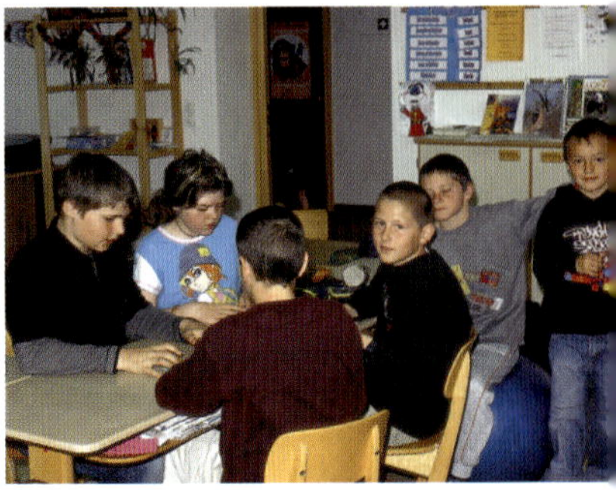

Seit 40 Jahren ist Pfelders ein Skidorf. Die meisten Eltern der Kinder sind zwar Bauern, doch arbeiten die Väter nebenberuflich als Skilehrer, Lift- oder Pistenwart, und die Mütter tragen zum Lebensunterhalt der Familie mit Vermieten von Fremdenzimmern oder Ferienwohnungen bei. Auch ein paar Kinder von Geschäftsleuten, Gastwirten und Handwerkern gibt es, die diese Zwergschule besuchen. Schon bei den Gesprächen mit den Kleinen zeigt es sich: Landwirtschaft und Fremdenverkehr sind die prägenden Elemente in diesem kleinen Bergdorf. Die Mittelschule werden diese Kinder in St. Leonhard absolvieren. Eine Dreiviertelstunde braucht der Schulbus dorthin. Die Oberschulen sind in Meran oder Bozen, dort müssen die Mädchen und Burschen dann in einem Schülerheim wohnen. Die Kinder sprechen unbefangen ihre Passeirer Mundart, können sich aber auch sehr ungekünstelt in einem allgemein verständlichen Deutsch unterhalten. Da die Wintergäste aus ganz Europa, viele aus England, Belgien und den Niederlanden kommen, sind die jungen Leute daran interessiert, auch Fremdsprachen zu erlernen.

Das Land Südtirol verfügt über eine Dienststelle für Bergbauernberatung und über neun Fachschulen, in denen den künftigen Bauern und Bäuerinnen nicht nur ein gediegenes Rüstzeug für ihren schweren Beruf, sondern auch eine gute Allgemeinbildung mitgegeben wird. Es gibt Schulen für Land- und Forstwirtschaft in Burgeis, Vahrn und Dietenheim (dieser Schultyp ist den bergbäuerlichen Bedürfnissen angemessen), dann die Fachschule für Obst-, Wein- und Gartenbau »Laimburg« in Pfatten, und Fachschulen für Hauswirtschaft in Tisens, Neumarkt, Bozen, Kortsch und Bruneck. Ein Besuch in der Fürstenburg in Burgeis gibt über das erstrebte Bildungsniveau der jungen Bauern und Bäuerinnen Aufschluss. Absolventen und Absolventinnen der Mittelschule, die sich für die Bereiche Land- und Forstwirtschaft und Naturschutz interessieren, können diese Fachschule besuchen und haben als Absolventen nicht nur die Möglichkeit, einen Bauernhof fachgerecht zu führen, sondern auch in diese Richtungen orientierte Berufe zu ergreifen. Außerdem ermöglicht der Abschluss dieser Fachschule ein Weiterstudium zur Erlangung eines Maturadiploms. Viele Schüler erlernen vor oder nach der landwirtschaftlichen Ausbildung zusätzlich ein Handwerk.

Der Lehrplan berücksichtigt, dass sich in der heutigen Zeit der Bauer als Unternehmer immer mehr mit Betriebswirtschaft auseinander setzen muss.

Im Jahre 2003 hat das landwirtschaftliche Bildungs- und Beratungszentrum in der Fürstenburg das Jubiläum seines 50-jährigen Bestehens gefeiert. Direktor Dr. Georg Flora, der seit über 40 Jahren diese Schule leitet, schreibt in der Festschrift:

Die Erkenntnis, dass wirtschaftliches Denken und Gewinnoptimierung im Einklang zu Wertvorstellungen und hohem Verantwortungsbewusstsein gegenüber Familie, Gesellschaft und Umwelt stehen müssen, ist für die Ausbildung verpflichtend. Von den Studierenden muss neben der Entwicklung ihrer Selbstkompetenzen auch der Erwerb von Sozialkompetenzen als Ziel und als Grundlage für eine erfolgreiche Unternehmensführung erkannt und erworben werden ...

Es lässt sich denken, dass die Schüler und Schülerinnen sich in dem besonderen Ambiente, das ihnen die Burg bietet, sehr wohl fühlen. Das alte, romantische Gemäuer kann auf eine siebenhundertjährige Geschichte zurückblicken.

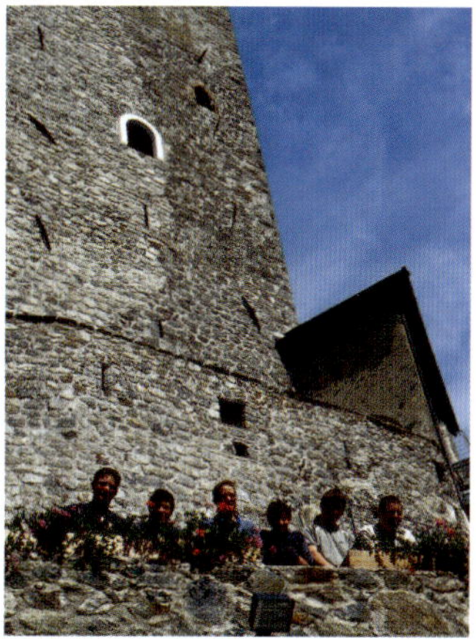

Bis 1803 diente die Burg als Verwaltungszentrum der Bischöfe von Chur in Tirol. Die Burg wurde oft belagert und einmal sogar von den Gegnern des Bischofs erobert. Seit 1883 ist sie im Besitz des Benediktinerstiftes Marienberg, welches sie dem Land Südtirol für Schulzwecke zur Verfügung stellt.

In einer Zeit, die von Materialismus und flacher Unterhaltung geprägt ist, finden manche Jungbauern schwer eine Frau, die gewillt ist, das arbeitsreiche Leben auf einem Berghof zu führen.

Von einem ledigen Bauern im Ultental wird folgende Geschichte erzählt: Urlauber sehen, wie der Bauer eine steile Bergwiese mäht. »Da müssen Sie aber aufpassen, dass Ihre Frau nicht herunterrollt!«, witzeln die Wanderer. »Zersch muass oane auirolln, bevor se nochr wiedr oirolln kunn«, antwortet verschmitzt der Bauer.

Die Situation der Bergbauern ist heute großen Veränderungen ausgesetzt. Noch bis vor wenigen Jahren war ihre gesamte Energie auf die Erzeugung von Nahrung ausgerichtet. Ein einziges Unwetter konnte die Arbeit eines ganzen Jahres zunichte machen und einen Hof in existentielle Krisen stürzen. Es gibt zwar noch immer Berg-

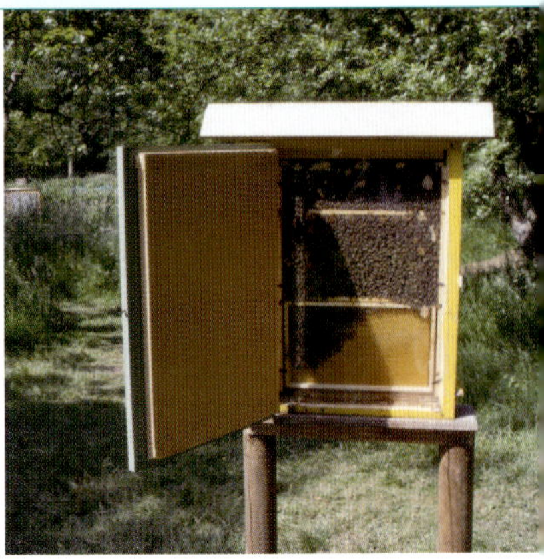

bauernhöfe in Südtirol, die ziemlich autarke Betriebe sind, doch haben heutzutage die meisten Bauern ein zweites oder sogar drittes Standbein zur Sicherung ihrer Existenz gefunden. Zu fast jedem Hof führt heute eine Straße, dadurch ist die tägliche Fahrt zu einem Arbeitsplatz möglich. Zudem nützen viele Bauern und Bäuerinnen die Erwerbsgelegenheiten, die der Fremdenverkehr bietet, sei es außerhalb des Hofes oder am Hof selbst. Viehzucht, Anbau von Kartoffeln und Gemüse und die Waldwirtschaft sind die tragenden Säulen der bergbäuerlichen Erwerbsquellen. Mit Fantasie versuchen viele Bauern, die Einnahmen, die sie aus ihrem Grund und Boden erwirtschaften, etwas aufzubessern. Zum Beispiel mit Beerenobstanbau, mit Honig-, Eier-, Pilze- und Kräuterverkauf und mit kunsthandwerklichen Erzeugnissen. Ja, es gibt sogar Bergbauern, die den mutigen Schritt gewagt haben und als Haupterwerbsquelle auf ihrem Hof Produkte herstellen, die außerhalb des traditionellen Rahmens liegen.

Der Gamsegghof in Melag, im Langtauferer Tal, liegt auf 1920 m Meereshöhe. Zum Greifen nah scheint der Gipfel der Weißkugel, von den Gletschern rauschen unzählige Bäche talwärts und der Magerrasen der Almböden ist übersät von bunten Blumen. Seit dem Jahre 1701 wird der Bergbauernhof von der Familie Hohenegger bewirtschaftet. Was das vor der Erschließung des Hochtales durch moderne Infrastrukturen bedeutet hat, lässt sich denken. Damals lag dieser Hof buchstäblich am Ende der Welt, heute liegt er in einem beliebten Wintersportgebiet. Die Weidegründe überschreiten die Höhe von 2000 Metern. 6,5 ha sind Eigentum der Familie, ein paar Wiesen sind gepachtet. Im Jahr 1995 bekamen die Kinder der Familie Hohenegger zwei Ziegen geschenkt, die sich schon bald vermehrten. Angesichts der fallenden Milch- und Fleischpreise inspirierten die kleinen Wiederkäuer Herrn Hohenegger zu der Idee, aus der Milch der Ziegen Käse zu erzeugen. In Kursen und einschlägigen Lehrgängen machte sich Karl mit der Herstellungstechnik von Ziegenkäse vertraut, und dann wagte er den kühnen Schritt, seine Mitgliedschaft bei der Sennereigenossenschaft zu kündigen und als selbständiger Unternehmer zu arbeiten. Der Einstieg war nicht leicht. Karl wurde belächelt, man hielt ihm vor, eine zwar magere, aber sichere Existenz gegen Unsicherheit und Risiko einzutauschen. Aber trotz aller Widerstände ließ sich der mutige Pionier nicht in seinen Planungen beirren. Die Zeit war günstig für sein Vorhaben, denn durch neue Gesetze und Bestimmungen von Seiten der Südtiroler Landesregierung wurde es für die Bergbauern leichter, alternative Erwerbsquellen zu nützen.
Der Erfolg gibt dem Hohenegger Karl Recht. Mit seiner Käserei am Hof hat er eine Marktlücke entdeckt, sein Produkt erfreut sich großer Beliebtheit und er hat neben den Kunden, deren Appetit beim Vorbeiwandern angeregt wird, auch fixe Abnehmer

für seine Produkte. Ein Fremdenverkehrsbetrieb in Mals, das erste kontrollierte und zertifizierte Biohotel Italiens, verwöhnt seine Gäste mit Ziegenkäse vom Gamsegghof. Mit dem Verkauf von Käse und dem Vermieten von vier reizenden, großzügig eingerichteten Ferienwohnungen kann die Familie heute sorgenfreier leben als vor einigen Jahren. Soll eine derartige Umstellung der Lebensumstände von Erfolg gekrönt sein, bedarf es des guten Einverständnisses und der perfekten Zusammenarbeit der Familienmitglieder. Karl weiß, dass nicht nur die Arbeitskraft seiner tüchtigen (und hübschen!) Frau Beatrix unersetzbar ist, sondern dass sie es ist, die mit ihrer mütterlichen Herzenswärme der Familie, den Gästen, aber auch den Pflanzen und Tieren am Hof Geborgenheit und Gedeihen schenkt.

Jetzt hat die Familie Hohenegger nur mehr sechs oder sieben Kühe, aber 30 Ziegen für ihre Käserei und für den Bedarf an Milch und Fleisch. Eine große Menge von Hühnern und Gänsen liefert zusätzlich Fleisch und Eier und ein liebevoll gepflegter Bauerngarten gibt alles an Gemüse her, was in dieser Höhe noch gedeihen kann.

Der Gamsegghof ist ein zertifizierter Biobetrieb, auf artgerechte und gesunde Haltung der Tiere wird hier besonderer Wert gelegt. Nur bestes Almheu und kontrolliertes Biokraftfutter bekommen die braven Milchlieferanten zu fressen, Silagefutter ist hier verpönt. Wegen der ausgezeichneten Milchqualität und der Einhaltung strenger Hygienevorschriften darf der Käse hier aus Rohmilch zubereitet werden. Von einer Geiß, die zum ersten Mal gekitzt hat, sind nur 200 Liter Milch an Jahresleistung zu erwarten, später liefern die Ziegen 600–700 Liter jährlich. Ziegenmilch gehört zu jenen Nahrungsmitteln, die sich wegen ihrer Inhaltsstoffe und Bekömmlichkeit auch für die Ernährung von Säuglingen und empfindlichen Menschen eignen. Sogar Allergiker, Leber- und Magenkranke vertragen diese Milch. Vermutlich ist die andere Zusammensetzung des Milcheiweißes gegenüber dem der Kühe Grund für die bessere Verdaulichkeit.

Am Gamsegghof werden drei Sorten Käse erzeugt: der Kuhmilchkäse »Freibrunn«, der aus Kuh- und Ziegenmilch hergestellte Käse »Bergnelke« und der Ziegenkäse »Bärenbart«. Soll ein gutes und schmackhaftes Produkt gelingen, muss vom Melken bis nach der sechs- bis achtwöchigen Reifung größte Sorgfalt darauf verwendet werden. Die Milch wird getragen, damit sie nicht geschüttelt wird, sie wird in die Gefäße geschüttet und nicht gepumpt, vorsichtig wird die mit Labpulver gedickte Milch mit der Käseharfe gerührt, die reifenden Käselaibe werden gedreht, feucht gehalten und gepflegt. Ziel ist das Optimum, nicht das Maximum.

Familie Hohenegger vom Gamsegghof hat bewiesen, dass sich neue Wege mit alten Traditionen vereinbaren lassen.

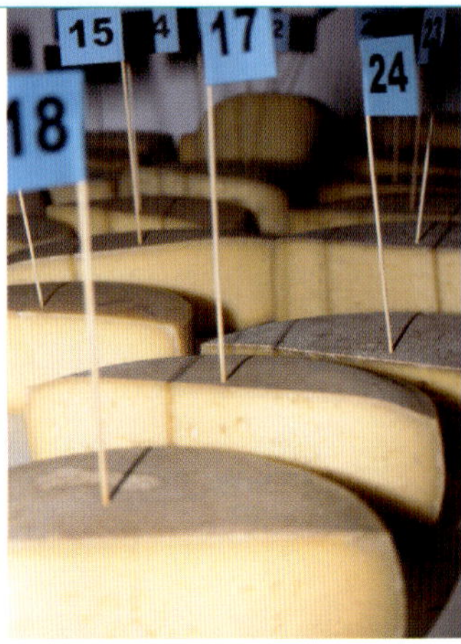

Noch immer wird im Vinschgau auf 27 Almen gekäst. Aus der Milch von 1300 Kühen werden über 100 Tonnen Produkte erzeugt. In einem Sonderprogramm fördert das Land Südtirol die Projekte »Urlaub auf dem Bauernhof« und die »Vinschgauer Milchviehalmen«.

Käseverkostung in Planeil, 2001

Im Martelltal, in der Fraktion Ennewasser, lebt die Familie Franz und Monika Perkmann mit ihren drei Kindern am Tasa-Hof. Hier wird Vieh, das sind zwei Kühe, zwei Jungrinder, zwei Schweine, zwölf Schafe, sechs Ziegen und einige Hühner, nur mehr für den Eigenbedarf gehalten, Haupterwerbsquelle ist der Erdbeer- und Kräuteranbau.

Der Hof liegt auf ca. 1200 m Meereshöhe, idyllisch umgeben von Bergen und Wäldern. Auf ungefähr 1,8 ha sind die Erdbeer-, auf 1000 m² die Kräuterkulturen angelegt. Der Ernteertrag ist bei Beerenobst wetterabhängig und daher sehr variierend. In guten Jahren, das heißt, wenn winterlicher Schnee die Pflanzen vor Frost schützt und im Frühsommer keine anhaltenden Regenfälle die Früchte faulen lassen, kann mit Ernten von 80–150 Zentnern pro Hektar gerechnet werden.

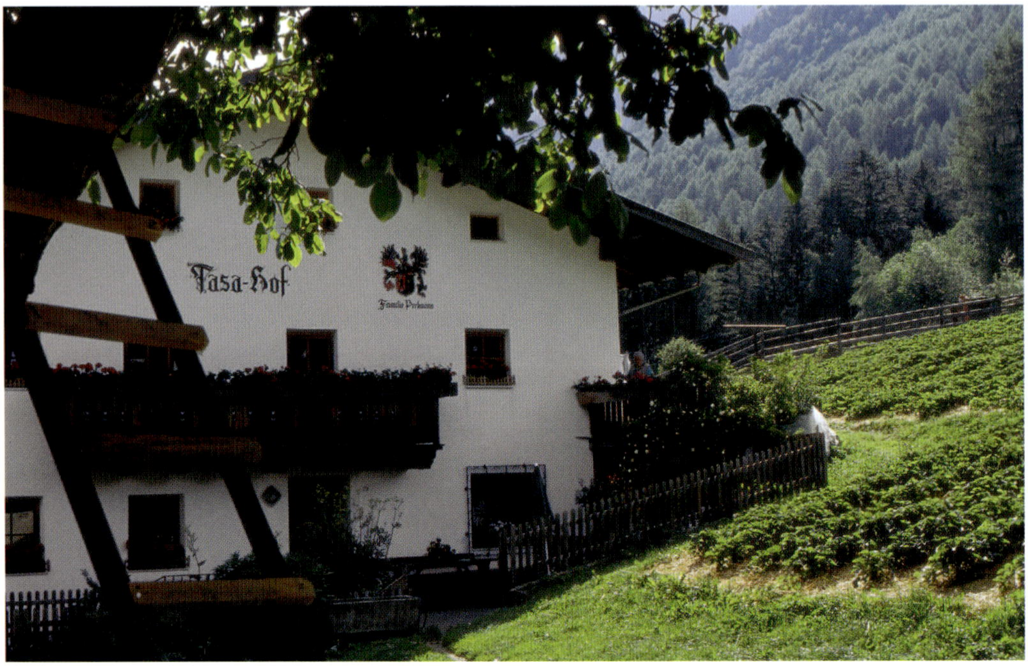

Von Ende April bis Ende August erfordern die Erdbeerkulturen sehr viel Arbeit: Im Mai muss das dürre Laub entfernt und alle alten Pflanzen müssen durch neue ersetzt werden. Die dreijährig fruchtenden Erdbeerpflanzen liefern im zweiten Jahr den besten Ernteertrag. Die Unkrautbekämpfung erfolgt hauptsächlich händisch, nur in den Reihen kann mit der Fräse gearbeitet werden. Sobald die Pflanzen geblüht haben, müssen sie mit Stroh unterlegt werden, um die Früchte vor Erde und Fäulnis zu schützen. Von Ende Juni bis Ende August werden die aromatischen Früchte geerntet, an die Genossenschaft geliefert und von dort aus weiterverkauft.

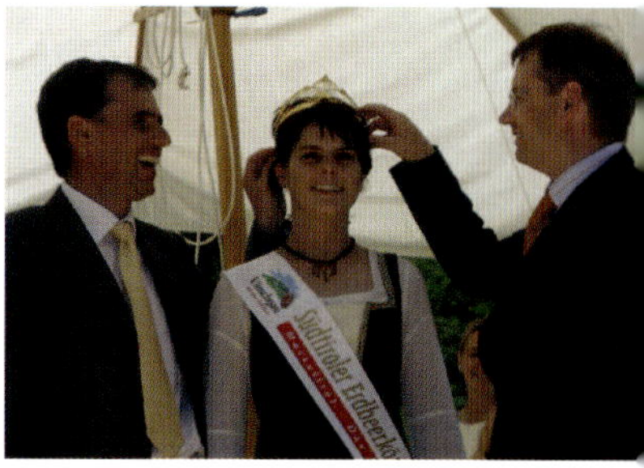

Jedes Jahr im Juni wird im Martelltal ein großes Erdbeerfest gefeiert. Die Erdbeerkönigin 2004 ist die hübsche und fleißige Frau Monika vom Tasa-Hof!

Ein paar Schritte vom Haus entfernt breitet sich der Kräuteracker würzig duftend unter der Sonne aus, die in dieser Höhe ihre Strahlen mit voller Kraft spüren lässt. In ganz Südtirol wird nur auf 4,2 ha Kräuteranbau betrieben, wahrscheinlich weil dieser äußerst arbeitsintensiv ist. Sehr strenge Vorschriften regeln diesen Landwirtschaftszweig. Nur mit Setzlingen, die aus kontrolliertem Anbau stammen, dürfen die Kulturen angelegt werden. Wildwachsende Kräuter dürfen bei kontrolliertem, biologischem Anbau nicht für den Verkauf verwendet werden - nicht einmal Brennnesseln. Auf dem kleinen Acker wachsen mehr als zehn Arten von Würzkräutern für die Küche und ebenfalls mehr als zehn Arten von Teekräutern. Nach dem Ernten werden die Pflanzen in übereinander gestellten »Darren« (Trockenkisten mit siebartigem Boden) mittels Heißluft getrocknet, Farbe und Aroma müssen erhalten bleiben. Appetitlich in Säckchen gefüllt und mit fantasievollen Namen versehen, landen die Teemischungen und die Gewürze im Lagerraum.

Die uralten Südtiroler Bergbauernhöfe harmonieren vollkommen mit der sie umgebenden Natur. Schwarzbraun verwittertes Holz, winzige blumenumwucherte Fenster, morsche Schindeldächer - all das scheint uns so lieb und vertraut, Ruhe und Geborgenheit versprechend. Leider erzwingt das Landesgesetz den Abriss eines alten Hauses, wenn sich der Besitzer daneben ein neues bauen will. Auf diese Weise verschwinden idyllische, alte Bauernhäuser aus unserer Landschaft.

Buchrast ist ein uraltes Höfl in Pawigl, zur Gemeinde Lana gehörend. Eine atemberaubende Aussicht hat man von dort oben, es duftet nach Wiesen und Wald - der Wanderer meint, im Paradies zu sein. Das Gebäude ist verwinkelt, im Laufe der Zeit ist wohl da und dort ein Stück angebaut und einiges geändert worden. Unten der Stall hat Steinmauern, der obere Stock und der Giebel sind aus Holz, das Dach ist mit Schindeln gedeckt. Nächstes Jahr soll das Haus abgerissen und durch einen Neubau ersetzt werden. Schade um diese romantische Augenweide, aber der Wunsch der Bewohner des Hofes, der Familie Schwarzkopf, nach einem Heim, das mit modernen Küchen- und Hygieneeinrichtungen versehen ist und in dem nicht im Winter der Schneewind durch die Holzritzen pfeift, ist verständlich.

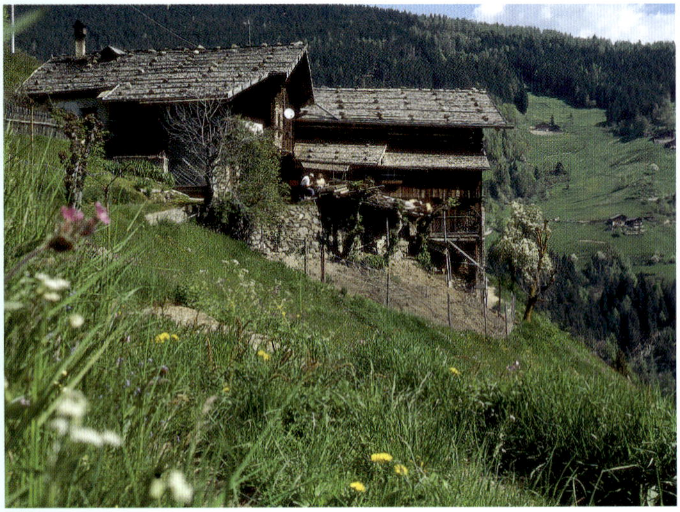

Den alten Hof stehen zu lassen und daneben einen neuen aufzubauen, ist wegen der Kubaturüberschreitung nicht möglich. Vielleicht zeigt ein alpenländisches Freilichtmuseum im letzten Moment Interesse für das liebe »Hoamatl«. Einer der Söhne des Bauern auf Buchrast, der Elmar, hat das Tischlerhandwerk erlernt, sein Bruder ist Mechaniker. Der Bauer selbst bessert mit einem Nebenerwerb als Bauarbeiter die Einnahmen der Familie auf. »Die Maschinen sind sehr teuer,« meint Elmar, »aber ohne gehts heutzutage auch nicht mehr.«

Es ist unglaublich, wie das steile Gelände, das sich vor dem Gehöft schwindelerregend talwärts senkt, mit Maschinen bewirtschaftet werden kann. Die Buchraster Männer müssen Traktorakrobaten sein! Freilich, ein paar ganz steile Wiesenstücke müssen noch händisch gemäht werden. Buchrast hat eine eigene Quelle. Das Wasser ist klar und schmeckt herrlich frisch; es reicht als Trink- und Nutzwasser für Mensch und Tier, nicht aber für die Flurbewässerung. Obwohl Pawigl seit dem Jahr 1936 und die »Mitterhöfe« seit etwa 1950 an das Stromnetz angeschlossen sind, hat der abgelegene Hof erst seit 1980/81 elektrischen Strom. Vorher waren Karbid- und Petroleumlampen in Verwendung. Früher sei hier überall Wald gestanden, erklärt Elmar. Wo der Wald gerodet wurde, hätten die Bauern jahrhundertelang Äcker und Wiesen bearbeitet, jetzt gebe es nur mehr Futterwiesen. Getreidefelder seien keine mehr da heroben, deren Bearbeitung würde so viel Zeit beanspruchen, dass die Männer keinen Nebenberuf ausüben könnten. Bei Feldern sei außerdem der Ernteertrag von Jahr zu Jahr verschieden und könne bei Unwettern sogar ganz ausfallen, die Lohnarbeit jedoch sichere ein regelmäßiges Einkommen. Die Buchraster würden nur mehr Futterwiesen für ihre zehn bis zwölf Großvieheinheiten bewirtschaften (unter

Großvieheinheit »GVE« versteht man Rinder über zwei Jahren). Seit der BSE-Katastrophe hätten sich die Fleischpreise nicht mehr so erholt, dass die Bauern auf ihre Rechnung kämen. Ältere Rinder würden auf Versteigerungen nicht mehr als 100 Euro erzielen. Mit Beiträgen und Ausgleichszulagen für das erschwerte Bearbeiten der Landwirtschaft werde versucht, die Bauern zum Bleiben auf ihren Höfen zu bewegen.

Über die riesigen Baumstämme, die unweit des Hofes neben der Straße liegen, gibt Herr Schwarzkopf, der Bauer, Auskunft. Diese Bäume habe er heuer im Winter geschlagen, für das neue Haus brauche es Bauholz, das müsse bis nächstes Jahr gut trocknen. Die Stämme neben der Straße seien nur mehr minderwertige Ware, für die die Holzhändler nur mehr einen geringen Preis zahlen würden. Nur perfekt weißes Holz erziele angemessene Preise. Die Bewirtschaftung des Waldes werde vom Forstamt kontrolliert und unterliege strengen Vorschriften. Hecken dürften nicht geschlägert werden und werde ein Holzschlag bewilligt, so müsse der Bauer innerhalb einer bestimmten Frist den Wald von Holzabfällen säubern.

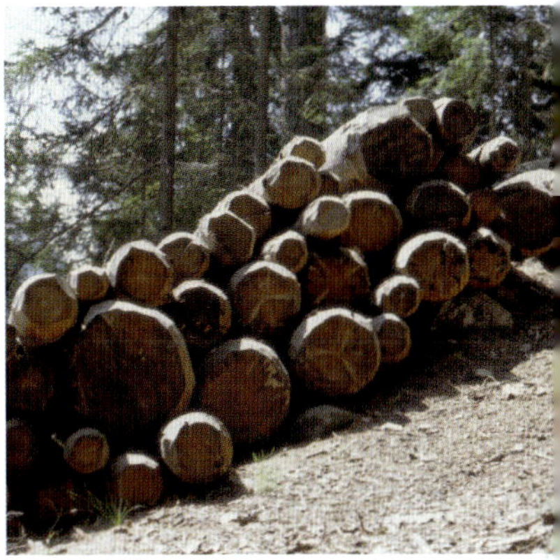

Für Holz erzielen die Bauern nur einen geringen Preis.

Frau Schwarzkopf, die Bäuerin auf Buchrast, bereitet das Essen für die Familie noch in der alten Rauchküche zu. Die Wände sind mit einer dicken, kohlschwarzen Rußkruste überzogen, trotzdem macht die Küche, so wie alle anderen Räume, einen blitzsauberen Eindruck. Die Stube ist klein, aber sehr heimelig, sie duftet nach Holz und Kräutern. »Wir müssen alle schon um halb 5 Uhr in der Früh aufstehn«, sagt sie, »und gearbeitet wird bei uns bis zum Einbruch der Dunkelheit, das ist im Sommer bis halb 10 Uhr abends. Früher war die ärgste Arbeit vorbei, wenn das Getreide und das Heu im Stadel waren. Heute ist durch den zusätzlichen Beruf die Arbeitsanforderung im Winter nicht geringer als im Sommer.«

Auf exakt 1296 m Seehöhe liegt das kleine Anwesen. Elmar erzählt, er hätte wegen vier fehlender Höhenmeter als Schulkind keinen Anspruch auf Beförderung mit dem Schulbus gehabt, sondern habe den steilen, weiten Weg zu Fuß gehen müssen. »Aber das ist eigentlich immer recht lustig gewesen«, meint er, »wir Kinder haben ›gratscht‹ und manchmal auch gerauft.«

Die Fraktion Pawigl liegt nicht in einem Naturpark. Trotzdem gehen die Bergbauern behutsam mit ihrem Stückchen Erde um. Kunstdünger wurde hier nie verwendet, das ist schon an der üppigen Flora auf den Wiesen zu erkennen. Die Welt ist hier immerhin so heil, dass trotz der vielen Arbeit nicht nur die Kühe glücklich sein können.

Über Jahrhunderte haben die Bergbauern die Heumahd ohne jede ausgleichende Düngung betrieben, und dadurch haben sich die charakteristischen Magerrasen ausgebildet, auf denen eine kräuterreiche Alpenflora die optimalen Bedingungen vorfindet. Außerhalb der Naturparke sind freilich die Ergebnisse von Studien alarmierend: Viele Almwiesen werden bereits mehr oder weniger intensiv bewirtschaftet, und deshalb ist auch auf vielen Almmähdern der ursprüngliche Reichtum der Flora nicht mehr intakt. Während auf der klassischen Magerwiese im Durchschnitt achtzig Pflanzenarten auf zwanzig Quadratmeter großen Untersuchungsflächen anzutreffen sind, reduziert sich deren Anzahl auf intensiv gedüngten Wiesen auf ungefähr zwanzig Arten, wobei der Rückgang unter den bekannten Alpenblumen überproportional stark ist.

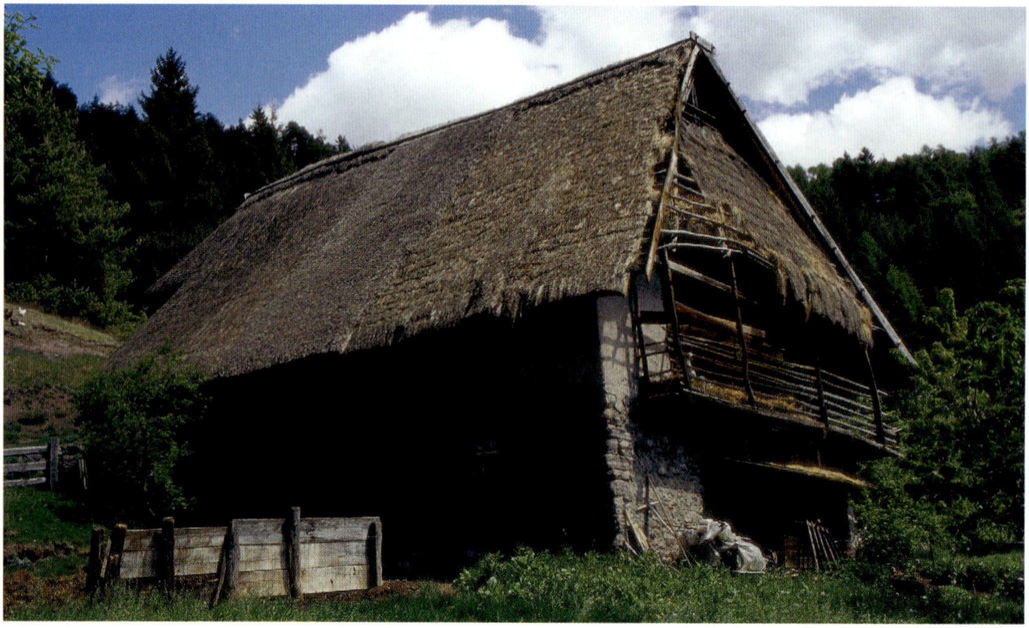

Strohgedeckter Stadel in Vöran

In den Bergen ist der Bauer gezwungen, einen Daseinskampf mit den Elementargewalten der Natur zu führen. Aber gerade diese ständige Auseinandersetzung hat den Menschen geformt und ihn gelehrt, nicht gegen die Natur zu handeln, sondern mit ihr in Einklang zu leben. Kein Beruf ist so naturverbunden wie der des Bergbauern, der eine Lebensgemeinschaft von Boden, Pflanze, Tier und Mensch bedingt. Die Natur wird dem schaffenden Menschen zur Segenspenderin, aber mit den schier unabwendbaren Gewalten von Wasser, Sturm, Hagel, Blitzschlag und Lawinen manchmal auch zur Zerstörerin. Zusammengehörigkeitsgefühl, Solidarität und der sparsame Umgang mit dem Boden kennzeichnen den Bergbauern.

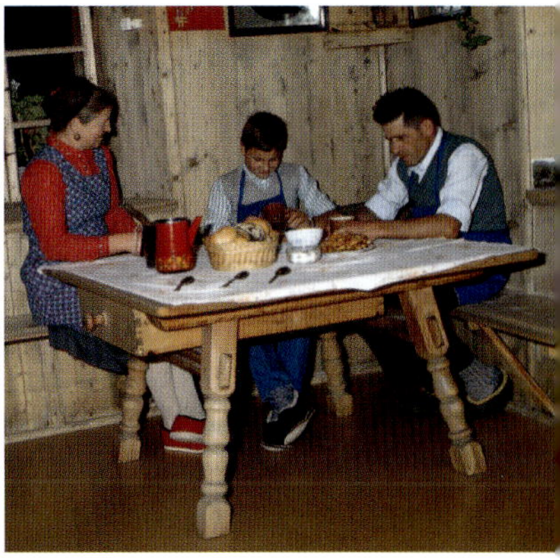

Die Zeit hat viel geändert, manches zum Guten, manches zum Schlechten. Doch die alten Sitten und Bräuche werden noch immer liebevoll gepflegt und sind tief im Bewusstsein der Bergbevölkerung verwurzelt.

Viele der handgefertigten und altbewährten Gerätschaften und Dinge, die früher in sehr sinnvoller Weise ihren Zweck erfüllten, wurden durch maschinell produzierte, aber technisch hochwertige Massenware abgelöst, die jetzt den Bauern in mancher Hinsicht das Leben erleichtert. Dennoch ist da und dort noch einiges an altem Hofinventar vorhanden: Abgegriffenes, Wettergegerbtes, Morsches, dem Zerfall Preisgegebenes. Weder scharfe Kanten noch grelle Farben sind zu sehen, die Zeit hat geglättet und abgeschliffen. Und nach wie vor entsteht auch Neues nach überliefertem Wissen. Noch gibt es Menschen, die manche solcher alten Fertigkeiten beherrschen. All die bodenständigen Gebrauchsgüter sind aus natürlichen, strapazierfähigen, aber billigen Rohmaterialien hergestellt, zum Beispiel aus Holz, Stein, Stroh oder Flachs. Anderseits erfordert ihre Herstellung und Veredelung in den meisten Fällen einen gewaltigen Arbeitsaufwand, der heutzutage kaum mehr erbracht werden kann und viele dieser Dinge zu Kostbarkeiten werden lässt.

Die ideologischen und technischen Veränderungen, die ab der Mitte des 20. Jahrhunderts die Lebensweise der Südtiroler Bergbauern beeinflussten, haben auch den traditionellen Nahrungssektor ergriffen. Kamen bei der Bergbevölkerung über Jahrhunderte die immer gleichen Speisen auf den Tisch, nämlich vorwiegend Getreide und Milchprodukte, später der Mais und die Kartoffel, doch Fleisch nur in sehr geringem Maße, ist heute die Ernährungsweise der Bauern durchaus nicht mehr einseitig, sondern dem allgemeinen Niveau angepasst.

Trotz aller Probleme haben die Bauern in Südtirol eine sehr starke Position in Politik und Gesellschaft inne. Sie verfügen über einen bemerkenswerten Ausbildungsgrad und nehmen aktiv am politischen, kulturellen und wirtschaftlichen Leben teil. Mit ihren weichenden Erben stellen sie einen bedeutenden Anteil an jungen Akademikern und noch immer ist es der Bauernstand, der garantiert, dass religiöse und ethische Grundwerte sowie alte Traditionen in die nächste Generation weitergetragen werden.

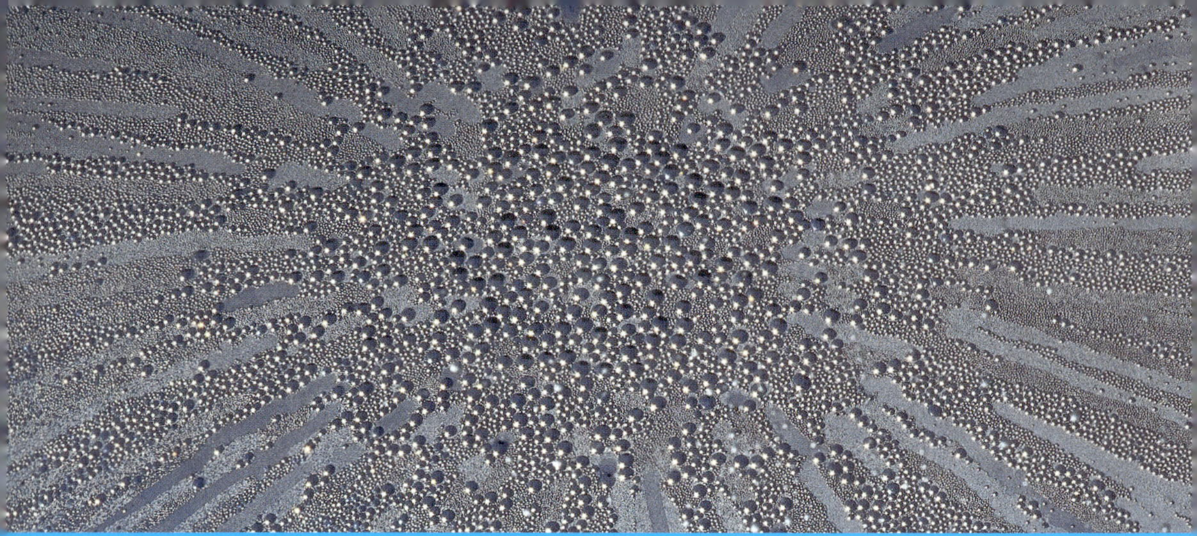

Von der Kraft des Wassers

Wasser – einer der wertvollsten Schätze Südtirols! Unter den Gletschern schäumt das Schmelzwasser hervor, aus Quellen gluckst und sprudelt das klare Nass, tosende Wasserfälle stürzen aus felsigen Höhen in die Tiefe, rauschende Wildbäche speisen die großen Flüsse Talfer, Rienz, Eisack und Etsch. In der Etsch vereinigt sich schließlich alles Wasser, das uns die Berge schenken, und fließt südwärts.

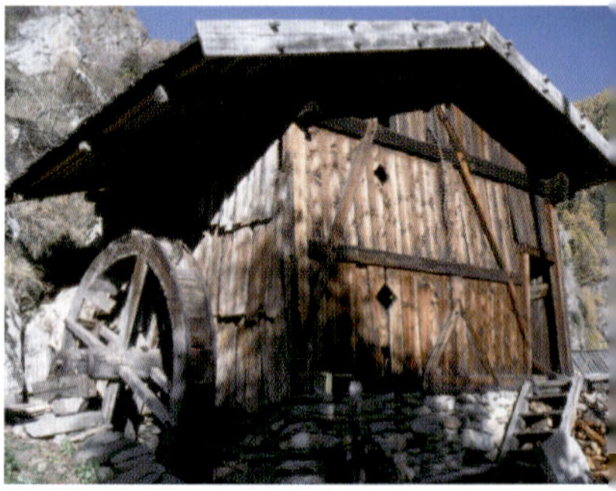

Seit etwa 900 Jahren gibt es in Südtirol wassergetriebene Mühlen.

Schon seit urdenklichen Zeiten wurde das Wasser nicht nur zu lebenserhaltenden Zwecken für Menschen, Tiere und Pflanzen verwendet, sondern seine Fließkraft wurde auch für allerlei Zwecke genutzt. Am Anfang dieser Geschichte stehen die Mühlen ...

Zeus, der höchste aller Griechengötter, trug den Beinamen »myleus«, der Müller. Die Spuren des Mahlsteins verlieren sich im Dunkel der Geschichte; die Menschen der Steinzeit benutzten ihn als frühestes zweiteiliges Arbeitsinstrument, stets bestehend aus einem unteren Bodenstein und einem oberen Mahlstein, dem späteren »Läufer«.

Altägyptische Wandmalereien zeigen die Mehlzubereitung mittels Mörser, Stößel und Sieb, doch setzt die Herstellung eines Mörsers eine entwickeltere Arbeitstechnik voraus als die eines Reibemahlsteins. Mörser und Mahlsteine bildeten den Ausgangspunkt für zwei Entwicklungsreihen: Die eine führte zu den verschiedenen Formen der Stampf- und Pochwerke, die andere über den Mühlstein zu den vielen Arten der Mahl- und Schleifwerkzeuge. In südalpinen Gebieten wurde in der mittleren Eisenzeit der Typus der Balkenhandmühle und die rotierende keltische Handmühle verwendet.

Römerzeitlicher Mühlstein

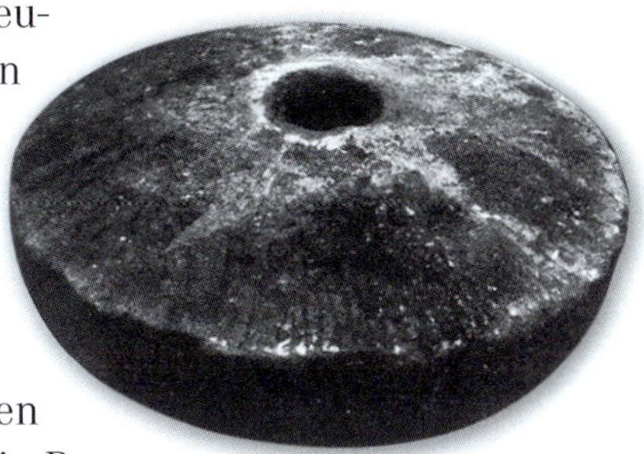

Von der Reibemühle zur handbewegten kleinen Drehmühle und von dieser zur zentnerschweren Glockenmühle, die mit der Kraft von Sklaven oder Tieren betrieben wurde und den Mehlbedarf von Städten wie Pompeji deckte, bedurfte es vieler kleiner Entwicklungsschritte. Es ist belegt, dass die Römer bereits im 2. Jahrhundert v. Chr. Mühlen mit der Kraft des Wassers betrieben. Der griechische Geograph Strabo aus Amasia in Pontus berichtet davon, und der zur Zeit des Kaisers Augustus lebende römische Architekt und Ingenieur Vitruv (Marcus Vitruvius Pollio) aus Verona beschreibt sehr präzise ein wassergetriebenes Mahlwerk. Jenes von Vitruv beschriebene Prinzip war im Übrigen nicht nur folgenreich für die Entwicklung der Mühle, sondern bedeutsam für den gesamten auf der klassischen Mechanik basierenden Maschinenbau mit der Dreiteilung einer Maschinerie in Antriebsmaschine, Übertragungsmechanismus und Arbeitsmaschine.

In der Antike war das Mahlen von Getreide Frauen- oder Sklavenarbeit. Das Drehen der Handmühle gehörte zur Alltagsarbeit der Hausfrau. In den großen Tretmühlen wurden Tiere bis zur völligen Erschöpfung geschunden oder Sklaven mussten unter unmenschlichen Bedingungen und angetrieben von Peitschenhieben arbeiten. Die weiblichen Sklaven, die »Müllerinnen« und »Mühlenbäckerinnen« waren Prostituierte, wobei neben dem Geschäft mit der Liebe auch rituelle Vorstellungen mitspielten. Bis ins Mittelalter, einer Zeit des religiös verurteilten Sexus, blieben die zumeist abgelegenen Mühlen bevorzugte Stätten heimlicher Erotik.

Der heilige Benedikt von Nursia bestimmt ausdrücklich in seiner Regel, Kapitel 66, dass jedes Kloster eine Wassermühle haben müsse. Es kann sein, dass diese Bestimmung auch den Grund hatte, die Mönche von den schlecht beleumundeten Mühlen fernzuhalten. Somit waren die Benediktiner ab dem 6. Jahrhundert die ersten Mönche, die sich mit dem Mühlenbau beschäftigten.

In Südtirol bezeugen Funde aus vorchristlicher Zeit, dass Getreide mit Steinen zerrieben wurde. Wassergetriebene Mühlen sind seit etwa 900 Jahren urkundlich bezeugt, es kann aber sein, dass es sie schon früher gab. Die mittelalterlichen Mühlen haben den Aufbau der von Vitruv geschilderten Mühle weitgehend übernommen und teilweise schöpferisch weiterentwickelt.

Der Rechtsschutz galt bis ins Mittelalter mehr den Mühlen und den Mühlenwerkzeugen als dem Müller, der in der Regel abhängig von einem Feudalherrn oder Mühlenbesitzer war, dem gegenüber er Abgaben leisten musste und Verpflichtungen zu erfüllen hatte. Diese Auflagen waren meist so hart, dass das mit hohen Strafandrohungen verbundene Gebot zur Ehrlichkeit auf eine harte Probe gestellt wurde. Selbst als die Müller mit der Heranbildung der Städte »frei« wurden, bildete die jahrhundertealte wirtschaftliche Unselbständigkeit die Ursache, warum den Müllern Vollbürgerschaft und Ehrenämter versagt wurden. Wie man in alter Zeit ihre Tätigkeit als Sklaven- und Weiberarbeit verachtete, so wurde sie jetzt durch das allgemeine Misstrauen gestempelt. Die kleinen bäuerlichen Hausmühlen waren freilich nicht von derart schlechtem Leumund belastet.

Im Ambraser Liederbuch aus dem Jahre 1582 heißt es vom »Diebischen Müller«:

Der bawr wol in die mülen trat,
er wünscht dem müller ein guten tag,
dazu euin guten morgen.
Danck hab, danck hab, du grober baw
was wiltu bey mir holen?
Ja holen?
Der bawr schnell in die mülen schreit:
müller hast mir das mehl bereit?
Du hast mirs halb gestohlen!
Du leugst, du leugst du grober bawr,
es ist in der mülen verstoben,
verstoben.
Der bawr wol aus der mülen trat,
das Annelein ihm die wahrheit sagt,
du hast der klein vergessen.
Ach nein, ach nein, liebes Annelein,
des müllers schwein habens gessen,
ja gessen.

Der Beziehungsreichtum des Volkes zur Mühle und den Müllersleuten hat sich in Malerei, Musik und Dichtkunst über Jahrhunderte niedergeschlagen. Da sind einerseits die kultisch-mystischen Darstellungen der »Hostienmühlenmotive« des 15. und frühen 16. Jahrhunderts, die analog zu den Bildern »Christus in der Kelter« gedeutet werden können, anderseits die umstrittene Moral der Müllersleute und die sicher mit einer gehörigen antiken Hypothek belastete Vorstellung, die abgelegenen Mühlen seien Orte des Lasters, wobei am wenigsten die harte Arbeit der Müller oder der in der Mühle spürbare Erfindergeist ihrer Erbauer interessierte.

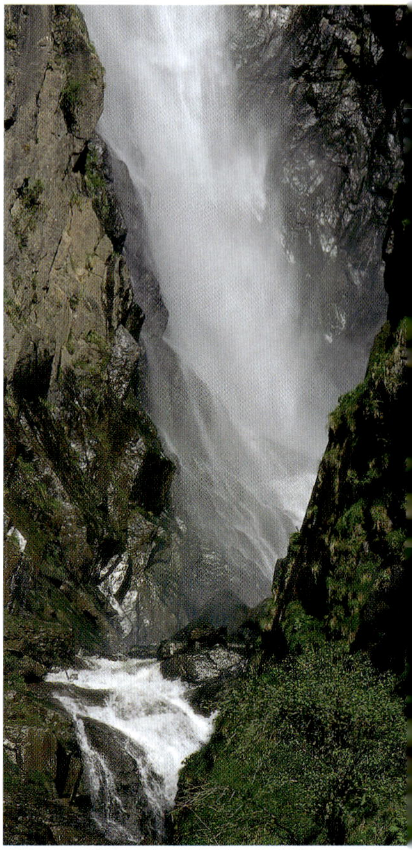

In der Literatur sind Mühlen bevorzugte Orte von Liebe und Lust, aber auch von Mord und dem Walten finsterer Mächte. Mehr als andere Bauten waren Mühlen einerseits Orte des Segens, Quelle des täglichen Brotes und Domizil menschlicher Tugenden, anderseits aber unheimliche Stätten des Frevels. Dazu kam, dass Mühlen sehr oft von den Naturgewalten Wasser und Feuer heimgesucht wurden. Die häufigen, durch Mehlstaubexplosionen verursachten Mühlenbrände konnten sich die Menschen von damals nicht erklären.

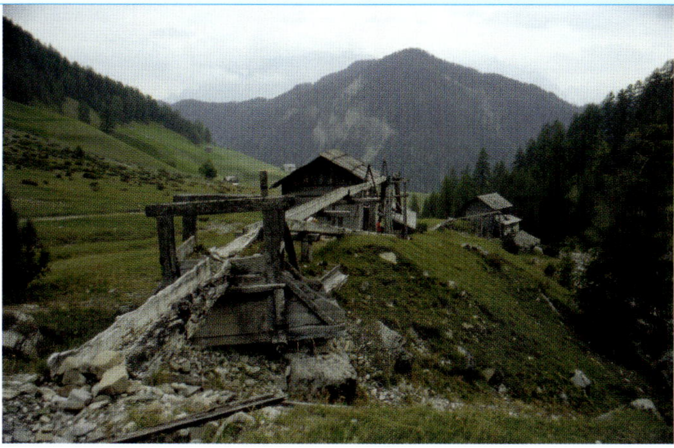

Durch eine Holzrinne wird das Wasser zur Mühle geleitet.

Der ohrenbetäubende Lärm einer arbeitenden Mühle wird für Walther von der Vogelweide in seinem berühmten Lied »Owe hovelichez singen« zum poetischen Synonym für umsonst Gesagtes:

Die daz rehte singen stoerent,
der ist ungelîche mêre,
danne die ez gerne hoerent:
doch volg ich der alten lêre:
ich enwil niht werben zuo der mül
da der stein sô riuschent umbe gât
und das rat so mânge unwîse hat
merkent, wer da harpfen sül ...

Das sich allmählich zum Positiven wandelnde Ansehen des Berufsstandes ergab sich durch die sich vor allem im 16. und 17. Jahrhundert häufenden Müllerzünfte, die eine Lehrzeit vorschrieben. In der Zeit der Aufklärung verbesserte sich das Bild des Müllers und der Müllerin zusehends und in der Zeit der Romantik wurde dieser Berufsstand gar idealisiert. Unzählige Werke der Literatur, der Musik und der Malerei befassen sich mit den Mühlen und dem dort stattfindenden Leben. Wer kennt nicht den Liederzyklus »Die schöne Müllerin«, mit dem Franz Schubert Gedichte von Johann Wolfgang von Goethe in bezaubernder Weise in Musik umsetzte? Trotz aller träumerischen Schwärmerei finden sich aber immer wieder Künstler, die Mühlen in einer düsteren und unheimlichen Weise darstellen. Zu größter Berühmtheit gelangte Ernst Raupachs rührseliges Melodram »Der Müller und sein Kind«, das im 19. und Anfang des 20. Jahrhunderts wiederholt von österreichischen, deutschen, ungarischen und tschechischen Komponisten vertont wurde.

Die mittelalterlichen Mühlen waren recht unvollkommen, da noch keine Siebvorrichtung zum Trennen von Mehl und Kleie mit dem Bewegungsmechanismus des Mahlwerks verbunden war. In mühseliger Arbeit wurden Handsiebe verwendet. Erst zu Beginn des 16. Jahrhunderts wurde mit dem Anschluss des Beutelwerks an den Bewegungsmechanismus des Mahlwerks begonnen.

Das Lied von der Goldmühle, eines der ältesten deutschen Volkslieder, entstand im 14. Jahrhundert. Es wurde 1582 im Ambraser Liederbuch aufgezeichnet und hat noch manches von den Formen ritterlichen Minnegesangs an sich:

Dort niden in jenem holze
leit sich ein mülen stolz,
Sie malet alle morgen
das silber und rote gold.

Dort niden in jenem grunde
schwemmt sich ein hirschlein fein,
Das fürt in seinem munde
von gold ein ringelein.

Hett ich des golds ein stücke
zu einem ringelein,
Meim bulen wolt ichs schicken
zu einem goldfingerlein.

Was schickt sie dir denn wieder
von Perlen ein krenzelein:
da, du feiner ritter, »Sih
dabei gedenk du mein!»

Bis vor einigen Jahrzehnten wurde von der bäuerlichen Bevölkerung Südtirols die reichlich vorhandene Wasserkraft zum Mahlen des Getreides genutzt, aber auch für viele andere Arbeitsvorgänge wussten die Menschen die Energie des Wassers zu nützen. Es gab zum Beispiel Maschinen zum Dreschen und Strohschneiden, die Gerst-, Mohn- und Knochenstampf und die Lodenwalke, die zur Ausstattung vieler Südtiroler Höfe gehörten, aber auch die Pochwerke, die im Bergbau zum Zerstampfen des Erzes eingesetzt wurden, und die Hammerwerke der Schmiede. »Not macht erfinderisch«, heißt es, und tatsächlich wurde durch den Einfallsreichtum der Bergbewohner so manche wasserbetriebene Maschine gebaut, die half, die knochenharte Arbeit zu erleichtern.

Anders als in den Städten und größeren Dörfern, in denen ein berufsmäßiger Müller das Getreide mahlte, war die Situation bei den Bauern, die Einzelhöfe hatten. Von jedem Hof, oder zumindest von einigen Höfen in Gemeinschaft, wurde eine eigene Mühle und eine eigene Stampfe, manchmal auch noch eine Säge betrieben. Seit der Getreideanbau für die meisten Bauern in Südtirol unrentabel geworden ist, sind die alten malerischen Bachmühlen mehr und mehr dem Verfall preisgegeben. Es sind zwar noch viele vorhanden, doch sind es leider oft nur mehr Ruinen. Ist erst das Dach beschädigt, geht die Holzsubstanz im Inneren der Mühle sehr rasch zugrunde. Wahre Meisterwerke bäuerlicher Handwerkskunst gehen damit verloren. Nur mehr wenige Mühlen sind funktionstüchtig und noch wenigere werden tatsächlich zum Getreidemahlen für das tägliche Brot am Bauernhof verwendet. Auch die Elektrifizierung, die in einigen abgelegenen Tälern Südtirols erst Mitte des vorigen Jahrhunderts vorgenommen wurde, trug zur Vernachlässigung der alten Bachmühlen bei.

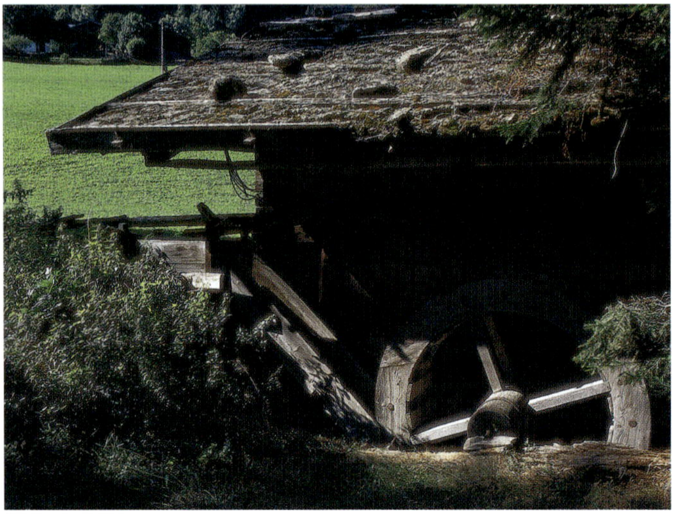

Verfallene Mühle im Ultental

Eine der ältesten Arten der Wassermühlen und die mit der einfachsten Mechanik ist die »Stockmühle«, die an den Bächen Südtirols häufig zu finden war.
Durch den »Stoß« oder auch »Schuss« des in einer steilen Rinne (»Nuesch«) herabschießenden Wassers wird ein Schaufelrad angetrieben, das kranzförmig am unteren Ende einer senkrechten Welle (Achse) angebracht ist. Die Kraft-

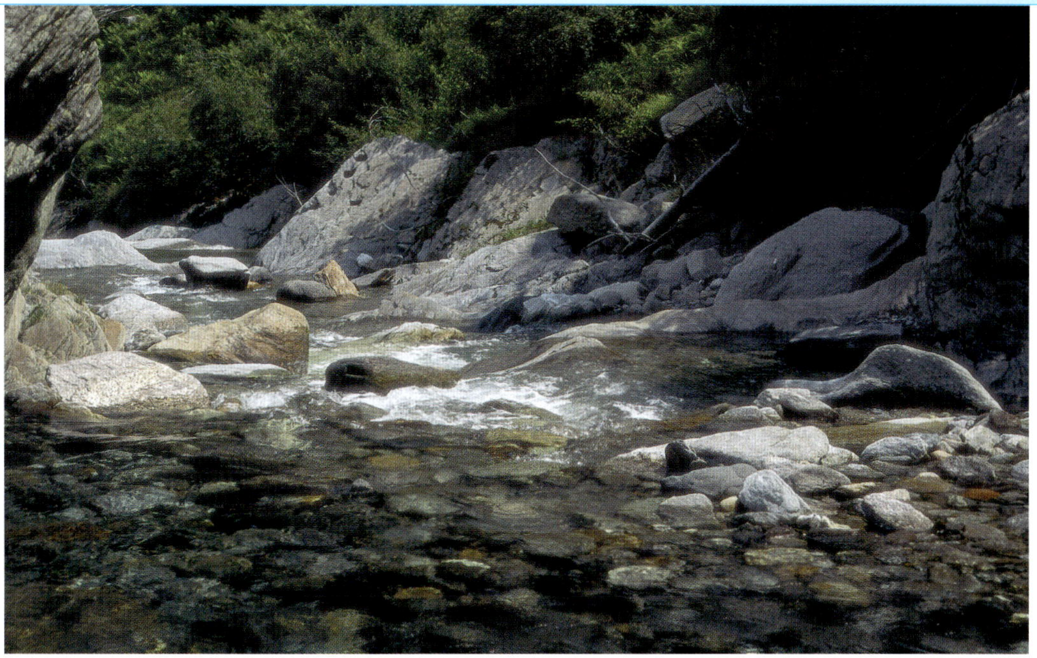

übertragung erfolgt direkt vom Wasserrad zum Mühlstein. Die Welle reicht durch den Fußboden der darüber befindlichen Mahlstube in diese hinein zu den beiden Mahlsteinen. Der unbewegliche Bodenstein liegt auf einer niedrigen Bühne, während der »Läufer« mit der Welle verbunden ist und von deren Bewegung mitgedreht wird. Der Betrieb einer Stockmühle erfordert viel Wasser mit starkem Gefälle.

Die Radmühle, auch Kampmühle genannt, arbeitet mit einem horizontal gelagerten Rad mit seitlichen, kammartigen Zapfen. Diese Zapfen müssen sehr stabil sein und werden deshalb aus Steinbuchenholz angefertigt. Mühl- und Kamprad sind am Wellbaum verkeilt; das Kamprad greift in eine Spindel, die am senkrechten Spindelstock befestigt ist. Letzterer dreht den oberen Mühlstein. Ein schwalbenschwanzförmiges Eisen, der »Dex«, das am Spindelstock aufsitzt und in eine Vertiefung des Steines eingelassen ist, stellt die Verbindung vom Spindelstock zum Mühlstein her.

An wasserreichen, aber gefälleärmeren Bächen wurden die »unterschlächtigen«, an wasserärmeren, aber steilen Bächen die »oberschlächtigen« Wasserräder verwendet. Bei den Ersteren wird das Mühlrad vom unten fließenden Wasser angetrieben, bei den oberschlächtigen Mühlen wird das Wasser von oben auf das Rad geleitet.

Der unvergessene Heimatpfleger Gottfried Oberthaler hat in seinem Buch »Die Mühlen im Ultental – Zeugnisse bäuerlicher Kultur« über 160 Mühlen erfasst, von denen heute freilich viele nicht mehr existieren. Wenige dieser Mühlen wurden durch elektrische Hausmühlen ersetzt, aber einige sind gut restauriert und noch voll funktionsfähig.

Die drei Untersteiner Mühlen stehen versteckt im Wald und bieten einen überaus romantischen Anblick. Von moosbedeckten Steinen umgeben und von hohem Farnkraut überwuchert, stehen sie neben dem Wildbach, der mit großem Gefälle vom Berg herabrauscht. Alle drei Mühlen wurden in den Jahren 1995–1997 auf Initiative des Museumsvereines Ulten restauriert, in Zusammenarbeit mit der Forststation Ulten, den Mühlenbesitzern und dem Verband für Heimatpflege. Ursprünglich gehörten noch zwei Sägen zu diesem Ensemble, die aber leider nicht mehr existieren. Damals konnten alle fünf Objekte zugleich mit ein und derselben Wasserzufuhr betrieben werden!
Herr Franz Unterholzner vom Obermarson-Hof, einer der beiden Besitzer, hat die unterste der drei Mühlen aufgesperrt. Dämmrige Kühle herrscht in dem Raum, der von innen viel größer wirkt, als es der Anblick der kleinen Hütte von außen vermuten lässt. Die Mechanik der unterschlächtigen Mühle ist, zumindest für den Laien, sehr kompliziert. Wer dieses Wunderwerk gebaut hat, muss ein hervorragender Handwerker und erfahrener Techniker gewesen sein. Im 19. Jahrhundert musste die Mühle renoviert werden; in ein Zahnrad, das zugleich als Uhr dient, ist die Jahreszahl 1878 eingraviert. Das ganze Werk ist in allen seinen Teilen liebevoll ausgeführt, die Zahnräder, die Drechselarbeiten, die handgeschmiedeten Schrauben.

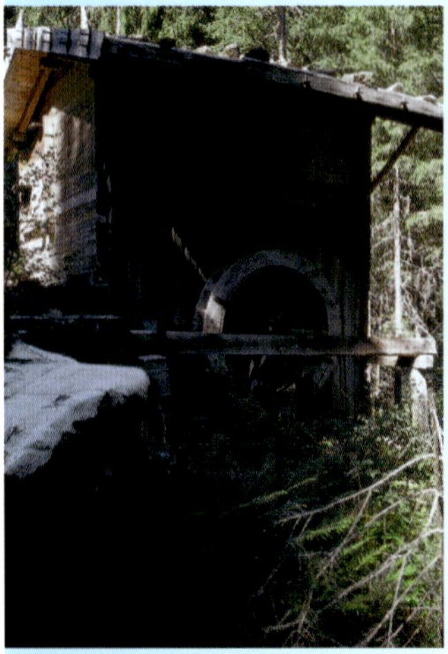
Versteckt im Märchenwald – die unterste der Untersteiner Mühlen

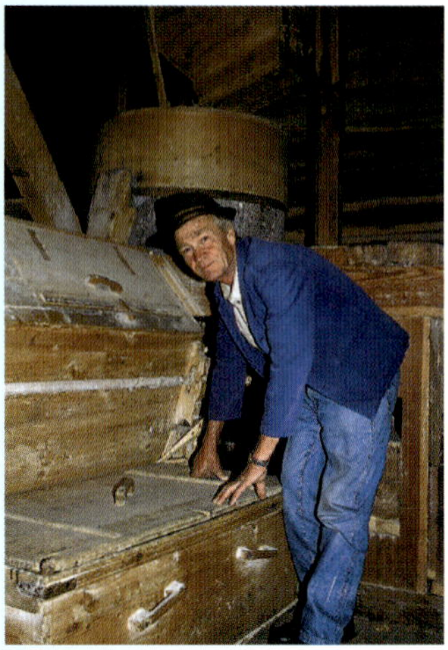
Herr Unterholzner steht in seiner Mühle bei der »Reuter«.

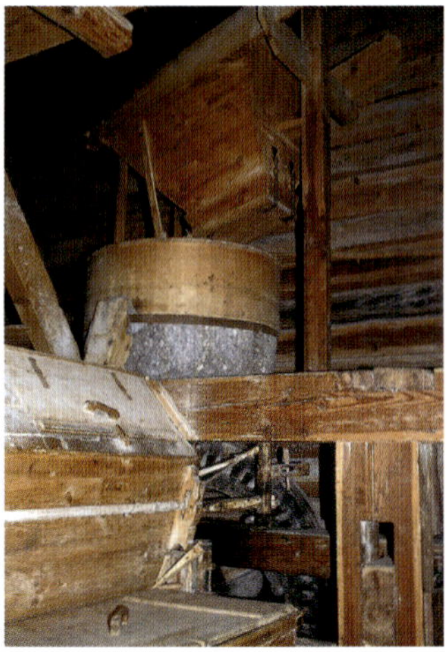
Das alte Mahlwerk funktioniert tadellos.

Der Franz erzählt, wie früher im Herbst das Getreide geschnitten und im Stadel zum Trocknen gelagert wurde. Im Spätherbst wurde dann gedroschen. Ein Nachbar soll einmal statt im November erst im Jänner die Drescharbeit erledigt haben. Auf die verwunderte Frage, warum er so spät dran sei, entgegnete der Bauer: »I tat mi schamen, wenn grod af mein Stodl die hungrigstn Meis ummerrennen tatn.«

Von großer Bedeutung ist in jeder Mühle die Qualität der Mühlsteine, die möglichst hart, aber doch porös und auf keinen Fall spröde sein sollten – Eigenschaften, die Granit und quarzhaltiges Gestein in hohem Maße besitzen. Die beiden Mühlsteine, von denen der eine, der »Leger«, fest gelagert ist und der andere sich bewegt, können verschieden positioniert sein; der Läufer oder »Lafer« wird meist als oberer, kann aber auch als unterer Stein eingesetzt sein. Der sich bewegende Mühlstein, der »Läufer«, darf nur in begrenzter Weise rotieren. Hat der Mühlstein einen großen Durchmesser, so sollte er bis zu 170 Umdrehungen, ist er kleiner, bis zu 200 Umdrehungen in der Minute machen. Die Reibfläche soll 3 bis 4 cm von außen nach innen beginnen. Da durch den Mahlvorgang die Mahlflächen des Steines mit der Zeit glatt werden, müssen die Steine von Zeit zu Zeit mit Mühleisen, »Kriedlhammer« oder »Grüandlhammer« und Wölfler aufgeraut werden. Durch das Anbringen von Furchen und Rinnen wird der Mühlstein geschärft und funktionstüchtig gehalten – eine schwere und gefährliche Arbeit.

Wegen ihrer vorzüglichen Qualität waren in ganz Tirol die Sextner Mühlsteine bekannt. Zu ihrer Herstellung wurde Grödner Sandsteinkonglomerat verwendet, ein Gemisch von hartem, verschieden großem Quarzgeröll, das durch Sandstein verbunden ist. Bei diesen Mühlsteinen erübrigte sich das Nachschärfen, da sich der weichere Sandstein schneller abschliff als der harte Quarz und dadurch stets eine raue Schleiffläche erhalten blieb. Am so genannten Helmhang zwischen der Burg in der Nähe von Innichen und der Nemesalm wurde dieser begehrte Stein abgebaut.

Die Steinmetze mussten einen passenden Stein aussuchen, ausgraben oder absprengen und ihn dann mit einem schweren, scharf gespitzten Eisenhammer so lange bearbeiten, bis er als Mühlstein fertig dalag. Zuletzt wurde um den Leger, der bis zu 140 cm Durchmesser haben konnte, ein Eisenband gelegt oder zwei Eisenbänder um den etwa halb so großen Läufer. Bis nach dem Zweiten Weltkrieg hatten die Sextner Steinmetze noch Vollbeschäftigung, aber mit dem Rückgang des Getreideanbaues ging die Nachfrage nach Mühlsteinen rasch zurück. Heute ist das alte Gewerbe der Mühlsteinherstellung vollständig zum Erliegen gekommen.

In der Mühle werden einige besondere Gerätschaften benötigt: Die hölzernen Maßgefäße werden als »Star« bezeichnet. Ebenfalls aus Holz sind die »Mehlschaffer« (Mehleimer) zum Auffangen und Transportieren des Mehls. Dann sind da die »Mühlpeitl«, die aus starken Leinenrahmen mit eingenähten Seidentüchern bestehen, und je nach Maschenweite als Sieb für die verschiedenen Mehlsorten dienen; der »Feber«, ein Holzrahmen mit verschiedenmaschigem Siebgitter; die Mühleisen, um den Mühlstein zu behauen; der »Kriedl-« oder »Grüandlhammer«, mit denen die vom Mahlen stumpf gewordenen Mühlsteine von Zeit zu Zeit geschärft werden müssen, weiters die Mehlschaufeln und die Mehlkehrer.

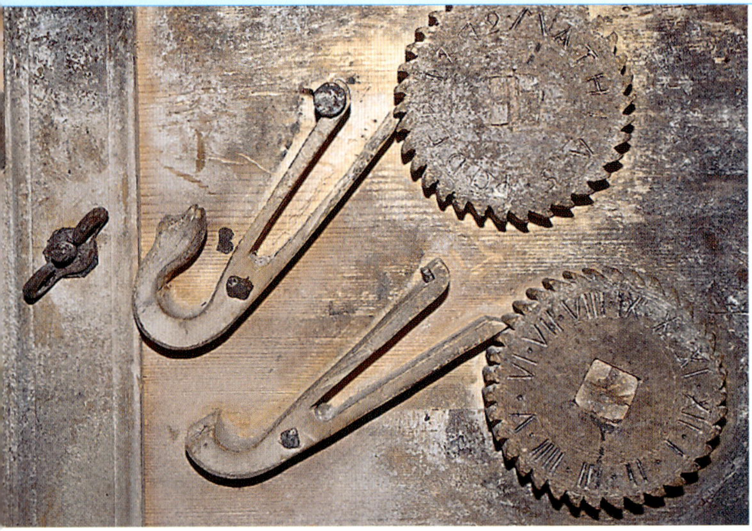

Die Jahreszahl 1878 steht auf dem Uhrwerk der Untersteiner Mühle.

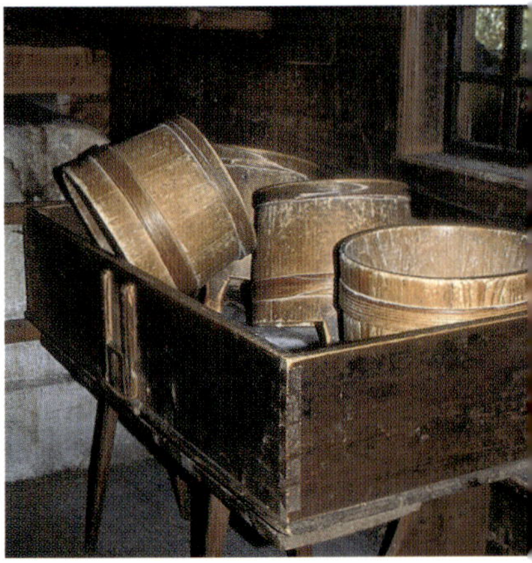

Die hölzernen Maßgefäße werden als »Star« bezeichnet.

Wie bei den meisten Mühlen ist auch bei dieser ein winziges Stübchen eingebaut, damit der Müller zwischen den Mahlgängen ein wenig rasten kann. Diese kleinen Kammern können in der Regel von außen beheizt werden. Beim Getreidemahlen – Ende November, Anfang Dezember – ist es draußen schon ziemlich kalt. Der Franz erzählt, er hätte sich in Zeiten, in denen bei Tag und Nacht gemahlen wurde, auf den warmen, gemauerten Ofen gelegt und geschlafen, bis ihn das Läutwerk der Uhr zum nächsten Mahlgang gerufen habe und er Getreide in die »Goss« nachschütten musste. Eine weitere, nicht in jeder Mühle vorhandene, aber angenehme Vorrichtung ist die »Zung«, mit der die Wasserzufuhr von innen reguliert werden konnte und so der Müller nicht bei Nacht und Nebel von außen das Wasser abkehren musste.

In Südtirol kann nicht von der Kraft des Wassers die Rede sein, ohne die uralten, noch immer funktionierenden Waalsysteme zu erwähnen. Die erstaunlichste und großartigste Kraft des Wassers ist es doch, Leben zu spenden, wachsen und gedeihen zu lassen. In regenarmen Gebieten sind einigermaßen ertragreiche Ernten nur durch künstliche Bewässerung möglich. Schon im Mittelalter sind Menschen auf den Gedanken gekommen, Wasser von Bächen abzuleiten und auf ihre Felder zu führen. Die weitverzweigten Waalsysteme im Vinschgau und im Burggrafenamt und die Trassierung der Waale, entlanggeführt an steilen Hängen, Felswände querend und Rohre durchlaufend, geben Zeugnis vom Wissen und den Fähigkeiten längst vergangener Generationen.

Der Waalhüter ist für die Aufsicht und Verteilung des »Wasserwossers«, wie das Bewässerungswasser genannt wird, zuständig. Es ist genau festgelegt, wann und wie lange jeder Bauer mit dem »Wasserwosser« seine Felder bewässern darf.

Wasserstehlen wurde früher mit saftigen Geldstrafen geahndet und auch heute geht man mit einem Wasserdieb nicht sanft um. Der Klang einer durch das Wasser betriebenen »Waalschelle« zeigt dem Waalhüter bei Tag und Nacht das Fließen des Wassers an. Ist der Waal schadhaft oder wird das Wasser »abgekehrt«, kann die Schelle kein Geräusch erzeugen. Die Waale hatten auch die Aufgabe, bei rascher Schneeschmelze oder bei heftigen Gewittern abfließendes Hangwasser aufzunehmen und abzuleiten. Seit vor einigen Jahrzehnten Waale zugeschüttet oder aufgelassen wurden, gab es Muren und Unwetterkatastrophen, die wahrscheinlich vermeidbar gewesen wären. Jetzt werden die Vorteile der Waale wieder geschätzt, und wer auf den alten Waalwegen wandert, kann sich am eilig sprudelnden Wasser erfreuen.

Das Handwerk des Sägewerkers, der auch Sagmeister oder Sagschneider genannt wird, ist uralt. Vor etwa 800 Jahren wurde in Tirol begonnen, Sägewerke mit Wasserkraft zu betreiben. Wahrscheinlich wurden Erfindungen aus südlichen Gegenden übernommen, denn diese Sägen, von denen heute nur mehr wenige in Betrieb sind, wurden in Tirol »Venezianer« genannt. Im Winter, wenn das Wasser des Baches gefror, musste das Sägen eingestellt oder Rad und Wasserwier unter großer Gefahr vom Eis freigehackt werden. Die Venezianer-Sägen hatten nur ein Sägeblatt im Gatter, da ging die Arbeit gemächlicher voran als jetzt, wo durch modernste Maschinen mit einem Vollgatter der ganze Stamm auf einmal blitzschnell durchsägt wird. Bei der Nutzung von alternativen Energiequellen kommt den Sägewerken heute immer mehr Bedeutung zu, denn im Bereich der Alt- und Abfallholzentsorgung tragen sie mit Hackschnitzelerzeugung und Sägemehlverwertung zu einer erfolgreichen Umweltbilanz bei.

Johann Piazzi, vulgo Jager-Hans, wurde in Unsere Liebe Frau im Walde im Jahre 1912 geboren. Die kleine Ortschaft gehört zu den vier deutschen Gemeinden am Nonsberg und liegt auf 1300 m Seehöhe. Es ist kaum zu glauben, dass der Hans schon über 90 Jahre alt ist, denn er ist voll Energie, kraxelt behende zwischen den Holzstämmen und Brettern herum, und wenn er sich endlich hinsetzt, weiß er fesselnde Geschichten aus seinem bewegten Leben zu erzählen. Den Ersten Weltkrieg hat er als Kind miterlebt, den Anschluss an Italien, die Optionszeit, dann den Zweiten Weltkrieg als Soldat in Finnland und Frankreich, Gefangenschaft und Heimkehr, gute Zeiten, schlechte Zeiten, eine Jahrtausendwende. Der Jager-Hans ist einer der wenigen Sagschneider, die noch mit einer Venezianer-Säge arbeiten. Mitten im Wald, am Bach, steht der langgestreckte Holzbau. Zuerst führt uns Hans zum »Drahtlbett«, ein paar Meter neben der Sägeanlage. Der aufgespulte Draht ist längst verrostet. Früher, als die Forststraße noch nicht gebaut war, diente er als Führung beim Abtriften des Holzes vom Berg. Vor der Säge liegt ein riesiger Stamm, weit über 200 Jahresringe hat er. Im Frühjahr, wenn der Bach vom Eis befreit ist, wird ihn der Hans zersägen.

Die Wasserführung des Baches und damit der Betrieb der Säge ist von der Schneeschmelze auf den Hängen des Laugen, der am Nonsberg »'s Mandl« genannt wird, abhängig. Folgender Spruch ist noch erhalten:
»Die Roate Ackersog geaht so long bis Mandl die Leinwond bloacht (bis der Berg den Hang aper werden lässt), und die Jagersog schneid die Leinwond auf.«

Die »Jagersog« besteht schon seit urdenklichen Zeiten und gehört zum Jagerhof. Ein Urahn von Johann Piazzi ist 1703 aus Castelfondo nach Deutschnonsberg gekommen. Der Vater vom Hans hat die altersschwache Säge 1903 erneuert. Seit seiner Kindheit ist Hans mit der Arbeit im Sägewerk vertraut. In dem großen, dunklen Raum steht die mächtige Venezianer-Säge. Der Besucher muss aufpassen, wohin er tritt, denn die Holzbretter des Bodens sind löchrig und wesentlich schwächer als ihr Besitzer. Ein Fall in die Tiefe wäre gefährlich. Sägen werden im Gegensatz zu vielen Mühlen, bei

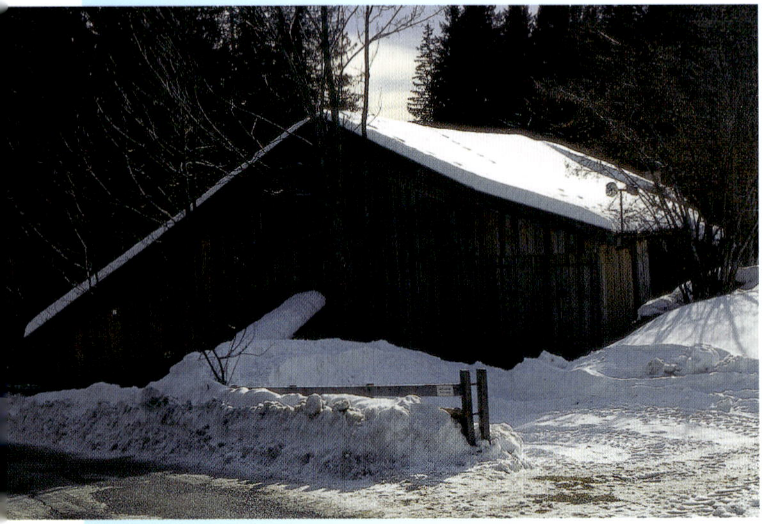

Wenn der Bach zugefroren ist, kann die Venezianer-Säge nicht arbeiten.

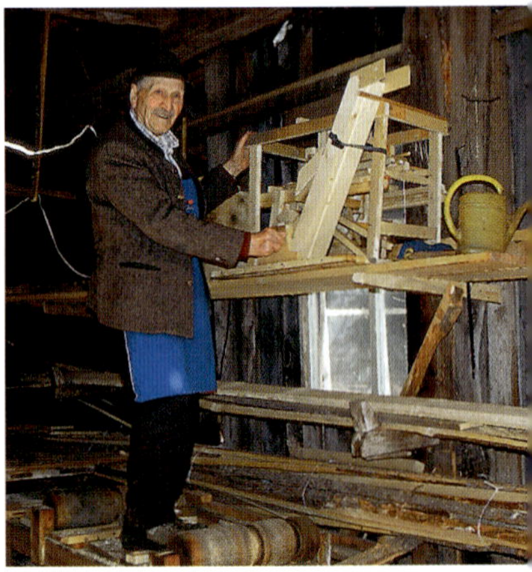

Den Jager-Hans freut es, wenn er Besuchern den Mechanismus seiner Säge erklären kann.

denen das Wasser von oben auf das Mühlrad rinnt, unterschlächtig betrieben. Im unteren Stock befindet sich das liegende Rad, das, wenn es vom Wasser angetrieben wird, mittels eines Pleuels (Werfel) den Gatter, in den das Sägeblatt eingespannt ist, in Auf-und-ab-Bewegungen versetzt. Ein Rüttelwerk zieht den »Wagen«, auf dem der Baumstamm liegt, in leicht ansteigender Richtung gegen das Sägeblatt. Auch eine Kopfsäge zum Quersägen und eine Kreissäge zum »Säumen« stehen in der Werkstatt. Nebenbei weiß der Hans auch mit der Schnitz- und der Hobelbank umzugehen und bastelt allerlei originelle Tische und Stühle.

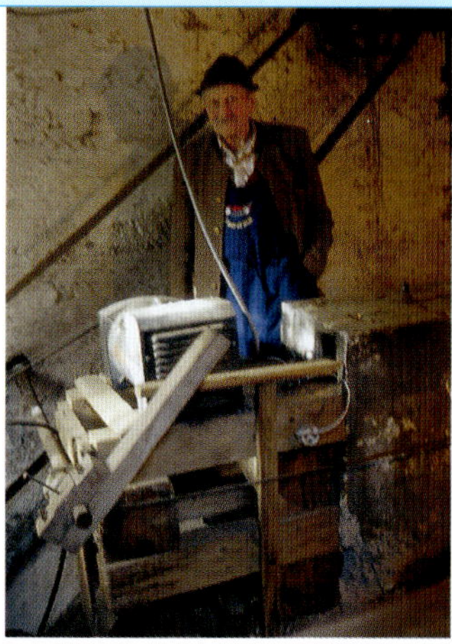

Die Lichtmaschine in der Jagersog funktioniert seit 1931.

Peter Mairhofer in Proveis hatte sich für seinen Hof im Jahr 1880, also zwölf Jahre bevor die Stadt Bozen elektrisches Licht hatte, eine Lichtmaschine gebaut. Der pfiffige Hans konnte schon als Neunzehnjähriger seinen Vater überreden, um 500 Lire alles zu kaufen, was es für den Bau einer derartigen Maschine brauchte. Nach langem Zögern willigte der Vater ein, und Hans baute die Lichtmaschine nach dem Vorbild Mairhofers, die die Höfe der Umgebung mit Strom versorgte und tatsächlich heute noch funktioniert.

Die Zuleitungen kosteten dann viel mehr und es musste für 1600 m sogar ein Kredit von 2000 Lire bei der Raiffeisenkasse in Brez aufgenommen werden. Wer nicht an dieses private Elektrizitätswerk angeschlossen war, musste sich in Unsere Liebe Frau im Walde bis 1948 mit Kienspan, Kerzen und Öl- oder Talglichtern begnügen. Es gab damals in den Nonsberger Höfen, bis auf wenige Ausnahmen, nur offene Feuerstellen. Hans kann sich noch an das Staunen der Leute erinnern, als damals, nach der Frühmesse, zum ersten Mal die Lampen aufleuchteten. Früher musste die Jahreszeit ausgenützt werden, in der der Bach genügend Wasser führte. Das bedeutete vier Monate Arbeit rund um die Uhr. Mit Hilfe der Turbine, die mit Wasserdruck auf Grund von Gefälle funktioniert und mit einem Zehntel der Wassermenge auskommt, kann heute auch gesägt werden, wenn der Bach wenig Wasser führt. Außerdem sorgt ein Speicher, die »Tschett« (Wasserbecken), für eine Reservemenge an Wasser.

Auch die Bretter für das erste Gipfelkreuz auf der Laugenspitze wurden in der »Jagersog« geschnitten. Am 25. September 1935 wurde dieses Kreuz aufgestellt und seither zwei Mal vom Alpenverein erneuert.

Gerne sitzt der Jager-Hans in einem winzigen Kämmerlein, der »Sogkuch«, das sich im Sägewerk befindet. Eine offene Feuerstelle ist dort und mit seiner Lichtmaschine kann er sich Licht machen, wenn er gemütlich lesen will. Sonst genügt ihm ein Kienspan. Es sei ihm gut gegangen im Leben, meint der Hans, weil er immer zufrieden war.

Für die meisten Bauern- und Arbeiterfamilien galten bis Anfang des 20. Jahrhunderts selbst Talgkerzen als zu teuer. Das spärliche Licht spendeten Kienspäne und Kerzen, später Petroleumlampen und Gaslichter. Im 18. Jahrhundert wurde von James Watt die erste mit Wasserdampf betriebene Maschine gebaut. Diese Erfindung trug wesentlich zur Industriellen Revolution und ihren gesellschaftlichen Auswirkungen bei. Aber erst im 19. Jahrhundert gelang es, Wasserkraft nicht nur für Mühlen, Sägen und Pochwerke, sondern auch für die Erzeugung von Energie zu nutzen.

Die Elektrizität veränderte das Leben der Menschen, sie machte die Tage länger und die Nächte kürzer. Die Räumlichkeiten eines Hauses konnten gleichzeitig und individuell genutzt werden, die Dämonen der Finsternis waren plötzlich nicht mehr da. Schon wenige Jahre nach der Erfindung der Dynamo-Maschine (1866) durch Werner von Siemens und des Wechselstrom-Generators (1876) wurden in Südtirol Pläne zum Bau von Elektrokraftwerken geschmiedet. Das südliche Tirol erlebte während der »Gründerzeit« um 1900 eine wirtschaftliche und kulturelle Blütezeit und war für Neuerungen in vielerlei Beziehung offen.

Die Vorbereitung und Planung zur Gründung der Etschwerke, die als Pioniere der Stromerzeugung in Südtirol zu nennen sind, zog sich über mehrere Jahre hin. Der Gründungsakt der Etschwerke, betreffend die Städte Bozen und Meran, ist mit dem 4. März 1897 datiert. An diesem Tag beschlossen die beiden Gemeinden, die neuartige Technologie zu nutzen, und vereinigten sich zum Bau und Betrieb eines Elektrizitätswerkes unter Benutzung der auf der Töll über Meran zu gewinnenden Wasserkraft der Etsch zum Zwecke der Versorgung der Städte Bozen und Meran sowie deren Umgebungen. Das E-Werk auf der Töll war das erste in Südtirol, die Leistung betrug anfänglich 6000 PS (1 PS entspricht 0,736 kW), ab 1904 sogar 11.000 PS.

Der Bau von Wechselstrommaschinen mit einer Leistung von 1000 PS war 1896 eine außergewöhnlich Leistung. Diese »mechanischen Kunstwerke« mussten aber schon 1904 durch Ölschalter ersetzt werden. 1912 kam es zu einem vollständigen Umbau der Schaltanlage. Problematisch war vorerst der Transport der elektrischen Energie. Die ursprüngliche Fernleitung für die Versorgung von Bozen bestand aus drei Drähten von je 6 mm Durchmesser (10.000 Volt Spannung) und war auf Holzmasten mit einem Abstand von ungefähr 30 m montiert. Schon im Jahr 1900 wurde das erste unterirdische Kabel von der Töll nach Meran verlegt.

Der Bau des Kraftwerkes auf der Töll bei Meran war zur damaligen Zeit etwas Außergewöhnliches. Eine detaillierte technische Beschreibung findet sich in einer Schrift von Ing. Emil Zikeli aus dem Jahr 1923:

Der Projektant, Ing. Oscar von Miller, fasste das Wasser der Etsch, welches von den Gletschern der Ötztaler- und Ortlergruppen, mit einem Einzugsgebiet von 1.700 km² zahlreiche Zuflüsse erhält und minimal 8–9 Kubikmeter/Sek. führt, oberhalb der so genannten Töllsäge, mit einer Stauwehr und führte das Wasser der Etsch durch einen als offenes Gerinne ausgeführten Oberwasserkanal von 300 m Länge zum Stolleneinlauf, bei welchem mittels Schleusen die Entleerung der Sandfänge, die zum Zurückhalten der Sinkstoffe angeordnet waren, erfolgen konnte. Beim Stolleneinlauf war ein so genannter Feinrechen zum Zurückhalten der kleinen Schwimmkörper angebracht. Das so von Schwimm- und Sinkstoffen gereinigte Wasser wurde nunmehr durch einen 500 m langen, in den Berg getriebenen Stollen von 10 m² Querschnitt zum Reservoir und Druckschacht geleitet. Der Druckschacht endigte in einer so genannten Wasserkammer, aus welcher zwei Flusseisen – Rohrleitungen 1.600 mm l. W.* – das Betriebswasser durch das Rohrhaus den Turbinen zuführten. Am Ende des Stollens war der so genannte Leerlauf angebracht, durch welchen das überschüssige Wasser offen und unter der Vinschgauer Straße durchgeführt, zu Tal stürzt.

*** Innendurchmesser**

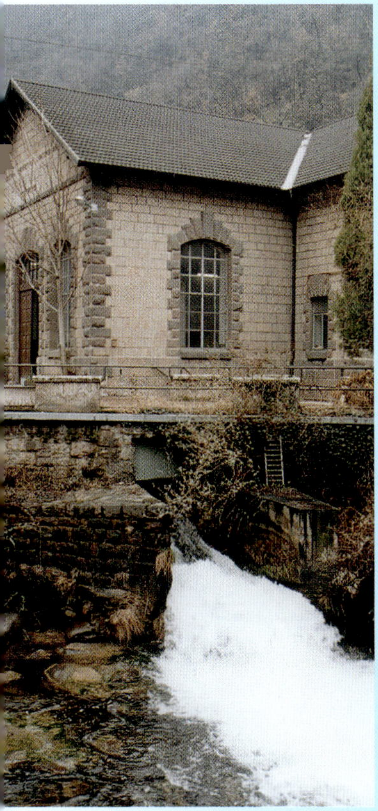

Noch aus der Rückschau spricht der Respekt vor der Pionierleistung dieses Baues:

Von den elektrischen Maschinen führten Verbindungskabel zu den hinter der Bedienungswand untergebrachten Maschinenschaltern. Diese Maschinenschalter waren mechanische Kunstwerke und sogar bei 10.000 Volt Spannung als Luftschalter ausgebildet ...

Nicht nur zur Beleuchtung, sondern auch für die gesteigerten Mobilitätsbedürfnisse der Menschen wurde der elektrische Strom bald unverzichtbar. Die erste »Elektrische« des Landes war die lokale Linie Lana–Meran mit einer Länge von 7,5 km, die ab 1906 in Betrieb war. Die erste elektrische Standseilbahn führte auf die Mendel und wurde 1903 gebaut. 1906 war aus Bozen eine moderne Kleinstadt geworden mit gepflasterten Straßen, städtischer Wasserleitung, bewältigten Abwasserproblemen, zeitgemäßen Schulgebäuden und elektrischem Licht, aber erst 1909, ein Jahr später als in Meran, konnte man in Bozen mit einer elektrischen Straßenbahn fahren. Immer mehr stieg der Bedarf an elektrischem Strom, und das führte zwangsläufig zum Bau weiterer Kraftwerke. Zum Beispiel errichtete Ing. Luis Zuegg 1903 in Lana ein privates E-Werk, das mit dem Wasser der Falschauer betrieben wurde. Insgesamt wurden in Südtirol bis zum Ausbruch des Ersten Weltkrieges zwanzig Kraftwerke mit einer jährlichen Stromerzeugung von 25 Millionen kWh erbaut. Im Zuge der faschistischen Industrialisierungspolitik wurde nach dem erzwungenen Anschluss Südtirols an Italien eine massive Nutzung der Wasserkräfte in dieser Provinz vorangetrieben. Die für die italienischen Einwanderer aus dem Boden gestampften Industriezonen in Bozen und Sinich und sogar der oberitalienische Raum sollten mit Energie versorgt werden. Außerdem wurde diese Bautätigkeit genutzt, um dem Land den Stempel der »Italianità« aufzudrücken.

Die »Montecatini« errichtete ein Kraftwerk nach dem anderen; das 1929 in Betrieb genommene Kraftwerk von Kardaun galt mit einer Jahresleistung von 600 Millionen kWh als das größte Europas. Schon in der Zeit nach dem Ersten Weltkrieg war auch das Hauptaugenmerk der Etschwerke auf die Erhöhung der Produktionskapazitäten gerichtet, aber nach dem Zweiten Weltkrieg wurde es offensichtlich, dass eine Erweiterung der Stromerzeugung unaufschiebbar war. Die steigende Nachfrage musste durch Zukauf von Energie gedeckt werden, was für das Land unwirtschaftlich war.

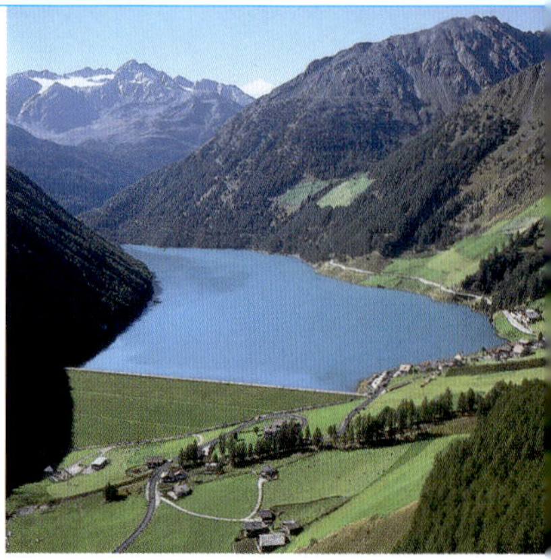

Der große Vernagter Speicher gewährleistet die Wasserzufuhr für das Kraftwerk Naturns.

So wurde im Jahr 1947 mit den ersten Sondierungen für den Bau eines Staudammes im Schnalstal begonnen. Dieser Staudamm bei Vernagt war eine Pionierleistung, denn der Typus des Erddammes war weltweit kaum verbreitet und bereitete trotz seiner insgesamt außerordentlichen Vorzüge einige technische Schwierigkeiten. Es bedurfte auch zweier Bauphasen und einer Zeit von fast zwanzig Jahren, um den Damm, wie er sich heute zeigt, zu vollenden. Der Staudamm hat eine Höhe von 64 m und der Speicher ein Fassungsvermögen von 43 Millionen Kubikmeter. Die gespeicherte Energie beträgt 114 Millionen kWh. Die Stromproduktion des neuen Kraftwerks war so groß, dass man einen Teil davon der staatlichen Energiekörperschaft ENEL verkaufen konnte. Das Kraftwerk Naturns wurde also über eine 220-kV-Leitung mit dem ENEL in Lana verbunden.

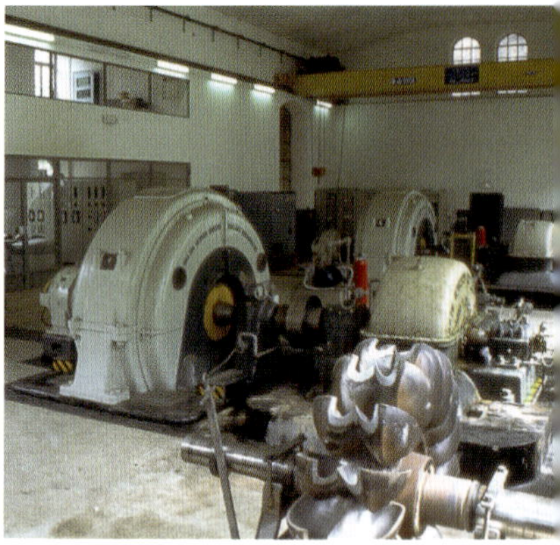

Turbinen im Kraftwerk Bozen

Wie die meisten alpinen Regionen, war Südtirol bis in die Mitte des vorigen Jahrhunderts ein Entwicklungsland. Erst die sozioökonomische Entwicklung nach 1950 brachte nach und nach Wohlstand in die Gebirgstäler. Mitentscheidend war sicher die neue Nutzung der Wasserkraft, der Siegeszug der Elektrizität.

1955 bestanden in Südtirol 19 Großkraftwerke mit einer Leistung von rund 500 MW (1 MW = 1000 kW), 15 Werke waren zum gleichen Zeitpunkt konzessioniert oder im Bau, sie sollten weitere 160 MW Leistung bringen. Dazu versorgten weitere 30 E-Werke mit 9,4 MW einzelne Gemeinden und Industriebetriebe. Die Zahl der privaten kleinen E-Werksanlagen mit wenigen kW auf Einzelhöfen, in Dörfern oder gewerblichen Betrieben betrug mehr als 1000. Obwohl Südtirol bei Ausbruch des Zweiten Weltkrieges 12 Prozent des italienischen Strombedarfes deckte, war die Versorgung der heimischen Bevölkerung in abgelegenen ländlichen Gebieten noch bis in die siebziger Jahre unbefriedigend.

Mit Ausnahme der Etschwerke gehören die übrigen Großkraftwerke zu Gesellschaften mit überregionalem Tätigkeitsbereich. Die Ausbeutung der heimischen Wasserkräfte wurde von diesen in einer unglaublichen Missachtung der Bevölkerung vorangetrieben. Waren bislang menschliche Siedlungen und Kulturgründe verschont geblieben, da zur Stromgewinnung nur die großen Wasserläufe herangezogen worden waren, wurden jetzt riesige Stauseen errichtet und ganze Ortschaften mussten den

Überflutungen weichen. Reschen und Graun im oberen Vinschgau waren die ersten Dörfer, die diese Tragödie erleben mussten, es folgten weitere. Ab 1950 wurde der Angriff auf die Bergtäler Südtirols, deren Wassermengen in riesigen Stauseen gespeichert wurden, in großem Stil betrieben. Das Elend der heimatlos gewordenen Menschen, denen erst nach vielen Jahren und völlig unzureichend für den Verlust ihrer Häuser und ihrer bäuerlichen Lebensgrundlage eine »Entschädigung« ausgezahlt wurde, berührt noch heute. Die heimischen Etschwerke bewiesen in dieser Beziehung ein besseres Einfühlungsvermögen als die Provinzfremden.
Als Beispiel sei das Schicksal des Ultentales angeführt: Der gesamte natürliche Wasserreichtum dieses Tales wird durch fünf Kraftwerke und sechs Stauseen zur Gewinnung von elektrischer Energie genutzt. Die Speicherseen haben ein Fassungsvermögen von insgesamt 57 Millionen Kubikmeter Wasser, die durchschnittliche Jahresstromerzeugung beträgt ungefähr 400 Millionen kWh. Um das zu ermöglichen, wurden jahrhundertealte Höfe vernichtet und viele Menschen verloren ihre Heimat und ihre Existenz.

Jetzt scheinen die jahrelangen Kämpfe und Verhandlungen zwischen den italienischen Konzessionären ENEL und Edison und der Provinz Südtirol eine neue Wende zu bekommen. Nach dem Motto: »Wenn sich zwei streiten, freut sich der Dritte«, will die EU sowohl dem Land als auch den italienischen Stromriesen das »Wasser abkehren«. Unter diesem Druck von Brüssel könnte die vom Land Südtirol angestrebte Bildung von gemeinsamen Gesellschaften mit Enel und Edison doch noch zustande kommen.

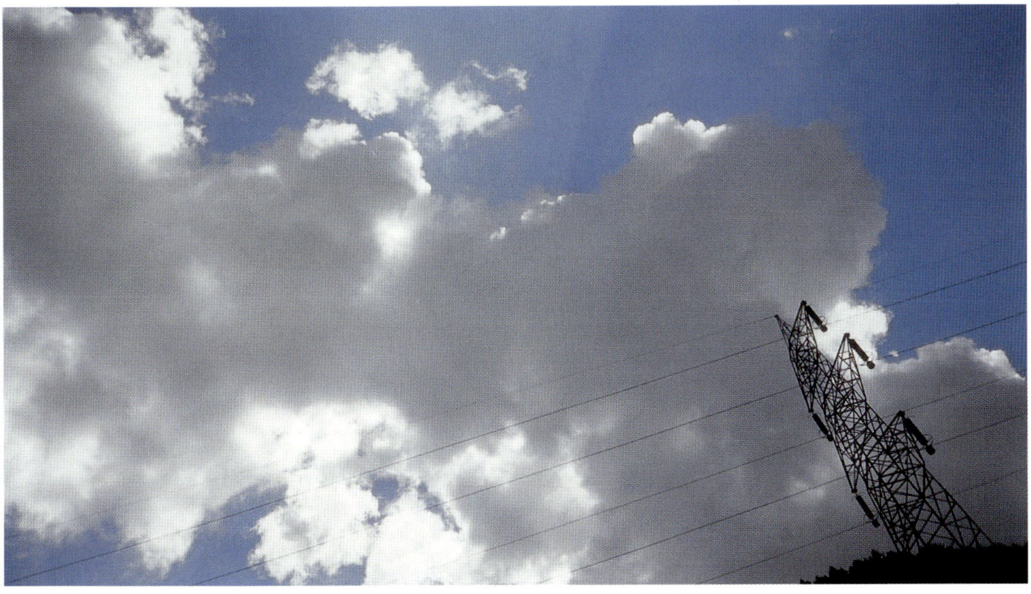

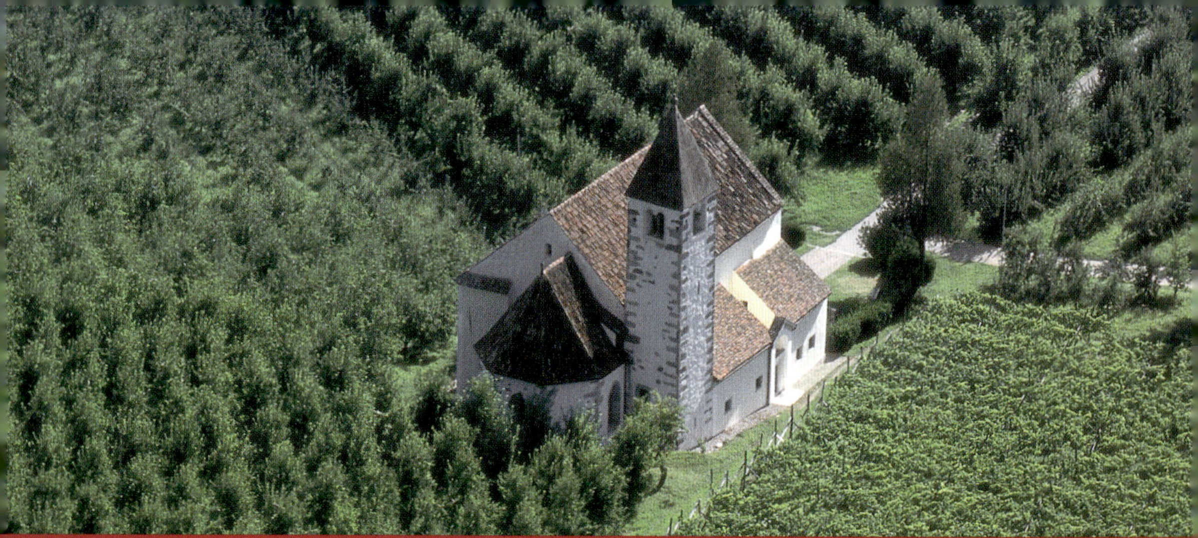

Et maxime delicatus est Raetico

Vom Südtiroler Unterland und vom Überetsch zu erzählen, ohne den Wein zu erwähnen? Nein, das ist nicht möglich! Der Wein gehört zu dieser Landschaft wie das Eis zum Gletscher.

Der Süden Südtirols hat eine Fülle von »leisen« Sensationen zu bieten. Auch der Wein selbst macht sich nur dann lautstark bemerkbar, wenn er, gefüllt in Flaschen und werbewirksam etikettiert, das Verlangen der Genießer reizt und sie bei fröhlichen Trinkgelagen zu lautstarken Gefühlsäußerungen hinreißt. Still bedeckt das unübersehbare Laubdach der Pergeln die Landschaft, lieblich im Grün des Sommers, melancholisch in der Kargheit des Winters. Das Wachsen und Reifen der Trauben ist ein stilles Walten der Natur, und auch die Arbeit, die mit der Herstellung des Weines verbunden ist, war und ist leise.

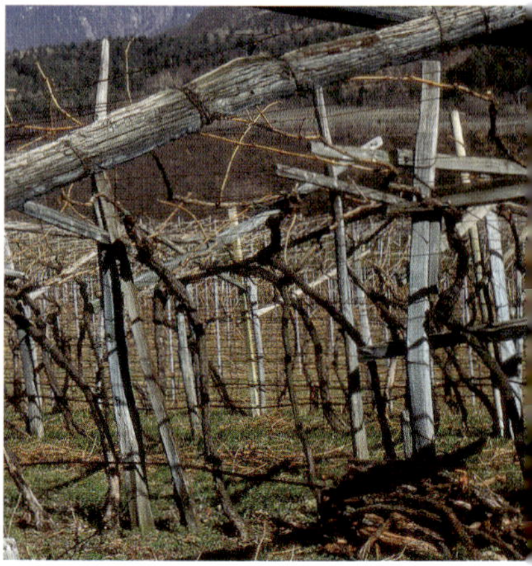

Freilich rollt der Verkehr die Etsch entlang von Norden nach Süden und von Süden nach Norden, doch abseits von Getöse und Hast gibt es Mischwälder, durchdrungen von Vogelgezwitscher, Seen mit geheimnisvollen Schilfgürteln und sagenumwobene Plätze, die von alten Zeiten raunen.

Das Unterland weitet sich südlich von Bozen bis zur Salurner Klause als breites Tal unter der Sonne aus, die den Wein aus dem fruchtbaren Boden förmlich hervorquellen lässt. In ihm, als Mittelgebirgsfläche tischartig eingebettet, zwischen der steil aufragenden Mendel samt dem ihr vorgelagerten Mitterberg und dem Etschtal, liegt im Westen das Überetsch mit den Gemeinden Eppan und Kaltern. Diese Landschaft mit dem lieblichen Kalterer See und den beiden Montiggler Seen bildete das voreiszeitliche Bett der Etsch. Das Überetsch sowie die südlich davon liegenden Weindörfer Tramin und Kurtatsch liegen auf terrassenartigen Bergstufen, die als alte Talbodenreste erklärt werden. Da bis zur Regulierung des Flusses die Talsohle der Etsch eine fieberverseuchte Sumpfwildnis war, boten diese Höhenstufen die einzigen Siedlungsmöglichkeiten. Die orographisch linke Seite der Etsch wurde von Branzoll bis Salurn fast durchwegs auf den flachen Schuttkegeln der Seitenbäche besiedelt, die vor den Überflutungen der Etsch einigermaßen Schutz boten. Steil bauen sich hier im Osten Porphyr- und Dolomitflanken auf, in deren Höhen sich noch bewaldete Flächen mit Siedlungen finden.

Wie eine hohe Pforte begrenzt im Süden die Salurner Klause das Südtiroler Unterland, und hier befindet sich auch die Sprachgrenze. Die Sprache der rätischen Urbevölkerung dieses Landes entwickelte sich unter dem Einfluss der Römer zum Ladinischen, doch schon seit dem 9. Jahrhundert begann sich die deutsche Sprache im Gebiet nördlich der Salurner Klause durchzusetzen.

Mindestens vom 4. Jahrtausend v. Chr. an scheint die Besiedlung des Südtiroler Unterlandes erwiesen zu sein. Am Ufer des Montiggler Sees wurden Reste neolithischer Pfahlbausiedlungen gefunden und auch der Boden rund um den Mitterberg ist voll von prähistorischen Relikten. Auf der felsigen, mit submediterraner Vegetation bewachsenen Kuppe des Rabenkofels oberhalb von Auer finden sich Kultsteine aus der Bronze- und Eisenzeit und Reste von Wohngruben und Steinwällen aus prähistorischen Epochen. Der Torso eines vom byzantinischen Kaiser Theodosius zu Befestigungszwecken errichteten Wehrganges bröckelt dort in Gemeinschaft mit der Ruine der im frühen Mittelalter errichteten Burg Castelfeder. Ruinen – Sinnbilder der Relativität des Zeitbegriffes.

Seit wann die Menschen in dieser Gegend Weinbau betreiben, weiß man nicht genau, aber Funde aus dem 5. Jahrhundert v. Chr. belegen, dass schon damals Reben angepflanzt wurden. Im Jahre 15 v. Chr. stoßen Tiberius und Drusus, die beiden Stiefsöhne des Augustus (er wird 12 v. Chr. Pontifex Maximus), an die obere Donau vor und errichten die Provinzen Raetia und Noricum. Drusus kommt, als er mit zwei Legionen auf dem kürzesten Weg nach Augsburg marschiert, durch das bereits dem römischen Reich einverleibte Etschtal. Zu seiner großen Verwunderung sieht er, dass die in den Höhen oberhalb der sumpfigen Talsohle ansässigen »Barbaren« Reben ziehen und sich an einem Getränk erfreuen, welches im römisch-hellenistischen Kulturkreis nur den Reichen und Vornehmen vorbehalten ist.

Drusus besucht damals jene Gegenden, die sich heute Salurn, Margreid, Kurtatsch, Tramin und Kaltern nennen, und genießt den Barbaren-Wein von Reben, welche die Vorläufer der heutigen Vernatsch-Sorte zu sein scheinen. Es könnte sein, dass deshalb Drusus damals den kürzesten Weg nicht in kürzester Zeit zurückgelegt hat. In der Tat gehen viele Unterländer Ortschaften wie Tramin, Kurtatsch, Margreid, Salurn, Auer – um nur einige zu nennen – auf römerzeitliche Stützpunkte zurück, doch kündet der rätische Ursprung der Namen von früheren Besiedlungen. Recht gut lässt sich noch heute der Verlauf der Via Claudia Augusta feststellen, die bei Ostiglia am Po beginnt, über Verona und Trient kommend durch das Etschtal und über den Reschen- und Fernpass bis Augsburg, der neuen Hauptstadt der römischen Provinz Raetia, führt.

Besonders beeindrucken Drusus die Gebinde aus Holz, in denen die Barbaren ihren Wein lagern. Die Römer kennen dazumal noch keine Holzfässer, sondern verwahren Wein, zwecks Haltbarkeit mit einer Beigabe von Harz versehen und mit einer Ölschicht bedeckt, in Amphoren oder in Schläuchen aus gegerbtem, mit der Haarseite nach innen gewendetem Ziegenleder. Der Transport des empfindlichen Getränkes über holprige Straßen ist in Holzfässern wesentlich unkomplizierter als in den zerbrechlichen Tonkrügen. Der Grieche Strabo (60 v. Chr. bis 24 n. Chr.) und der Römer Plinius d. Ä. (23 bis 79 n. Chr.) berichten von den sonderbaren, mit Reifen umfangenen Gefäßen, in denen die Räter ihre edlen Weine transportieren.

Nach Kämpfen mit den Markomannen und Quaden stirbt Drusus im Jahre 9 v. Chr. an der Elbe, aber sein Bruder Tiberius bezieht weiterhin Wein aus Raetien, ja sogar an der kaiserlichen Tafel des Augustus wird der »Räter« das begehrteste Getränk: »Et maxime delicatus est Raetico« (... und am besten mundet der Räter). Nach dem Tod seines Stiefvaters übernimmt Tiberius als Kaiser die Herrschaft über das Römische Reich und hat eine Menge Ärger mit Feinden und Intriganten. Verbittert zieht er sich in den letzten Jahren seines Lebens auf die Insel Capri zurück und leitet von dort die Staatsgeschäfte. Es wird berichtet, Tiberius, als Liebhaber und Kenner guten Weines vom Volk auch »Biberius« genannt, habe auch auf dieser südlichen Insel den Wein aus der nördlichen Provinz bevorzugt: »Bringt mir Wein aus Rätien, mit einem schweren Wein kann man kein Weltreich regieren!«, soll er gefordert haben.

Ausführlich und lobend berichtet der römische Geschichtsschreiber Tacitus, ein Meister faszinierender Charakteristiken, in seinen geographisch-ethnographischen Werken über die Lebensgewohnheiten der Menschen in den nördlichen Provinzen. Obwohl sich die Erschließung Rätiens durch die Römer mehr oder weniger auf Befestigungsanlagen, Militärstraßen samt Wegstationen, Zoll- und Poststationen, Gutshöfe und kleine Siedlungen beschränkt, kommen bei Grabungsarbeiten auch heute noch

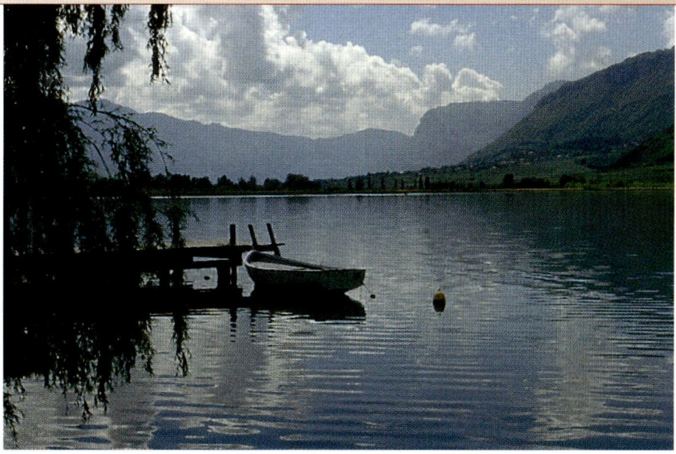

Funde vielfältiger Art ans Tageslicht, die auf die damalige Anwesenheit dieser Besatzung im Gebiet des heutigen Südtiroler Unterlandes hinweisen: zum Beispiel Keramik- und Metallgerätschaften, Münzen und Gräberfunde.

1980 stieß man bei der Neuanlage eines Weingutes am Nordende des Kalterer Sees auf die Überreste eines römerzeitlichen Gutshofes, der seinerseits auf älteren Besiedelungen errichtet wurde. Aus dem Erdreich bei der Kurtatscher Pfarrkirche wurde eine herrliche Merkurstatue geborgen, die auf die Existenz eines heidnischen Tempels in vorchristlicher Zeit hinweist. Als der Graben für eine Quelle neu angelegt wurde, kamen in der Nähe von Schloss Ringberg bei Kaltern Ziegel mit dem Stempel des bei Neumarkt gelegenen römerzeitlichen Ziegelwerks »Auresis« zum Vorschein.

Die Ruine der Leuchtenburg, die wie ein steinerner Wächter am Südausläufer des Mitterberges über dem Kalterer See ausharrt, steht auf jenem Platz, auf dem von einigen Archäologen eine der netzartig über das Römische Reich verteilten Signalstationen vermutet wird. Zwar ist diese Annahme nicht durch Funde untermauert, doch ist sie aus strategischen Erwägungen für diese Funktion denkbar. Mit speziellen Feuerzeichen – einer Art von Morsesystem – finden im römischen Imperium wichtige Nachrichten, meist militärischen Inhalts, innerhalb von wenigen Stunden ihren Weg vom Sender zum Empfänger.

Es ist erwiesen, dass mit den letzten Jahren des 4. Jahrhunderts unter dem Trienter Bischof Vigilius die christliche Missionierungsepoche beginnt. Doch mit dem Untergang des Römischen Reiches verlieren sich die geschichtlichen Spuren in dunkle, sagenumwobene Gefilde. Der Ostgotenkönig Theoderich, aus dem Nibelungenlied bekannt unter dem Namen Dietrich von Bern, gründet auf italischem Boden um das Jahr 488 n. Chr. ein Reich, das alsbald (554 n. Chr.) wieder zerfällt. Sein mythischer Kampf mit dem Zwergenkönig Laurin lässt Auseinandersetzungen mit dem einheimischen Bergvolk vermuten.

Nach den Ostgoten fallen die Langobarden ins Land ein und schieben zeitweilig die Grenze ihres Reiches bis ins mittlere Etschtal (Branzoll) vor. Gerade im Unterland dürften sich zu dieser Zeit viele kriegerische Auseinandersetzungen ereignet haben, zumal im Jahre 590 die Franken einmarschieren und eine ganze Reihe von Befestigungsanlagen brechen. Ab 560 dringen die Bajuwaren immer weiter nach Süden vor und bemächtigen sich im Laufe von zwei Jahrhunderten teils auf kriegerischem, teils auf friedlichem Wege großer Teile des heutigen Tiroler Gebietes.

War während der ein halbes Jahrtausend dauernden römischen Herrschaft nur die Sprache des rätischen Volkes zum Ladinischen romanisiert worden und hatten die Räter die Zeiten der Völkerwanderung ohne Ausrottung und Verdrängung überstanden, so setzt nun durch die Siedlungstätigkeit der Bajuwaren eine Überschichtung beziehungsweise Vermischung der Volksstämme ein. Inwieweit das Unterland von diesem Vorgang betroffen ist, ist schwer nachzuweisen, da es aus dieser Zeit keine schriftlichen Überlieferungen und nur wenige Funde gibt. Fest steht, dass schon Ende des 7. Jahrhunderts zwar ein bajuwarischer Grenzgraf in Bozen residiert, doch das Gebiet südlich von Bozen und das spätere Welschtirol im Besitz der Langobarden, die in Oberitalien ein Königreich gegründet hatten, sind.

774 setzt Karl der Große mit der Eroberung Pavias der Langobardenherrschaft ein Ende. Zu dieser Zeit beginnt auch das Lehenswesen, und die Amtsträger und Vasallen des Königs werden mit Ländereien oder auch Ämtern und Herrschaften, wie zum Beispiel Herzogtümern und Grafschaften, belehnt.

Am Fuße des Rabenkofels lebt in dunklen, moorigen Gewässern eine Vielzahl teils seltener Pflanzen und Tiere. Scheue Nixen und Wassergeister verstecken sich im Schilf.

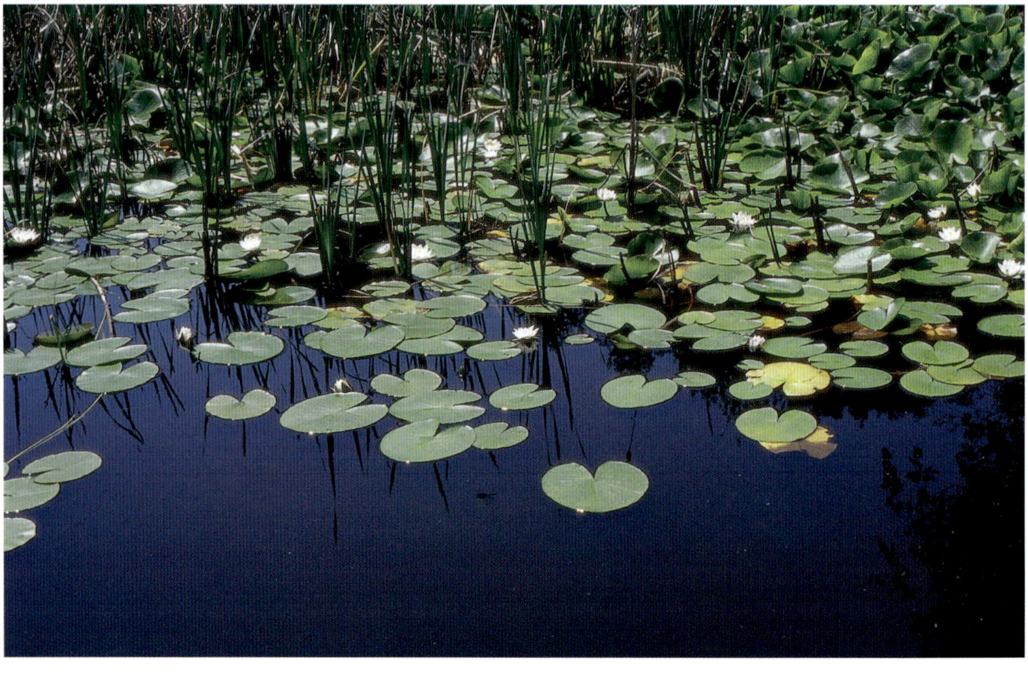

Die Belehnung der Bischöfe von Trient mit den Grafschaften Trient, Bozen und Vinschgau und der Bischöfe von Brixen mit dem Eisacktal und dem Inntal durch den deutschen Kaiser Konrad II. im Jahr 1027 löst blutige Machtkämpfe aus. Verschiedene Adelsgeschlechter, insbesondere die Grafen von Vinschgau, die sich seit 1141, nach Erbauung des Schlosses oberhalb Merans, Grafen von Tirol nennen, und jene von Eppan, die als Nachfolger der bajuwarischen Gaugrafen von Bozen ihre zentrale Machtstellung behalten wollen, bekriegen einander, streiten aber auch mit ihren geistlichen Lehensherren um diese Gebiete. Nachdem die Grafen von Tirol ihre weltliche Macht gegenüber der rechtlichen Oberhoheit der Kirchenfürsten durchgesetzt haben, erfolgt unter Meinhard II. die Herauslösung aus dem Herzogtum Bayern. Reicht die Grenze des Herzogtums Bayern um 1200 bis unter die Stadt Bozen, kommt das Überetsch und das gesamte Unterland unter Meinhard II. zur neu entstandenen, reichsunmittelbaren Grafschaft Tirol. Von 1271 an ist die Geschichte des Unterlandes mit der des ganzen Landes Tirol verbunden.

Um die Jahrtausendwende kommt es zu einer starken Ausweitung des Weinbaues im heutigen Südtiroler Gebiet. Sechzig Klöster und zwölf bischöfliche Hochstifte im österreichischen und süddeutschen Raum besitzen Weingüter in Südtirol und lassen diese durch ihre Klosterleute und einheimische Knechte bearbeiten. Alte Urkunden und Abrechnungen geben darüber Aufschluss, dass ein großer Teil des Weines über die Alpen exportiert wurde. Insbesondere der »Traminer« war berühmt und begehrt. Oswald von Wolkenstein besingt ihn, und da der Weg der deutschen Kaiser auf ihren Italienzügen durch das Südtiroler Weinland führt, sind große Besäufnisse überliefert.

Der »Traminer« wird im »Tiroler Landreim« (1558) als Aphrodisiakum »den Geschlechtern zur Hebung zeitlicher Freud und Förderung der Wollust« empfohlen, da »er die richtige Hitz ins Gebluet« bringe. Auch Kranken wird das Traminer Wundergetränk in vielen »Artzney-Büechern« zur Stärkung empfohlen. Schon damals ist man darauf bedacht, die Versuche, minderwertige Ware als »Traminer« zu verkaufen, zu unterbinden. Schon im 15. Jahrhundert werden die Weinlieferungen aus Tramin und Kurtatsch mit eigenen Siegeln und Ursprungszeugnissen versehen und vereidigte Kellermeister überwachen Erzeugung, Lagerung und Handel.

In den Auen rund um den Kalterer See tummelten sich Hirsche und vor allem Wildschweine, deshalb waren sie ein beliebtes Jagdrevier. Herzog Friedrich IV., genannt Friedl mit der leeren Tasche, erließ 1414 für Tirol Jagdvorschriften, die als die ältesten bisher bekannten gelten. Demnach nahm der Landesfürst für das ganze Land das Jagdrecht auf Hirsch, Reh, Gams, Bär und den grauen Hasen für sich in Anspruch. Lediglich alte Rechte des Adels ließ er unangetastet. Sein Nachfolger, Herzog Sigismund, behielt sich vom Haarwild Rotwild, Reh, Wildschwein, Hermelin, Edelmarder,

Murmeltier, Dachs und den grauen Hasen vor und vom Federwild Fasan, Rebhuhn, Hasel-, Birk- und Auerwild. Die Herrschaft Kaiser Maximilians I. stellte in der Geschichte der Jagd einen besonderen Höhepunkt dar. Für die Betreuung seiner Jagdreviere unterhielt er zahlreiches Personal. Im »Weißkunig«, der dichterisch ausgeschmückten Biographie Maximilians, werden je ein Obristjägermeister in Wien und Tirol, vierzehn Forstmeister, hundertfünf Forstknechte und Überreiter erwähnt. Für seine Hofjagden waren zwei Meisterjäger, dreißig Jägerknechte und mehr als tausendfünfhundert Jagdhunde nötig. Dazu kamen noch Murmeltiermeister, Bärenknechte, Otternjäger, Gämsjäger und Hundeknechte. Für Maximilian war all dies dennoch ein billiges Vergnügen: Als Landesherr beanspruchte er von Klöstern und Pfarreien die Verköstigung und Beherbergung von Jägern, Pferden und Hunden. Das Gebiet des Kalterer Sees liebte Kaiser Maximilian besonders, da er hier nicht nur wunderbaren Wein trinken und der Wildschweinjagd frönen konnte, sondern auch ein ausgezeichnetes Fischgewässer vorfand – »so er daselbst swein jagt, mag er ime solhen see zu notdurft seiner kuchel vischen ...«

Der Kalterer Wein ist ebenso berühmt, wie der aus der Nachbargemeinde Tramin. In alten Zeiten konnten nur an den Hängen Reben gepflanzt werden, denn die Niederungen um den See waren sumpfiges Auland. Es war sehr schwierig, das sechs Meter tiefer als die Etsch liegende Südufer des Sees zu roden und zu entfeuchten, aber die Arbeit hat sich gelohnt. Jetzt reichen die Weingärten bis an das Ufer des Sees, der wegen seiner angenehmen Temperatur viele Badegäste und Urlauber anlockt. Ein Rest des alten Schilfgürtels am Südufer steht unter strengem Naturschutz, da er seltenen Vogelarten Nest- und Brutplätze bietet.
Durch Schutz des aquatischen Lebensraumes und durch Akzeptanz der Schonzeit- und Schonmaßbestimmungen von Seiten der Angler kann Gott sei Dank der Kalterer See auch heute noch wegen seines gesunden, artenreichen Fischbestandes gerühmt werden.

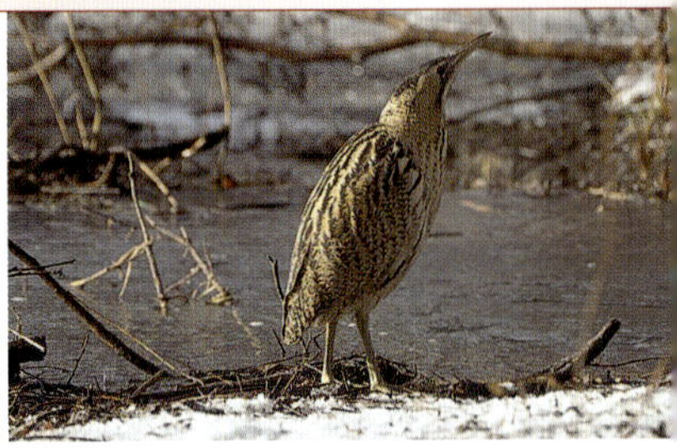

Rohrdommel

Fische im Kalterer See:
Brachse oder Brasse, Graskarpfen, Elritze oder Pfrille, Flussbarsch, Laube, Zander, Forelle oder Sonnenbarsch, Aal, Martens-Grundel

a) Die Schleie ist ein kleinschuppiger, sehr geschätzter Speisefisch, der im Gegensatz zu Karpfen und Barbe nur ein Paar Barteln besitzt.

b) Der Hecht ist ein bei den Anglern sehr beliebter Raubfisch.

c) Rotfeder und Rotauge sind wegen ihres Grätenreichtums kaum als Speisefisch geeignet. Eine nicht zu unterschätzende Bedeutung haben sie als Futterfische und Köder.

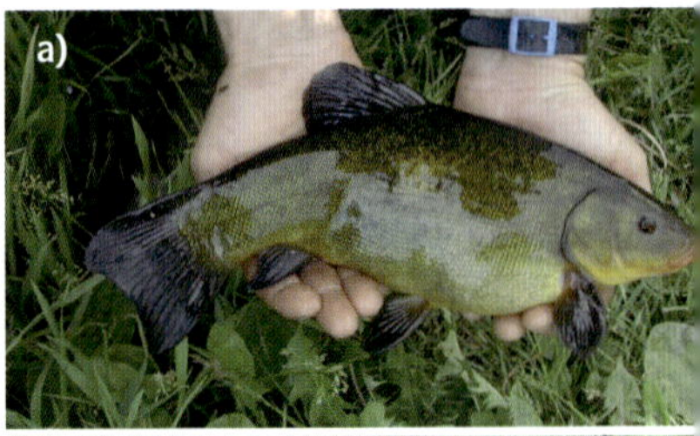

a)

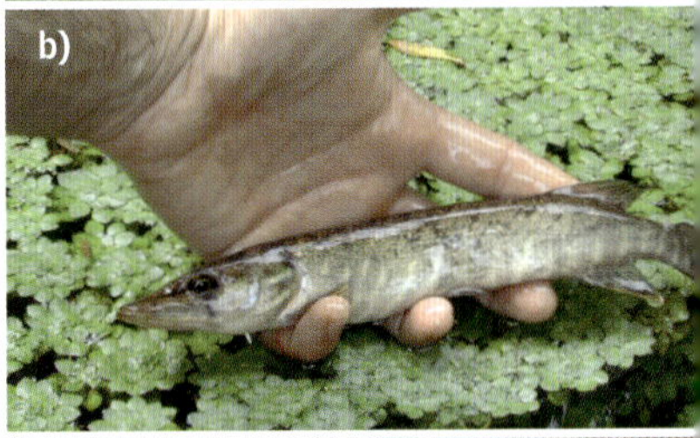

b)

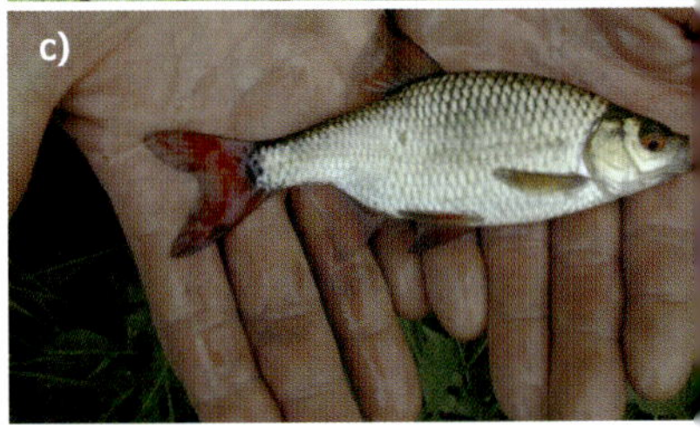

c)

Heute stammt mehr als ein Drittel der Südtiroler Weinproduktion aus dem Unterland und aus dem Überetsch. Dieser Landesteil weist mit 800 m die größte relative Höhenamplitude aller Weinbaugebiete im deutschen Sprachraum auf. In Unterfennberg wird bis zur Tausendmetergrenze Weinbau betrieben. Wie eh und je erfordert es sehr viel Arbeit und Anstrengung, bis ein edler Tropfen im Fass lagert. Die erste, noch winterliche Arbeit des Weinbauern im Jahreskreis ist der Rebschnitt. Die 40–50 cm langen abgeschnittenen Stücke, die sogenannte »Schab«, wurden früher aufgeklaubt und mit Weidenzweigen zusammengebunden, heute werden sie aufgemulcht. Die »Schab« wurde als Heizmaterial verwendet, die Asche (Pottasche) als Waschmittel. Laut einer Empfehlung der kräuterkundigen Hildegard von Bingen ist die Asche der Schab, vermischt mit Weißwein, ein vortreffliches Mittel, um die Zähne zu putzen.

Noch im Winter wird mit den Vorarbeiten für den Gerüstbau der Pergeln begonnen. Leider müssen die schönen Holzpergeln heute immer mehr den hässlichen Betonstangen weichen. Unter den Pergeln musste die Erde sehr locker sein, damit jeder Tropfen Regen in die Erde eindringen konnte. »Rigolen« wird das Auflockern des Erdbodens bis zu mehr als einem halben Meter Tiefe genannt. Das erforderte zwei- oder dreimaliges »Perglbauen« (Pflügen) im Jahr mit einem Ochsengespann. Zwölf- bis dreizehnjährige Buben oder Mädchen mussten mit einem aus Rindshautstreifen geflochtenen Strick, der an den Hörnern der Tiere befestigt war, die Ochsen führen oder »möhnen«, wie es hierzulande heißt.

Walther von der Vogelweide verwendet den sonst im deutschen Sprachraum unbekannten Ausdruck »möhnen« in einem seiner Lieder. Damit gibt es ein weiteres Indiz, dass der größte aller Minnesänger doch aus Südtirol stammt.

Beim Pergelbauen schob der Bauer den Pflug, das Kind musste die schwerfälligen Tiere führen. Die Arbeit war derart schwer und anstrengend, dass es meist nicht ohne Schreien und Fluchen abging. Die »bleckstiezeten« (barfüßigen) Kinder wurden während der Arbeit, auch wenn sie diese gut machten, nach altem Brauch aufs gröbste beschimpft, aber sie bekamen gut und reichlich zu essen und zu trinken und nach getaner Arbeit sogar ein paar Kreuzer Taschengeld und ein lobendes Wort. Vereinzelt sind in Trockenmauern entlang der alten Fuhrwege noch »Sakramentsteine« zu sehen, die den Zweck hatten, die Bauern von sündhaftem Fluchen abzuhalten. Heute muss nicht mehr geflucht werden. Da es Beregnungsanlagen gibt, werden die Weinberge in Dauerbegrünung belassen.

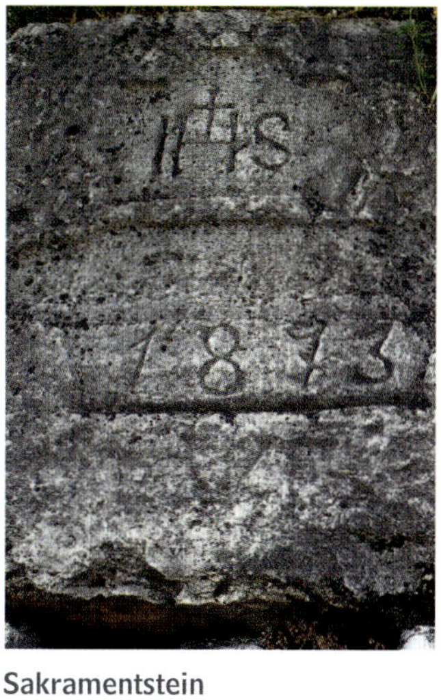

Sakramentstein

Unter den Pergeln hat sich ein vielfältiges Bodenleben entwickelt. Insbesondere im Frühjahr, wenn noch kein Blätterdach die Zeilen zwischen den Rebstöcken beschattet, blühen hier bunte Blumen und manch reizendes Unkraut: schon im März die blasslila Lerchensporne (im Volksmund auch Rotzklachln genannt), später verschiedene Arten von Disteln und Winden, ein gelbes Meer von Löwenzähnen und eine rote Armee von Mohnblumen. Käsepappel und Gundlrebe wuchern hier, leider auch das im Ersten Weltkrieg mit dem Pferdefutter eingeschleppte Franzosenkraut, oft sind auch sanftblaue Wegwarten und die zartrosa Blütendolden des Seifenkrautes zu sehen. In der Gegend um den Mitterberg wächst der eher seltene Mäusedorn.

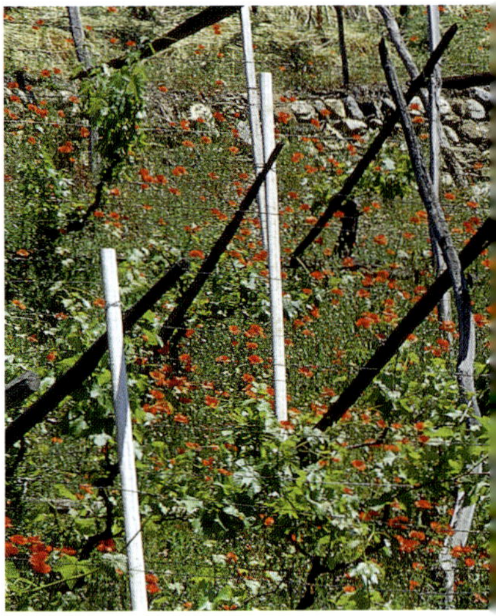

Beim Rebenbinden werden die Zweige, die auf der Rebe geblieben sind, aufgebunden. Früher wurden dazu die umweltschonenden »Felerband« (Weidenruten) verwendet. Heute dienen dazu meist Plastikbänder, die aber das Schneiden umständlicher machen. Meist wird diese Arbeit von Frauen verrichtet.

Das Putzen der Rinden mit einem Handschaber gegen Ungeziefer gehört schon lange der Vergangenheit an, ebenso die »Gossenandachten« und »Gossenprozessionen«. Die als »Gossen« bezeichneten Raupen des Kohlweißlings traten in früheren Zeiten epidemisch auf und wurden sogar zweimal auf Ersuchen der Bozner Stadtverwaltung durch päpstliche Bannbullen verdammt. In den Vierzigerjahren des vorigen Jahrhunderts wurde versucht, den Schädlingen mit Bleiarsenat beizukommen, damals gab es schwere Vergiftungs- und sogar Todesfälle. In Kaltern war am Ostermontag eine »Rogatenprozession« von der Pfarrkirche nach St. Nikolaus üblich. Diese »Rogaten« waren die grauslichen Raupen des Traubenwicklers, die sich bei Tag in den Boden verkrochen, nachts sich jedoch auf den Pergeln mästeten. Mit Laternen und Karbidlampen ausgerüstet, gingen die Bauern auf Schädlingsjagd.

In einem alten Verkündzettel der Pfarre Kaltern steht zu lesen: Der Dekan gibt die Erlaubnis, die Reben nach Rogaten abzusuchen, wenn das Beten nichts hilft!

Erst in der zweiten Hälfte des 19. Jahrhunderts wurden aus Amerika Pilzkrankheiten nach Europa eingeschleppt. Man gab »dem verderblichen Treiben des Telegraphen« die Schuld. Ein Bauer entdeckte, dass unter der kupfernen Dachrinne seiner Feldhütte die sonst durchwegs von Peronospora verseuchten Reben gesund blieben. So wurde ab der Jahrhundertwende die Pilzkrankheit bekämpft, indem mit der »Bugglspritz«

das in Wasser aufgelöste und mit gelöschtem Kalk entschärfte Kupfervitriol auf die Reben gepumpt wurde. Noch heute sind da und dort die alten, blaugrünen Pergelhölzer aus dieser Zeit zu sehen. Mit der »Schweblmaschin« (Blasebalg) wurde trockener Schwefel gegen Schimmelpilz eingesetzt, aber manch fromme Seele hielt es für sündhaft, »dem Herrgott Schwebl in die Augn zu blosn«.
Unheilvoll war das Auftreten der ebenfalls aus Amerika eingeschleppten Reblaus. Der gesamte Rebenbestand musste damals durch auf resistente amerikanische Wildreben gepfropfte Raseln ersetzt werden.

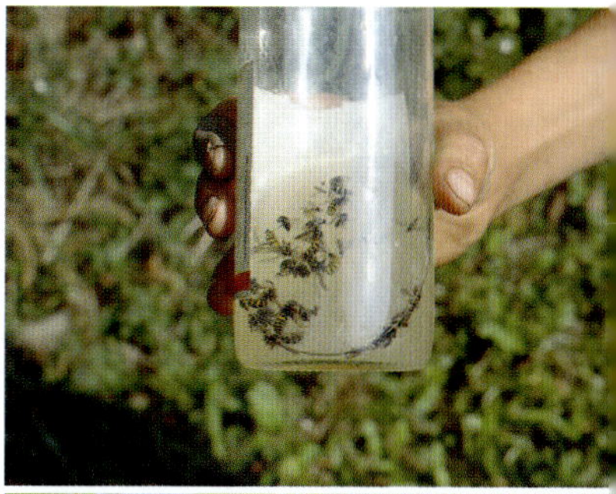

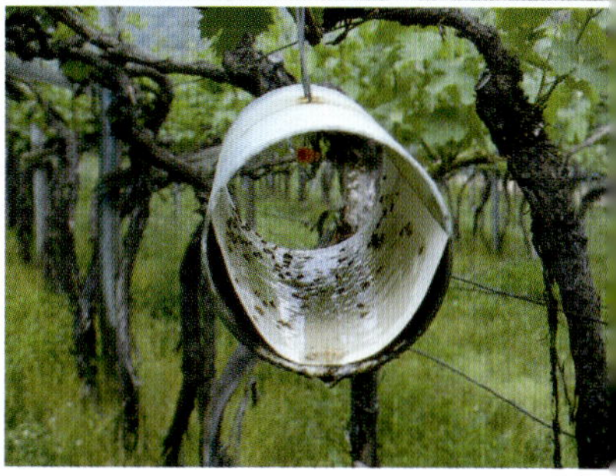

Im biologischen Weinbau werden Schädlinge mittels Insektenfallen eliminiert.

Im Frühjahr geht dem Weinbauern die Arbeit nicht aus. Neben der Bodenbearbeitung muss er das »Ausschabigen« vornehmen, nämlich das Ausbrechen der überflüssigen Triebe, und dann müssen die Reben aufgebunden werden. Im Sommer brauchen die Trauben vor allem Sonne, um zu reifen.

Natürlich hat es im Laufe der Jahrhunderte das Wetter betreffend Absonderlichkeiten gegeben, aber normalerweise meint es der Himmel gut mit dieser Gegend. Schädlinge, Viren und Pilzkrankheiten werden mit Chemie (früher mit Kupfervitriol und Schwefel, heute mit geprüften, umweltverträglichen Mitteln) - und Beten bekämpft.

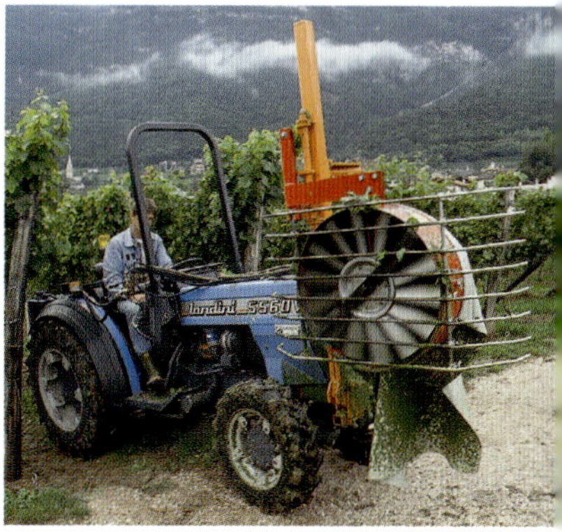

Heute erleichtern Maschinen die schwere Arbeit der Weinbauern (Auslauben).

In seiner Weinfibel hat Karl Th. Hoeniger einen drolligen Vers darüber geschrieben:

**... Die Weinbauern aber bangen und beten.
Uralt ist deshalb der Brauch und die Sitte,
mit Kreuzen und Fahnen und inniger Bitte
um Schutz vor Wolkenbruch, Schauer und Frost,
vor allerhand »Disel«, »Schimmel« und »Rost«,
vor »Jausch« und »Blattfall«, »Padillen« und Läus
und vor dem elenden Gossengeschmeis,
den »Heu- und Sauerwurm« und »Rogaten«
vor »Zulln« und anderen Teufelsbraten
Wallfahrten zu gehen recht weit und recht hoch ...**

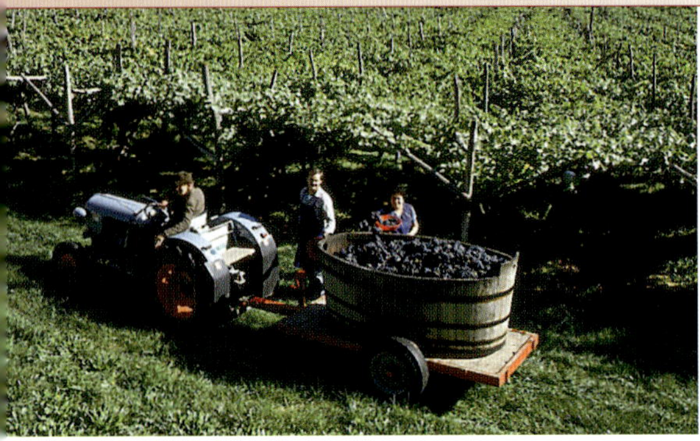

Weinernte früher:
Die Trauben wurden ins »Wimmschaffl« geleert.

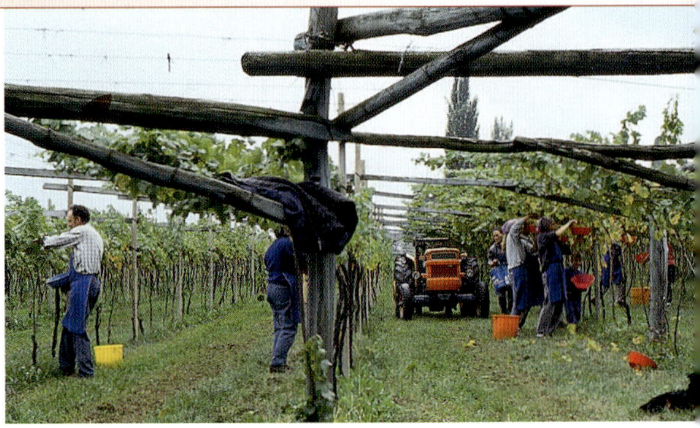

Weinernte heute:
Die Trauben werden zur Weiterverarbeitung in die Kellerei gebracht.

Um den 20. September werden die Weißweinsorten geerntet und zwei Wochen später der Vernatsch. Die schweren hölzernen Wimmschüsseln, in die die von den Pergeln herabhängenden Trauben geschnitten werden, wurden längst durch leichte Plastik- oder Blechfabrikate ersetzt. Auch der Arbeitsvorgang hat sich geändert, denn früher wurden die Trauben mittels der »Wimmschüssel« geerntet, ins »Wimmschaffl« geleert und kamen dann in die »Zumm«, wo sie noch an Ort und Stelle mit dem »Moster« zerquetscht wurden. Da der Weg vom Weinberg bis zum Keller mit einem Ochsen- oder Pferdegespann oft sehr lang war, war diese platzsparende Methode üblich. Der Most wurde mittels eines Trichters, dem »Proschglthuet«, in das »Koschglt«, das war ein Fass auf einem Wagen, geschüttet. Im Keller kam der Most, nachdem mit der Traubenrebel die »Bratschen«, also die Stängel entfernt waren, für ungefähr einen Monat ins Gärfass und wurde dann, nach vollendeter Gärung, in das Lagerfass abgezogen.

Heute werden die Trauben unzerquetscht in einer Plastikwanne zur Weiterverarbeitung in die Kellerei gebracht. In das Gärfass kommt ein sauberer Most, der sofort mit Gärhefen und Gärsalzen angesetzt und temperaturgesteuert vergoren wird. Nach der ein- bis dreiwöchigen Gärzeit kommt der »Nuie« in ein sauberes Fass. Jetzt werden meist Stahltanks verwendet, in denen der biologische Säureabbau stattfindet, bei dem die herbe Apfelsäure in Milch- und Kohlensäure umgesetzt wird.

In den Weinbaugebieten Südtirols besorgen Genossenschaftskellereien die Herstellung des edlen Getränkes. Nur mehr 60 private Kellereien gibt es landesweit. Ein Beispiel ist der Steflhof in Kaltern, ein Familienbetrieb, in dem die Trauben vom eigenen Weinberg in die Fässer kommen. In den Kellergewölben des uralten Ansitzes lagert ein vorzüglicher Eigenbauwein, der auch am Hof verkauft wird.

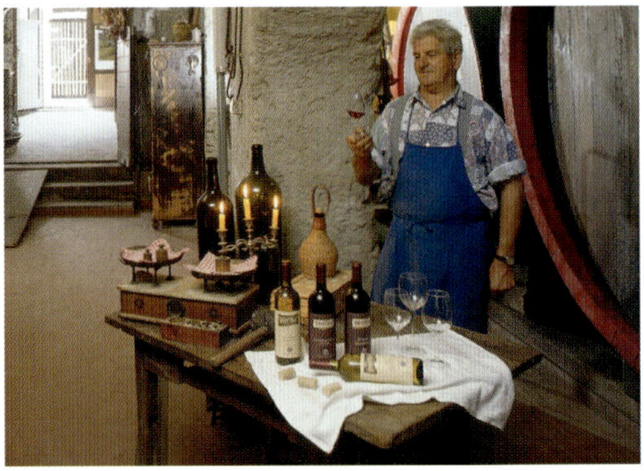

Während der Erntezeit ist es heute wie ehedem Brauch, dass draußen im Weinberg zur Mittagszeit für alle Wimmer »Plent« (Polenta) mit Hauswurst gekocht wird. Mais ist eine uralte indianische Kulturpflanze, die bald nach der Entdeckung Amerikas nach Europa gebracht wurde. Schon um das Jahr 1570 scheint der »Türgg«, wie das Gewächs hierzulande genannt wird, in Rechnungsbüchern von Salurn auf. Da sich Mais wegen seines großen Wasserbedarfs gut für die Rekultivierung überfluteter Gebiete eignet, wurde er nach den großen Überschwemmungskatastrophen des 18. Jahrhunderts in großen Mengen angebaut. Vorerst wurde der »Türgg« nur an das Vieh verfüttert, aber der aus dem Überetsch stammende Jesuitenpater Sepp von Seppenburg, der in Paraguay als Missionar wirkte, beschrieb im Jahr 1691 die Vorzüge des Mais als Nahrungsmittel. Aus seinen Berichten geht hervor, dass die Indianer die Maiskörner nicht in Mühlen mahlten, sondern in hölzernen Mörsern zerstampften, das Maismehl in Kesseln kochten und sich damit sehr gut und gesund ernährten. So wurde der »Plent« das Hauptnahrungsmittel der Menschen im Überetsch und Unterland. Als »Zuabuaß« (Beilage) wurde Hauswurst mit Kraut, Gulasch, »Kas« oder auch nur »Soled« (Salat) aufgetischt. Eine Frau aus Kaltern erzählt aus ihrer Kindheit, wie sie und ihre Geschwister während der Wimmzeit mit knurrendem Magen den weiten Weg von der Schule zum elterlichen Weinberg liefen, um dann vor dem fast leeren Kessel zu stehen und sich um die »Plentschearn« (das Angebrannte am Kesselboden) zu raufen. Viele Kalterer meinen, beim Kessel im Kalterer Wappen handle es sich um einen »Plentnkessl«. Diese Annahme ist sicher falsch, da die älteste Darstellung des Wappens in der Kirche von Pfuss, am Fuße der Mendel, von Bartlmä Dill Riemenschneider (dem Sohn Tilman Riemenschneiders), der von 1529–1536 die Fresken in der Kalterer St.-Nikolaus-Kirche ausführte, entdeckt wurde. Diese Abbildung zeigt einen romanischen Henkelkessel mit verengtem Hals, der zum Kochen einer Polentamahlzeit ungeeignet gewesen wäre, selbst wenn es zu dieser Zeit schon Mais in Europa gegeben hätte. Wer weiß, welcher Zaubertrank in der Vorlage des Kalterer Wappenkessels gebrodelt hat, vielleicht findet sich noch irgendwo ein Hinweis auf einen Überetscher Miraculix.

Erst in den Sechzigerjahren des vorigen Jahrhunderts wichen die Maisfelder in zunehmendem Maße Obstplantagen, aber der »Plent« wird nach wie vor in dieser Gegend gerne gegessen. Wohl genehmigten sich die Bauern am Abend ein, zwei Glasln vom »Gueten«, bei Tag, insbesondere während der Arbeit, wurde aber »Leeps« getrunken. Dieser mindere Wein wird heute kaum mehr hergestellt, aber noch bis vor wenigen Jahren wurden die nicht gut abgereiften Trauben mit dem Trester vom »Gueten«, etwas Zucker und Wasser vermischt und zu einem leicht alkoholischen Getränk vergoren. Damit sich der »Leeps« während der warmen Tagesstunden nicht zu stark erwärmte, wurde die Korbflasche in ein Erdloch eingegraben oder es wurde aus einer Trockenmauer ein loser Stein herausgenommen und die Flasche in den Hohlraum gelegt.

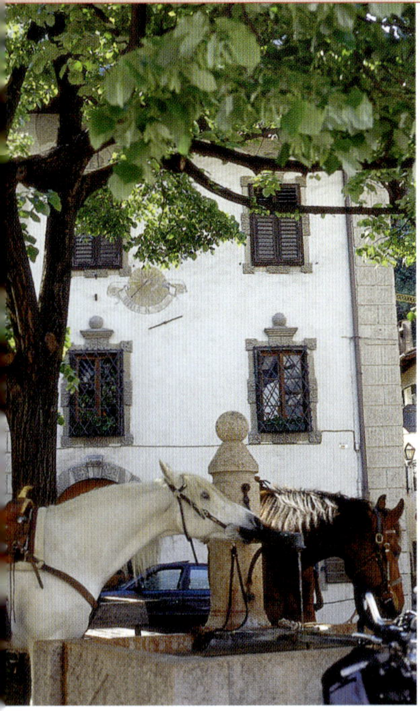

Dorfbrunnen in Margreid

Neben den steil aufragenden Gebirgen beidseitig des Talbodens und den Weinbergen mit Pergeln und Trockenmauern sind es die vielen uralten, malerischen Baulichkeiten, die das Landschaftsbild des Südtiroler Unterlandes prägen.

Freskengeschmückte und kostbar ausgestattete Kirchen künden von Frömmigkeit und Gottverttauen der Menschen. Mächtige Burgen und Schlösser zeigen trotzig dem 21. Jahrhundert ihr verwittertes Gesicht. Hinter ihren Mauern befinden sich nicht nur erlesene Kunstschätze, sondern auch eine Welt der Sagen und Überlieferungen, der bittersüße Nachklang vergangener Epochen. Ruinen träumen efeuumwuchert von alten Zeiten, von Heldenmut und Ehre, manche vielleicht auch von Verrat, Niederlage und Tod.

Dass sich in jedem dieser Bauwerke besondere Sehenswürdigkeiten finden, lässt sich denken; unmöglich daher das Unterfangen, auch nur einen annähernden Einblick in diese Fülle zu ermöglichen. Aber auch wer nur durch die schmalen Straßen der liebevoll gepflegten Weindörfer schlendert, wird von ihrem leisen, unaufdringlichen Charme begeistert sein. Ein paar Kuriositäten seien aber dennoch angeführt:
In der Nähe des am Fuße des Gandberges gelegenen Schlosses Gandegg und des gotischen Schlosses Englar befindet sich, direkt an der schmalen Straße gelegen, ein kleiner Edelsitz, Schloss Moos, bei den Überetschern auch »Schulthaus« genannt. Wie alt das durch viele Um- und Anbauten verschachtelte Gemäuer wirklich ist, lässt sich nicht genau sagen, doch gilt das Jahr 1350 als Gründungsjahr und Heinrich von Rottenburg als Erbauer.
Schloss Moos beherbergt zwei wenig bekannte Raritäten. Es sind dies die beiden Fresken im Rittersaal: Das eine zeigt den siegreichen Kampf der Mäuse gegen die Katzen (ein Thema, das in Europa nur insgesamt drei Mal aufgegriffen wurde); das andere ist die obszöne Darstellung eines Phallusbaumes.

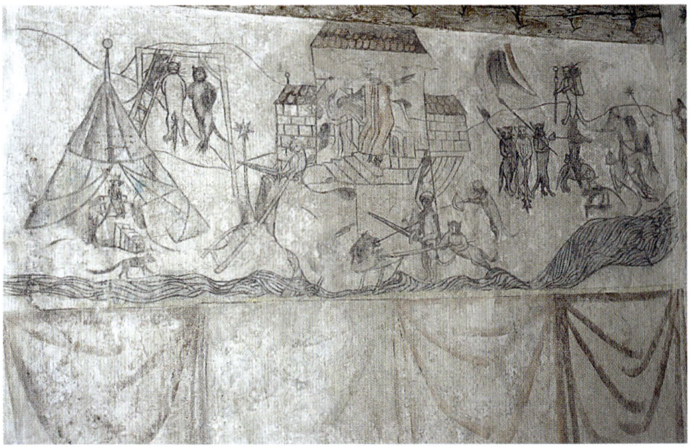

Auch das nahe gelegene, mächtige Schloss Freudenstein, wahrscheinlich im Jahr 1519 von Ritter Jakob Fuchs auf den Resten einer alten Burg, vielleicht aber sogar an der Stelle einer vorgeschichtlichen Wallburg errichtet, könnte mit Überraschungen aufwarten; leider kann es nicht besichtigt werden. Die Wohntrakte sind mit Loggien umrandet, die Zimmer prächtig getäfelt. An den Wänden des Trinksaales (der Name sagt es: ein Ort für Feste und Saufgelage) finden sich Namen und mehr oder weniger geistreiche Sprüche von Angehörigen alter Südtiroler Adelsfamilien. Und an einer Saalwand befindet sich ein »Vomitorium«, das in alten Zeiten den erlauchten Zechern als Speibecken diente.

Die alten Ansitze und Weinhöfe stammen zum größten Teil aus der Zeit der Spätgotik und der Renaissance. Behäbig, mit dicken, klobigen Mauern säumen sie die Gassen und Plätze der Dörfer, achtunggebietend, aber dennoch freundlich. Sind die schweren, steingerahmten Tore geöffnet, vermitteln sie dem Eintretenden das Gefühl des

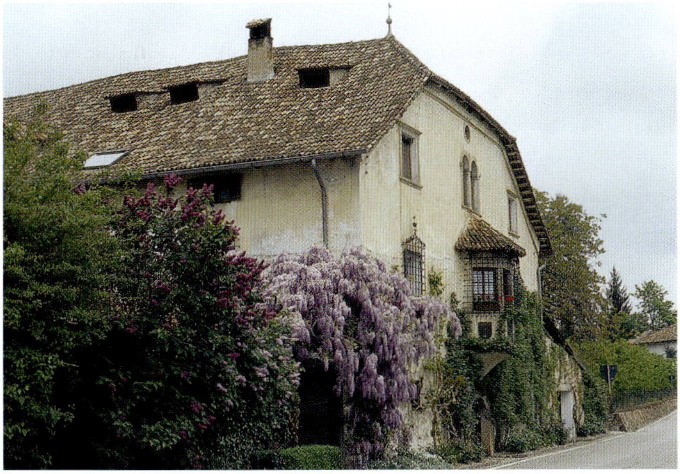

Am »Ansitz an der Lake« in St. Michael ist die Jahreszahl 1521 angebracht.

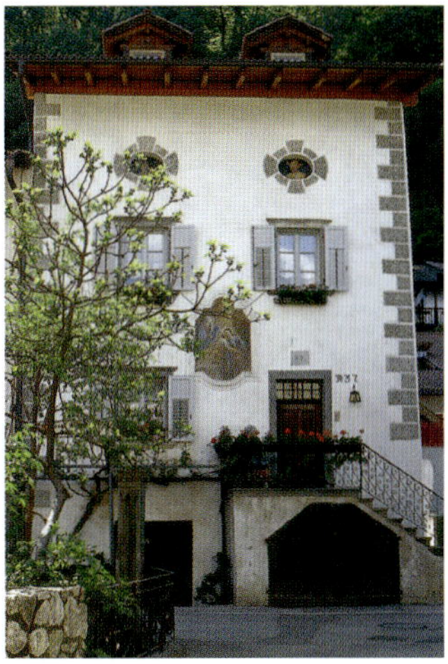

In Margreid ist dieses schmucke Haus zu finden.

Willkommenseins. Erkerfenster mit kunstvollen Schmiedeeisengittern, Loggien, Doppelbogenfenster, Zinnenmauern und vor allem die wuchtigen Dächer mit den rötlichbraunen Mönch-und-Nonne-Ziegeln schmücken die Baulichkeiten, und um das malerische Bild noch ins Märchenhafte zu steigern, ranken an den Fassaden, Toren und Mauern oft noch Glyzinien, Rosen oder Reben. Viele dieser alten Höfe waren früher Herrensitze Adeliger, sind aber jetzt in bäuerlichem Besitz. Geräte, Pergelhölzer, Maschinen – all die unverhohlenen Zeichen landwirtschaftlicher Arbeit – unterstreichen auf lockere Weise die Eleganz der alten Ansitze.

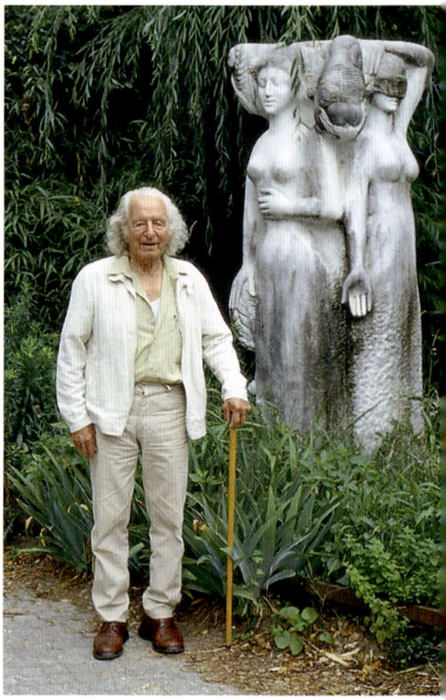

In diesem südlichsten Teil Tirols gibt es viele Plätze, denen eine mystische Atmosphäre innewohnt. Der Musenhain von Hochfrangart ist ein derartiger Ort. Ungezähmte Natur und gepflegter Garten, Wildwuchs und Gestaltetes; allüberall - zwar nicht sichtbar, aber spürbar - Erdmutter Raetia und ihre Töchter, Feen, Luftgeister und eine Vielzahl von Wesenheiten, die die Lebensprozesse innerhalb der Natur lenken und Inspirationen in den Tiefen der menschlichen Seele wecken.

Der Herr dieses Zauberreiches, Karl Nicolussi Leck, holt seine Gäste an der Gartenpforte ab. Der Weg führt durch urigen Mischwald, aus dem, gleichsam wie zum Baumbestand gehörend und seltsame Blüten und Früchte tragend, bizarre Säulen ragen. Das Auge muss sich erst an dieses enge Beisammensein von Natur und Kunst ge-wöhnen, dann erst offenbaren sich die durch den Genius des Ortes angeregten Schöpfungen aus Künstlerhand. Teils auffällig positioniert, teils versteckt in wucherndem Grün befinden sich in dem Paradiesgarten mehr als 100 Werke von 35 namhaften Künstlern. Da stemmt sich Gott Seismos gegen einen rutschenden Hang (eine Arbeit von Janosch Fischer), totemartige Figuren wachsen aus der Erde, seltsame Pflanzen und Tiere lugen aus dem Dickicht - materialisierte Fantasie. Und weiter oben, wo sich der Wald zum Haus hin lichtet, steht die Allegorie der Zeit, unweit davon eine Raumskulptur.

Im Zusammenspiel aller Kunstgattungen, im Einklang von Form und Raum, von Licht und Farbe, erfahren wir: Eins ist das Ganze

Die freie, flache Kuppe des Hügels ist erreicht. Ein atemberaubendes Bild bietet sich dem staunenden Ankömmling: Eine riesige Stahlkugel, wie hingerollt an den Rand des Abgrunds. Drehbar und - wie das Kugeln so eigen ist - nur an einem Punkt mit der Erde verbunden, spiegelt sie bis zu ihrem äquatorialen Umfang jeweils Himmel und Erde.

... Diese Kugel ist Ausdruck des Ganzen, Ausdruck von Geist und Materie, Denken und Sein. Wegen ihrer Symmetrie beherrscht sie den Aufbau der Materie, der Atome, und wie wir seit rund 80 Jahren wissen, ist auch die Raum-Zeit-Krümmung kugelsymmetrisch bestimmt. Die Kugel ist für mich ein Symbol der Ganzheit, die vollkommenste Gestalt, die denkbar und auch real im Universum vorhanden ist ... Nicolussi Leck

Die Lebensphilosophie Nicolussi Lecks beruht auf den Ideen der griechischen Philosophen Platon und Parmenides. Er ist leidenschaftlicher Anhänger der Ganzheit.

Der Mensch solle sich bewusst sein, dass sezierendes Zergliedern gefährlich sei, wenn das Einzelne über das Ganze Macht gewänne. Der kreative Mensch bekenne sich zu Religion, Mythos und Kunst, er habe dies sozusagen »erfunden«, um den ständigen Ausgleich zwischen Einzelteilen und der Ganzheit zu bewirken und die Synthese zu bewerkstelligen. Den Garten sehe er als Beispiel für den Einklang von Natur und Kultur; Kultur als ein Werk des Menschen, aber eben im Einklang mit der Natur und damit mit dem Ganzen der Schöpfung.

Wenn im Schöpfungsakt des Urknalls das Wirkende aus einem Punkt des Universums Raum und Zeit, Strahlung und Materie, Gestaltenfülle und reflektierendes Bewusstsein entwickelt habe, dann sei das Wirkende Geist.

Eins ist das Ganze – denn dasselbe ist Denken und Sein (Parmenides).

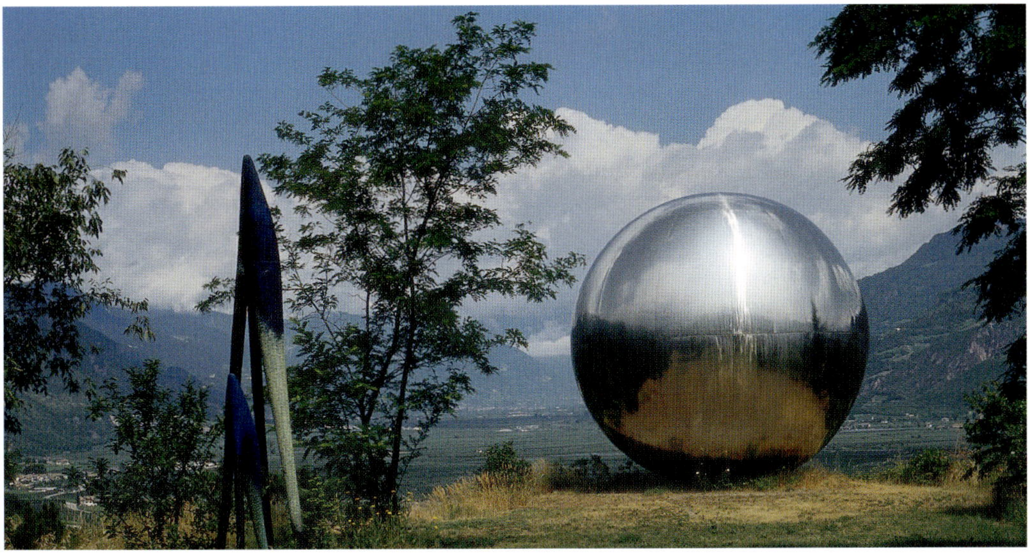

Literatur- und Bildnachweis

Mythos Adler

Literaturquellen:

Franz-Heinz Hye: *Das Tiroler Landeswappen; Athesia*
Michael Forcher: *Tirols Geschichte in Wort und Bild; Haymon Verlag*
A. M. Hildebrandt: *Handbuch der Heraldik. Wappenfibel; Verlag Degener & Co.*
Gustav Pfeifer: *Wappen und Kleinod; Athesia*
Harb, Hölzl, Stöger: *Tirol. Texte und Bilder zur Landesgeschichte; Steiger Verlag*
Franz Fasel: *Faszination Steinadler; Ott Verlag Thun*
Peter Ortner: *Tierwelt in Südtirol; Athesia*
norbert c. kaser: *prosa, gesammelte werke; haymon verlag*
Toni Bernhart: *Vinschgauwärts; Athesia*

Infos:

Andreas Springeth, Amt für Jagd und Fischerei, Bozen
Dr. Karbacher, Nationalpark Stilfser Joch, Glurns

Bilder:

Reinhilde Klöcker Thurner, Lana:
S. 10, S. 12, S. 15 (oben), S. 16, S. 17
Amt für Jagd und Fischerei, Bozen (Andreas Springeth):
S. 8, S. 9 (oben rechts/unten rechts)
Harald Braunhofer: S. 9 (links)
Erich Schmale-Walter: Das blühende A B C;
Verlag für Graphik, Leipzig: S. 15 (unten)

Sonnenuhren und Schattenzeit

Literaturquellen:

Michael Macrone: *Heureka!; dtv*
Lucio Giudiceandrea, Rosina Ruatti: *Die Spur der Sonne; Arunda 25*
Peter Paul Kaspar: *Die Uhren lügen; Herder*
Literatur in Südtirol; Arunda 13

Infos:

Hansjörg Pinggera, Algund

Bilder:

Reinhilde Klöcker Thurner, Lana: S. 18, S. 24
Kurt Kaser, Meran: S. 20, S. 21, S. 23, S. 25, S. 26
Amt für Naturparke, Bozen: S. 27

Der steinerne Gesang der Zeiten

Literaturquellen:

Lapis: *Südtirol und die Dolomiten; Christian Weise Verlag, München*
Georg Kandutsch und Michael Wachtler: *Die Kristallsucher, Band 1 und 2; Christian Weise Verlag*
Alfonso Bosellini: *Geologie der Dolomiten; Athesia*

Infos:
Josef Steger, Kasern/Ahrntal
Rudi Innerbichler, Ahrntal
Dr. Christian Aspmair, Lana
Amt für Naturparke (Dr. Roland Dellagiacoma, Dr. Kammerer, Dr. Schroffenegger)
Bilder:
Amt für Naturparke, Bozen:
S. 28 (oben), S. 29, S. 30, S. 31, S. 32, S. 33, S. 34
Reinhilde Klöcker Thurner, Lana: S. 28 (unten)
Josef Steger, Kasern: S. 35, S. 36, S. 37

Lebenskünstler

Literaturquellen:
Michael Lohmann: *Alpenblumen; BLV Verlag*
H. Reisigl und R. Keller: *Alpenpflanzen im Lebensraum; Gustav Fischer Verlagsgesellschaft*
Kohlhaupt, Reisigl: *Blumenwelt der Dolomiten; Athesia*
Wolfgang Langer und Herbert Sauerbier: *Endemische Pflanzen der Alpen; IHW-Verlag, 1997*
Wolfgang Langer und Herbert Sauerbier: *Alpenpflanzen; IHW-Verlag, 2000*
G. Hegi: *Illustrierte Flora von Mitteleuropa, Band 6/3; Verlag Parey, Berlin-Hamburg*
V. Vareschi und E. Krause: *Der Berg blüht; Verlag Bruckmann, München*
Infos: Dr. Thomas Wilhalm, Naturmuseum, Bozen
Bilder:
Naturmuseum Bozen (Dr. Thomas Wilhalm):
S. 38, S. 39, Seite 40/41 (oben), S. 42, S. 44 (links), S. 46 (oben), S. 47, S. 48, S. 51 (unten)
Walter Stockner, Terlan: S. 46 (unten)
Ernst Hofer, Marling: S. 50
Kurt Kaser, Meran: S. 40 (unten), S. 51 (oben)
Reinhilde Klöcker Thurner, Lana: S. 44 (rechts)

Zeichen des Glaubens

Literaturquellen:
Oswald Kofler: *Wegkreuze, Athesia*
Infos:
Sr. Reinhilde Platter, Deutscher Orden, Bozen
Anton Rinner, Dorfmuseum Tramin
Bilder:
Amt für Naturparke, Bozen:
S. 52 (oben – Gipfelkreuz Puezspitze)
Kurt Kaser, Meran: S. 52 (unten), S. 53
Reinhilde Klöcker Thurner, Lana: S. 54, S. 55, S. 56, S. 57

Die symbolische Bedeutung der Volkskunstmotive

Literaturquellen:
H. Th. Bossert: *Ornamente der Volkskunst; Verlag E. Wasmuth, Tübingen*
B. Moser: *Bilder, Zeichen und Gebärden – Die Welt der Symbole; Verlag Südwest*
C. G. Jung, J. L. Henderson, A. Jaffe: *Der Mensch und seine Symbole; Walter Verlag*
Gierl und Meulenbelt: *Stickmotive aus alten Musterbüchern; Süddeutscher Verlag*
Infos:
Anna Platzgummer Wielander, Schlanders
Peter Platzgummer, Dorf Tirol
Bilder:
Kurt Kaser, Meran: S. 58, S. 59, S. 62, S. 64;
Reinhilde Klöcker Thurner, Lana: S. 60, S. 63
Sammlung Rosa Thaler, Sarnthein: S. 61

Die Passeirer Gebirgsziege

Literaturquellen:
Löhle, Leucht: *Ziegen und Schafe; Ulmer Verlag*
Leidenfrost, Pascher: *Almwirtschaft; C. Gerolds Sohn*
Infos:
Dr. vet. Helmuth Gufler, Pfelders/Passeier
Toni Pichler, St. Martin/Passeier
Dr. vet. Erich Messner, Lana
Jürgen Thomaseth, Amt für Landwirtschaft, Bozen
Barbara Mock, Kleintierzüchterverband, Bozen
Traudl Pirpamer, St. Martin/Passeier
Anton Fischnaller, Bozen
Bilder:
Kurt Kaser, Meran:
S. 66, S. 67, S. 69 (rechts), S. 71, S. 74 (unten)
Reinhilde Klöcker Thurner, Lana: S. 69 (links), S. 72
Dr. vet. Helmuth Gufler, Pfelders: S. 74 (oben)
Masken, Saltner und Vogelscheuchen – Schreckgestalten auf Runkelstein; Athesia: S. 75

Von Apothekerbirnen und Vinschgauer Marillen

Literaturquellen:
Dr. Hans Mair: *Marillen; Amt für Landwirtschaft, Schlanders*
Hans Wielander: *Der Vinschgau; Athesia*
Erika Sangerberg: *Von Ananas bis Zitrone; Wancura Verlag*
Infos:
Dr. Hans Mair, Schlanders
Wellenzohn Alois, Göflan
Vent Robert, Wiebenhof, Göflan
Bilder:
Kurt Kaser, Meran: S. 76, S. 77, S. 79, S. 81
Reinhilde Klöcker Thurner, Lana: S. 80

Vom alltäglichen Umgang der Tiroler mit den Heiligen

Literaturquellen:
F. Haider: *Tiroler Volksbrauch im Jahreslauf; Tyrolia Verlag*
Msgr. Johannes Baur: *Volksfrommes Brauchtum Südtirols; Uni-Verlag Wagner*
Giuseppe Richebuono: *Südtiroler Volksleben; Athesia*
Karl Gruber: *Die Pfarrkirche von Meransen; Tappeiner Verlag*
Infos:
Ehrw. Äbtissin Sr. Ancilla, Säben

Hochw. Herr Pfarrer Hans Huber, Mühlbach/Vals
Georg Hörwarther, Meran
Albert Innerhofer, Lana
Brigitte Esser, Lana
Bilder:
Reinhilde Klöcker Thurner, Lana:
S. 82, S. 85, S. 87, S. 88 (unten), S. 92,
S. 94 (oben links), S. 96, S. 97
Südtiroler Beratungsring für Obst- und Weinbau:
S. 88 (oben)
Kurt Kaser, Meran: S. 91, S. 94/95 (großes Bild)

Von Kräutern, Badln, bösen Geistern und allerlei Gebräuchen

Literaturquellen:
Friedrich Haider: *Tiroler Volksbrauch im Jahreslauf; Tyrolia Verlag*
Schlern-Schriften: Volksfrommes Brauchtum Südtirols; Universitätsverlag Wagner
J. A. Hegl: *Volkssagen, Bräuche und Meinungen aus Tirol.*
Schwester Bernardines große Naturapotheke; Mosaik Verlag
Annegret Waldner, P. Lang: *Tiroler Wildbäder, Sommerfrischorte und Bauernbadln*
Barbara Huber, Bruneck: *Badewesen und Badereisen im späten Mittelalter und in der Neuzeit; Diplomarbeit*
R. Asche und Ernst-Detlef Schulze: *Die Ragginer; Verlag Dr. Friedrich Pfeil, München*
Infos:
Hochw. Prälat Giner, Neustift; Hochw. Abt Bruno Trauner, Kloster Marienberg; Traudi Schwienbacher, Ulten; Rosa Tribus, Lana; Martha Kain, St. Walburg/Ulten; Nikolaus Schwienbacher, Museum, St. Nikolaus/Ulten

Bilder:
Kurt Kaser, Meran:
S. 98, S. 101 (rechts), S. 102, S. 104 (unten)
Reinhilde Klöcker Thurner, Lana:
S. 99 (unten), S. 101 (links), S. 105, S. 106,
S. 109, S. 110, S. 111, S. 112
Familie Laimer, Buschenschank Pfefferlechner, Lana:
S. 104 (oben)
Sammlung R. Klöcker Thurner: S. 99 (oben)
Sammlung Dr. Thomas Karl, St. Pölten, A: S. 108

Klöster – Orte der Stille

Literaturquellen:
Jahrbuch des Südtiroler Kulturinstitutes 1962: Stifte und Klöster
F. Caramelle, R. Frischauf: *Die Stifte und Klöster Tirols; Verlagsanstalten Tyrolia und Athesia*
H. Oschwald und M. Milovanovitsch: *Zeit für Klöster; Bucher Verlag*
Kloster Marienberg; Tappeiner Verlag
Martin Peintner: *Kloster Neustift; Athesia*
Franz-Heinz von Hye: *Auf den Spuren des Deutschen Ordens; Athesia*
Greiter-Nothdurfter: *Kloster Maria Steinach, Algund; Tappeiner Verlag*
H. Stampfer und H. Walder: *Romanische Wandmalereien im Vinschgau; Athesia*
Jubiläumsschrift: 100 Jahre Mariengarten
Der Schlern, Heft 2/2004; Athesia
Infos:
Von den hochw. Herren:
Abt Giner, Neustift; Abt Bruno Trauner, Marienberg; Pater Bruno und Pater Konstanz, Kapuzinerkloster Lana
Von den ehrw. Ordensfrauen:
Äbtissin Sr. Ancilla, Säben; Äbtissin Sr. Irmengard, Mariengarten, Pauls; Sr. Reinhilde Platter, Deutscher Orden, Bozen; Sr. Benvenuta und Sr. Angelika, Steinach, Algund
Bilder:
Reinhilde Thurner Klöcker, Lana:
S. 114, S. 116 (unten), S. 117, S. 119, S. 124, S. 125,
S. 126, S. 128 (rechts), S. 129, S. 130, S. 131
Kurt Kaser, Meran: S. 115, S. 116 (oben), S. 121, S. 122
Archiv, Sr. Reinhilde Platter, D.O., Bozen: S. 128 (links)

Begrenzungen

Literaturquellen:
25 Jahre Blinden- und Sehbehindertensportgruppe Bozen, Festschrift
Info-Schrift der Sportgruppe für Körperbehinderte Südtirols
Richard Staffler: *Die Zäune in Südtirol; Raiffeisenverband und Landesverband für Heimatpflege, Südtirol*
Infos:
Franz Pircher, Vöran; Oskar Eheim, Branzoll; Dieter Seiwald, Meran; Werner Schwienbacher, Pressereferent der Sportgruppe der Körperbehinderten, Gais; Nikolaus Fischnaller, Blindenzentrum St. Raphael, Bozen
Bilder:
Reinhilde Klöcker Thurner, Lana:
S. 132, S. 133, S. 137, S. 138, S. 140
Amt für Naturparke, Bozen: S. 134
Kurt Kaser, Meran: S. 135, S. 136
Dieter Seiwald, Meran (Bildkalender der Sternwarte Max Valier, Gummer): S. 139
Blindenzentrum Bozen: S. 141
Dolomiten-Archiv: S. 143

Hörst du, was die Steine erzählen?

Literaturquellen:
Gianni Bodini: *Steine; Arunda 59*
Reimo Lunz: *Archäologie Südtirols; Manfrini*
Alois A. Luggin: *Begegnung mit dem Marmordorf Laas; Gemeinde und Tourismusverein Laas*
Luis St. Stecher: *In den Bildern meiner Kindheit; Arunda 13, 1983*
Rainer Maria Rilke: *Das Stundenbuch; Insel Verlag*
Gabriele Pidoll: *Die helle Einsamkeit; Athesia*

Infos: Brigitte Esser, Lana; Gianni Bodini, Bozen
Bilder:
Kurt Kaser, Meran:
S. 144 (Aufgang zum Kloster Säben), S. 145 (links),
S. 148 (unten), S. 150 (unten links, Mitte, rechts)
Amt für Naturparke, Bozen: 145 (rechts)
Reinhilde Klöcker Thurner, Lana:
S. 147, S. 149, S. 150 (oben), S. 151, S. 152, S. 153
Bruno Mahlknecht, Ritten, Athesia: S. 148 (oben)

Behutsam

Literaturquellen:
Handelsassessorat der Autonomen Provinz Bozen: Bergland Südtirol
Danilo Degasperi, Hartmann Gallmetzer: *Die Seele unseres Landes; Athesia*
Gianni Bodini: *Menschen in den Alpen – Arbeit und Brot; Edition Raetia*
Martin Schweiggl: *Naturparke in Südtirol; Athesia*
U. Bernhart, H. Wielander, S. Marseiler: *Überleben – Bilder aus der Welt der Südtiroler Bergbauern, Tappeiner Verlag*
Infos:
Amt für Naturparke, Bozen: Dr. R. Dellagiacoma,
Dr. A. Kammerer, Dr. V. Schroffenegger;
Amt für Landwirtschaft, Bozen:
Dr. Martin Pazeller, Dr. Valentin Mair, Jürgen Thomaseth;
Dr. Martin Unterer, Fürstenburg, Burgeis;
Schulleiterin Verena Paviola, Pfelders/Passeier;
Familie Heinrich Schwarzkopf, Buchrast, Pawigl/Lana;
Familie Perkmann, Tasa-Hof, Martelltal;
Familie Hohenegger, Gamsegghof, Melag, Langtaufers;
Rosa Gögele, Josele-Hof, Innerhütt/Passeier
Bilder:
Kurt Kaser, Meran: S. 159 (Mitte), S. 170
Amt für Naturparke, Bozen:
S. 154, S. 155, S. 157, S. 158, S. 159 (links/rechts),
S. 161 (unten), S. 164
Reinhilde Klöcker Thurner, Lana:
S. 161 (oben), S. 162, S. 163, S. 166 (unten), S. 168, S. 169
Amt für Landwirtschaft, Bozen und Schlanders:
S. 161 (Mitte), S. 166 (oben), S. 171
Dolomiten-Archiv: S. 167

Von der Kraft des Wassers

Literaturquellen:
J. Mager, G. Meißner, W. Orf: *Die Kulturgeschichte der Mühlen; Wasmuth Verlag*
W. Hansen: *Das große Hausbuch der Volkslieder; Mosaik Verlag*
Gottfried Oberthaler: *Die Mühlen im Ultental; Museumsverein Ulten*
Hans Grießmair: *Das Südtiroler Volkskundemuseum in Dietenheim; Athesia*
Jubiläumsbuch der Etschwerke: Das elektrische Jahrhundert
Christoph Gufler: *Versunkene Heimat; RAIKA Ulten-Laurein*
Hochpustertaler Almanach, Winter 04, Tourismusverband
Infos:
Johann Piazzi, U. Lb. Frau im Walde
Franz Unterholzner, St. Nikolaus/Ulten
Martha Kainz, St. Walburg/Ulten
Nikolaus Schwienbacher, Tal-Museum, Ulten
Margit Warasin, Etschwerke, Bozen
Ing. Guido Leonardi, Etschwerke, Bozen
Bilder:
Reinhilde Klöcker Thurner, Lana:
S. 172 (oben), S. 182, S. 183, S. 187
Amt für Naturparke, Bozen:
S. 172 (unten), S. 174, S. 175, S. 177
Reimo Lunz, Archäologie in Südtirol, Manfrini: S. 173
Kurt Kaser, Meran: S. 176, S. 178, S. 180
Etschwerke Bozen: S. 185, S. 186

Et maxime delicatus est Raetico

Literaturquellen:
Südtiroler Gebietsführer, Eppan an der Weinstraße; Athesia
Franz Hauser: *Die Welt der Väter; Tappeiner Verlag*
Schweiggl/Hauser: *Unterland; Tappeiner Verlag*
Gunther Langes: *Überetsch und Bozner Unterland; Athesia*
Dr. Marjan Cescutti: *Eins ist das Ganze; Tappeiner Verlag*
Amt für Jagd und Fischerei: *Fische und Angeln in Südtirol; Autonome Provinz Bozen*
Franz Niederwolfsgruber: *Kaiser Maximilians Jagd- und Fischereibücher; Pinguin-Verlag*
Infos:
Karl Nicolussi Leck, Hochfrangart
Familie Andergassen, Steflhof, Kaltern
Herr Kurat Dichristin, St. Josef am See
Anton Rinner, Museum Tramin
Bilder:
Südtiroler Beratungsring für Obst- und Weinbau:
S. 188 (oben), S. 197, S. 198 (oben links u. rechts)
Reinhilde Klöcker Thurner, Lana:
S. 188 (unten), S. 191, S. 192, S. 195, S. 196,
S. 200, S. 201, S. 202, S. 203
Amt für Jagd und Fischerei, Bozen: S. 194
Foto Seppi, Kaltern: S. 198 (unten)

Begleitworte

In der vorliegenden Publikation geht es nicht um sensationelle Ereignisse, sondern um leise Dinge. Gerade diese scheinbar unbedeutenden Details setzen das bunte Mosaik der Natur- und Kulturgüter unserer Heimat zusammen. Es ist dies die Botschaft von den kleinen Dingen.

Mögen diese Botschaften, liebevoll von Frau Waltraud Holzner erarbeitet, auf breiter Ebene bekannt werden und Interesse finden. Sie sind beredte Zeugnisse unserer heimatlichen Natur und Kultur. Nur was man kennt, das schätzt und schützt man auch.

Dr. Peter Ortner
Obmann des Heimatpflegeverbandes Südtirol